Ed Spruijt
Helga Kormos

**Handboek scheiden en de kinderen**

T0185372

Ed Spruijt
Helga Kormos

# Handboek scheiden en de kinderen

Voor de beroepskracht die met scheidingskinderen te maken heeft

**Tweede, geheel herziene druk**

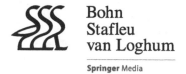

Bohn
Stafleu
van Loghum

**Springer** Media

Houten 2014

ISBN 978-90-313-9891-1

© 2014 Bohn Stafleu van Loghum, onderdeel van Springer Media BV
Alle rechten voorbehouden. Niets uit deze uitgave mag worden verveelvoudigd, opgeslagen in een geau-
tomatiseerd gegevensbestand, of openbaar gemaakt, in enige vorm of op enige wijze, hetzij elektronisch,
mechanisch, door fotokopieën of opnamen, hetzij op enige andere manier, zonder voorafgaande schriftelijke
toestemming van de uitgever.

Voor zover het maken van kopieën uit deze uitgave is toegestaan op grond van artikel 16b Auteurswet j°
het Besluit van 20 juni 1974, Stb. 351, zoals gewijzigd bij het Besluit van 23 augustus 1985, Stb. 471 en artikel
17 Auteurswet, dient men de daarvoor wettelijk verschuldigde vergoedingen te voldoen aan de Stichting
Reprorecht (Postbus 3060, 2130 KB Hoofddorp). Voor het overnemen van (een) gedeelte(n) uit deze uitgave in
bloemlezingen, readers en andere compilatiewerken (artikel 16 Auteurswet) dient men zich tot de uitgever te
wenden.

Samensteller(s) en uitgever zijn zich volledig bewust van hun taak een betrouwbare uitgave te verzorgen.
Niettemin kunnen zij geen aansprakelijkheid aanvaarden voor drukfouten en andere onjuistheden die eventueel in deze uitgave voorkomen.

NUR 847
Basisontwerp omslag: Studio Bassa, Culemborg
Automatische opmaak: Crest Premedia Solutions (P) Ltd., Pune, India

Eerste druk, 2010
Tweede, geheel herziene druk, 2014

Bohn Stafleu van Loghum
Het Spoor 2
Postbus 246
3990 GA Houten

www.bsl.nl

# Inhoud

| 1 | **Inleiding** | 1 |
|---|---|---|
| 1.1 | Inleiding bij de tweede druk | 2 |
| 1.2 | Scheiden: een complex proces | 3 |
| 1.3 | Effectstudies uit verschillende landen | 4 |
| 1.4 | Matige of ernstige problemen bij kinderen | 5 |
| 1.5 | Verschillende effecten | 6 |
| 1.6 | Preventie en hulpverlening | 6 |
| 1.6.1 | Richtlijnen | 7 |

| 2 | **Opzet van het boek** | 11 |
|---|---|---|
| 2.1 | Inleiding | 12 |
| 2.2 | Onderzoek *Scholieren en Gezinnen* | 12 |
| 2.3 | Indeling van het boek | 14 |

| 3 | **Cijfers en feiten over scheiden en kinderen** | 17 |
|---|---|---|
| 3.1 | Inleiding | 19 |
| 3.2 | (Echt)scheidingscijfers in Nederland | 19 |
| 3.3 | Vergelijkende scheidingscijfers | 20 |
| 3.4 | Aantal scheidingskinderen | 22 |
| 3.5 | Houden kinderen een huwelijk in stand? | 23 |
| 3.6 | Echtscheiding of decohabitatie | 24 |
| 3.7 | Bij wie wonen kinderen na de scheiding? | 24 |
| 3.8 | Kinderen in stiefgezinnen | 28 |
| 3.9 | Contact met de uitwonende ouder | 30 |
| 3.10 | Contact en alimentatie | 32 |
| 3.11 | Grootouders en kleinkinderen | 33 |
| 3.12 | Praktische consequenties | 33 |
| 3.13 | Samenvatting | 35 |

| 4 | **Gevolgen en risicofactoren voor scheidingskinderen** | 39 |
|---|---|---|
| 4.1 | Inleiding | 41 |
| 4.2 | De periode rond de scheiding | 41 |
| 4.3 | Gevolgen op korte en middellange termijn | 43 |
| 4.4 | Gevolgen op lange termijn | 45 |
| 4.5 | Belangrijkste risicofactoren | 46 |
| 4.6 | Conflicten tussen ouders | 47 |
| 4.7 | Valkuilen voor gescheiden ouders | 49 |
| 4.8 | Kenmerken van en omgaan met conflicten | 50 |
| 4.9 | Contact met de uitwonende ouder en de gevolgen voor kinderen | 52 |
| 4.10 | Betekenis van vaders | 52 |
| 4.11 | Contact met de uitwonende ouder en leeftijd van de kinderen | 54 |
| 4.12 | Moedergezinnen, vadergezinnen en co-oudergezinnen | 57 |

4.13    Kinderen opvoeden in een stiefgezin.............................................. 60

4.14    SDQ (Vragenlijst Sterke Kanten en Moeilijkheden) ................................ 63

4.15    Praktische consequenties ........................................................ 64

4.16    Samenvatting.................................................................... 66


5       **Ernstige problemen na scheiding** ............................................... 71

5.1     Inleiding....................................................................... 73

5.2     Maak geen heftige ruzie waar de kinderen bij zijn................................. 73

5.3     Kinderen die een ouder afwijzen ................................................. 76

5.3.1   PAS volgens Gardner ............................................................ 76

5.3.2   Discussie over 'vervreemding' in de Verenigde Staten en Canada...................... 78

5.3.3   Alienated of estranged .......................................................... 79

5.3.4   Modellen, protocollen en strategieën............................................. 80

5.3.5   Onderzoek naar vervreemding.................................................... 82

5.4     Loyaliteitsconflicten bij kinderen................................................. 83

5.4.1   Onderzoek naar loyaliteitsconflicten.............................................. 84

5.4.2   Casus: 'Mama, laat me met rust!'................................................. 85

5.5     Huiselijk geweld en kindermishandeling ......................................... 87

5.5.1   Signalen van ex-partners over kindermishandeling................................. 88

5.5.2   Onderzoek...................................................................... 88

5.5.3   Kindermishandeling in Australië en Canada........................................ 90

5.5.4   Kindermishandeling in de Verenigde Staten ...................................... 91

5.5.5   Experts over huiselijk geweld en familierecht ..................................... 96

5.5.6   Verplichte meldcode huiselijk geweld en kindermishandeling ...................... 97

5.6     Familiedrama's ................................................................ 99

5.6.1   Zeist 2013...................................................................... 99

5.6.2   Kinderdoding al dan niet gevolgd door zelfdoding................................. 101

5.7     Internationale kinderontvoering ................................................ 103

5.7.1   Haags Kinderontvoeringsverdrag ................................................ 104

5.7.2   Wetswijziging.................................................................. 105

5.7.3   Preventie ...................................................................... 106

5.8     Praktische consequenties ...................................................... 108

5.9     Samenvatting.................................................................. 109


6       **Wetgeving en gevolgen voor scheidingskinderen**............................... 113

6.1     Inleiding....................................................................... 115

6.2     Korte terugblik op de wetgeving in Nederland ................................... 115

6.3     De wet sinds 1 maart 2009 ..................................................... 116

6.4     Het scheidingsproces in stappen ................................................ 120

6.5     Het ouderschapsplan........................................................... 122

6.5.1   Uit elkaar ... En de kinderen dan? ............................................... 124

6.6     Ontwikkelingen in andere landen ............................................... 126

6.7     Gelijkwaardig ouderschap leidt tot meer conflicten .............................. 128

6.8     Effecten van wetgeving: contact met uitwonende ouder .............................. 130

6.9     Kinderen en het contact en de band met hun uitwonende vader .................... 132

6.10    Effecten van wetgeving: welbevinden van kinderen................................. 132

6.11    Effecten van wetgeving: dubbele toestemming nodig............................. 137

6.11.1  Medische of psychologische hulp ........................................ 138

6.11.2  Advies beroepsverenigingen NIP en NVO ..................................... 138

6.11.3  Antwoord op Kamervragen over dubbele toestemming ......................... 139

6.11.4  Reizen met kinderen..................................................... 140

6.11.5  Verhuizen met kinderen ................................................. 140

6.11.6  Verhuisclausule in het ouderschapsplan ................................... 141

6.12    Mediation en mediators.................................................. 142

6.13    De overlegscheiding en de verschillen met mediation........................ 143

6.14    Als er geen ouderlijke overeenstemming is.................................. 146

6.15    Raadsonderzoek onderzocht............................................. 148

6.16    Getrouwde of samenwonende ouders....................................... 148

6.17    De juridische positie van stiefouders ..................................... 150

6.18    Praktische consequenties ............................................... 151

6.19    Samenvatting........................................................ 153


7       Preventie en interventie ............................................. 157

7.1     Inleiding .......................................................... 159

7.2     Relatieondersteuning ................................................. 160

7.2.1   Verkennende studie relatieondersteunend aanbod........................... 161

7.2.2   Nederlandse programma's voor gescheiden ouders .......................... 161

7.3     Voorlichting over scheiden............................................. 163

7.4     Effecten van mediation of bemiddeling ................................... 164

7.5     Programma's voor scheidingskinderen en hun ouders........................ 166

7.5.1   Kinderen In Echtscheiding Situatie: KIES .................................. 166

7.5.2   Jij En Scheiding: JES! Het Brugproject..................................... 167

7.5.3   Dappere Dino's........................................................ 168

7.5.4   Zandkastelen ........................................................ 169

7.5.5   Jonge Helden ........................................................ 169

7.5.6   Villa Pinedo ........................................................ 170

7.6     Omgangsbegeleiding en omgangshuizen ................................... 170

7.6.1   BOR Humanitas ...................................................... 171

7.6.2   Ouderschap blijft..................................................... 171

7.6.3   Omgangshuizen ...................................................... 172

7.7     Buitenlands onderzoek naar effecten van hulpprogramma's.................... 174

7.8     Binnenlands onderzoek naar effecten van hulpprogramma's .................. 176

7.9     Hulpprogramma's: een voorbeeld uit de praktijk ........................... 177

7.10    Effecten van omgangsbegeleiding ....................................... 178

7.11    Roep om meer omgangsbegeleiding ..................................... 179

7.12    Vrijwillig of verplicht................................................. 183

7.13    Gesprekken tussen rechters en kinderen ................................. 184

7.14    Preventie voor stiefgezinnen........................................... 185

7.14.1  Groepsbijeenkomsten voor stiefgezinnen............................................. 187

7.15    **Effecten van programma's voor stiefgezinnen** ....................................... 188

7.16    **Nieuwe ontwikkelingen: opmars Eigen Kracht**........................................ 189

7.17    **Casus: een Eigen Kracht-conferentie voor Bram** ..................................... 191

7.17.1  De conferentie ........................................................................ 192

7.17.2  Toelichting op de conferentie ......................................................... 193

7.18    **Nieuwe ontwikkelingen: Signs of Safety**............................................. 196

7.18.1  SoS in Drenthe ........................................................................ 198

7.18.2  De drie huizen: praten met kinderen .................................................. 198

7.19    **Nieuwe ontwikkelingen: de richtlijn Scheiding en problemen van kinderen** .......... 199

7.20    **Praktische consequenties** ........................................................... 200

7.21    **Samenvatting**....................................................................... 202

8       **Conclusies, discussie en aanbevelingen** ............................................. 205

8.1     **Conclusies**......................................................................... 207

8.1.1   Gevolgen van scheiden voor de kinderen............................................... 207

8.1.2   Risicofactoren......................................................................... 208

8.1.3   Na de scheiding: kerngegevens ........................................................ 208

8.1.4   Perspectieven voor scheidingskinderen ................................................ 209

8.1.5   Omgaan met conflicten................................................................. 210

8.1.6   Stiefouders ........................................................................... 210

8.1.7   Huiselijk geweld en ouderafwijzing.................................................... 210

8.1.8   Kindermishandeling en familiedrama's ................................................. 211

8.1.9   Gevolgen van veranderingen in de wet.................................................. 211

8.1.10  Onderzoek door de Raad voor de Kinderbescherming...................................... 212

8.1.11  Voorlichting.......................................................................... 212

8.1.12  Als afspraken niet goed lukken........................................................ 213

8.1.13  Relatieondersteuning.................................................................. 214

8.2     **Discussie**.......................................................................... 214

8.2.1   Meer aandacht voor ouderlijke scheiding............................................... 214

8.2.2   Betere kansen voor kinderen........................................................... 215

8.2.3   Stimuleer ouderlijke verantwoordelijkheid............................................. 215

8.2.4   Aandacht voor diversiteit in de aanpak van vechtscheidingen .......................... 215

8.2.5   Nieuw wetenschappelijk onderzoek...................................................... 216

8.3     **Aanbevelingen**...................................................................... 216

8.4     **Besluit** ........................................................................... 218

**Websites**.................................................................................. 221

**Lijst met tabellen en kaders** ............................................................. 225

**Literatuur**................................................................................ 229

**Register**.................................................................................. 241

# Over de auteurs

*Ed Spruijt* is al 25 jaar scheidingsonderzoeker aan de Universiteit Utrecht bij de Onderzoeksgroep Jeugd en Gezin. Hij is vooral geïnteresseerd in de gevolgen van scheiding voor kinderen en jongeren. Samen met (onder anderen) Helga Kormos publiceerde hij in 2002 het rapport *Het verdeelde kind, literatuuronderzoek omgang na scheiding*. In 2007 zag *Scheidingskinderen* het licht en in 2010 verscheen de eerste druk van dit handboek. Met Inge van der Valk heeft hij in 2013 een nieuwe ronde uitgevoerd van het langjarige onderzoek *Scholieren en Gezinnen*. Spruijt schrijft artikelen en geeft lezingen over scheiding, scheidingskinderen en stiefgezinnen. Hij is zelf lang geleden ook gescheiden en heeft daarna met kinderen en stiefmoeder een 'nieuw gezin' gevormd. Hij heeft geleerd dat kinderen goed kunnen omgaan met meerdere ouders en grootouders.

*Helga Kormos* komt uit het onderwijs. Zij studeerde Engels en later pedagogiek, richting voorlichting en preventie met betrekking tot problematische opvoedingssituaties. De colleges van Ed Spruijt als scheidingsonderzoeker wekten haar belangstelling voor het onderwerp. Daarna schreef zij jarenlang pedagogisch/juridisch getinte artikelen voor het *Algemeen Dagblad* (bijlagen Uw Goed Recht en Familie en Relaties). 'Scheiden en de kinderen' was daarbij een regelmatig terugkerend thema, naast vele andere, waaronder adoptie, pleegzorg en internationale kinderontvoering. In 2002 werkte zij mee aan *Het verdeelde kind* van Ed Spruijt en anderen en in 2009 schreef zij voor het Programmaministerie voor Jeugd en Gezin de brochure *Uit elkaar ... En de kinderen dan?* Kormos is getrouwd en heeft twee volwassen kinderen.

# Inleiding

**In vogelvlucht**

In dit eerste hoofdstuk geven we allereerst uitleg over het waarom van dit boek en wat er is veranderd ten opzichte van de eerste druk. Dat scheiden een complex proces is, blijkt uit een beknopt overzicht van elementaire onderzoeksgegevens uit binnen- en buitenland. Daarna volgt een korte opsomming van de belangrijkste initiatieven van de laatste jaren op het gebied van preventie en hulpverlening. Toegevoegd zijn praktijkvoorbeelden die laten zien hoe relatietherapie en proefscheiden het tij soms kunnen keren. Het hoofdstuk besluit met de bespreking van een boek waarin ervaringsdeskundige kinderen zich richten tot 'alle gescheiden ouders van Nederland'.

1.1     Inleiding bij de tweede druk – 2

1.2     Scheiden: een complex proces – 3

1.3     Effectstudies uit verschillende landen – 4

1.4     Matige of ernstige problemen bij kinderen – 5

1.5     Verschillende effecten – 6

1.6     Preventie en hulpverlening – 6
1.6.1   Richtlijnen – 7

## 1.1     Inleiding bij de tweede druk

Ouderlijke scheiding, al dan niet na een formeel huwelijk, komt tegenwoordig vaak voor. Moeders en vaders zijn dan meestal sterk op zichzelf betrokken. Daardoor én door alle onzekerheden is de periode vóór, tijdens en na de scheiding voor de kinderen niet gemakkelijk. Bij een scheiding moet veel worden geregeld op diverse terreinen: emotioneel, relationeel, pedagogisch, psychologisch, materieel/financieel en juridisch. In de wetgeving en in de media is de aandacht voor scheidingskinderen – ook door een aantal familiedrama's – merkbaar toegenomen. Het inzicht wint veld dat veel kinderen kunnen en moeten worden ondersteund om de ouderlijke scheiding zo goed mogelijk te verwerken. Daarom hebben we dit handboek geschreven.

Steeds meer beroepskrachten krijgen in hun werk te maken met problemen van scheidende of gescheiden ouders en hun kinderen. Dat geldt voor professionals in bijvoorbeeld de (gezondheids)zorg, de hulpverlening, het juridisch werkveld, het onderwijs, de overheid en ook de voorlichting en advisering. De laatste jaren vinden er regelmatig veranderingen in de wetgeving plaats en er komen steeds meer resultaten uit wetenschappelijk onderzoek beschikbaar. Het belangrijkste doel van dit boek is de genoemde beroepskrachten, en degenen die daarvoor in opleiding zijn, op de hoogte te stellen van de huidige stand van zaken op het gebied van scheiden en de kinderen. Indien nodig kunnen zij, met die kennis gewapend, scheidingskinderen en hun ouders beter behulpzaam zijn. Daartoe is in dit boek ook een grote hoeveelheid praktische informatie opgenomen.

### ▪ Tweede, geheel herziene druk

De nieuwe druk van dit handboek bouwt voort op eerder werk van beide auteurs. In 2002 verscheen *Het verdeelde kind* van Ed Spruijt, Helga Kormos, Christine Burggraaf en Anneke Steenweg, in opdracht van de Raad voor de Kinderbescherming. In 2007 zag *Scheidingskinderen* van Ed Spruijt het licht bij uitgeverij SWP. Helga Kormos schreef in 2009 voor het (toenmalige) Programmaministerie voor Jeugd en Gezin de brochure *Uit elkaar … En de kinderen dan?* En in 2010 verscheen de eerste druk van dit boek. Beide auteurs publiceerden gedurende de laatste jaren diverse artikelen in tijdschriften en kranten. De inhoud van de tweede druk van dit handboek is ten opzichte van de eerste druk geheel vernieuwd, steeds rekening houdend met de laatste sociaalwetenschappelijke en juridische kennis. Belangrijke nieuwe informatie heeft te maken met:

- recent sociaalwetenschappelijk onderzoek sinds de eerste druk in 2010;
- de effecten van de veranderde wetgeving van 2009;
- nieuwe resultaten (2013) van het langjarig onderzoek *Scholieren en Gezinnen*;
- de ontwikkeling van een scheidingsrichtlijn voor de jeugdzorg;
- bijzondere initiatieven in jeugdzorg en rechtspraak;
- vechtscheidingen en familiedrama's.

### ▪ Het onderzoek Scholieren en Gezinnen (S&G)

In dit handboek worden ook de resultaten gepresenteerd uit het onderzoek *Scholieren en Gezinnen* (S&G, zie verder ► par. 2.2). Dit is een grootschalige sociaalwetenschappelijke studie, eerder uitgevoerd in de jaren 2006, 2007, 2008, 2009, 2011 en nu ook in 2013, onder in totaal 7703 kinderen en jongeren van 9 tot en met 16 jaar. In de laatste onderzoeksronde (2013) zijn 2414 scholieren van 12 tot en met 16 jaar geënquêteerd. De centrale vraag in dit onderzoek is:

**» Wat is het effect van ouderlijke conflicten, inclusief scheiding, op de problemen en het welbevinden van kinderen en jongeren? «**

Niet alleen worden resultaten uit de laatste onderzoeksronde (2013) gepresenteerd, maar er wordt ook aandacht besteed aan ontwikkelingen in de laatste zeven jaar (2006-2013). Hieruit blijkt dat het algemeen gevoel van welbevinden van scholieren uit intacte gezinnen in 2013 nauwelijks anders is dan in 2006. Scheidingskinderen melden in beide jaren een lager welbevinden dan kinderen uit intacte gezinnen. Scheidingskinderen hebben in 2013 gemiddeld meer depressieve gevoelens dan in 2006 en zij scoren ook op dit vlak weer slechter dan kinderen uit intacte gezinnen. Het gaat in 2013 dus zeker niet beter met de scholieren.

## 1.2 Scheiden: een complex proces

In de laatste decennia is veel onderzoek gepubliceerd waaruit blijkt dat scheidingskinderen een verhoogd risico lopen op diverse problemen: gedragsproblemen, emotionele problemen, moeilijkheden in sociale relaties, kwetsbare eigen relatie- en gezinsvorming, riskante gewoonten en schoolproblemen (Amato, 2010; Amato & Cheadle, 2008; Emery, 2006; Kim, 2011; LAGO, 2011; Mortelmans e.a., 2011; Sun & Li, 2001). Daarnaast heeft onderzoek aangetoond dat kinderen uit intacte gezinnen met chronische hevige ruzies eveneens een verhoogd risico hebben op problemen (Grych & Fincham, 2001; Krishnakumar & Buehler, 2000; Spruijt, 2007; Van der Valk, 2004). Hevige chronische ouderlijke conflicten komen in intacte gezinnen echter veel minder voor dan tussen exen (respectievelijk minder dan 1% en ongeveer 10%) (S&G).

Amato en Cheadle (2008) vroegen zich af of de gevonden effecten vooral worden veroorzaakt door de gezinsomstandigheden of door een of andere vorm van genetische overdracht. Zij vergeleken daartoe het verband tussen scheiding en ouderlijk conflicten enerzijds en kindproblemen anderzijds voor biologische en voor geadopteerde kinderen. De uitkomsten bleken vergelijkbaar voor deze twee groepen kinderen en de auteurs concludeerden daaruit dat de hypothese standhield dat scheiding en ouderlijke conflicten negatieve effecten hebben op kinderen. Canadees onderzoek controleerde niet voor genetische effecten maar wel voor diverse achtergrondvariabelen en daaruit bleek eveneens dat echtscheiding een zelfstandige negatieve samenhang vertoont met de genoemde problemen van kinderen, ook na controle voor de achtergrondvariabelen (Roustit, Chaix & Chauvin, 2007).

Kelly (2000) beschreef in een overzichtsstudie de negatieve gevolgen van echtscheiding voor kinderen en concludeerde daarbij dat de negatieve effecten vaak al vóór de scheiding aanwezig zijn. Ouderlijke conflicten vóór de scheiding verklaarden een deel van de negatieve gevolgen. De feitelijke scheiding is duidelijk een onderdeel van een langdurig proces en geen losstaande gebeurtenis. Bovendien is het een ingewikkeld proces. Hetherington en Kelly (2002) wezen evenals Booth en Amato (2001) op het complexe karakter van het verband tussen conflictueuze scheidingen en kindproblemen. Deze auteurs concludeerden namelijk dat ook kinderen van gescheiden ouders met weinig conflicten negatieve gevolgen ondervonden. Zij gaven hiervoor twee verklaringen. Deze kinderen waren allereerst extra geschokt door het feit dat hun ouders toch gingen scheiden, ondanks de geringe conflicten. Bovendien bleken deze ouders weinig geïntegreerd in de samenleving en slecht op de hoogte van de invloed van scheiding op kinderen.

---

### Kader 1.1 Relatietherapie

Als partners over scheiden denken, kan het lonen om eerst bijvoorbeeld een relatietherapeut in te schakelen. Die kan hen helpen tot een weloverwogen beslissing te komen over hoe ze – al dan niet samen – verder willen. De meeste relatietherapieën steunen op cognitieve gedragstherapie. Partners leren beter met elkaar om te gaan met behulp van communicatievaardigheden. Er zijn echter ook diverse andere vormen van relatieondersteuning die kunnen helpen bij het nemen van een besluit wel of niet te scheiden, bijvoorbeeld het programma EFT (*Emotionally Focused Therapy*).

*De relatietherapeut*
Volgens Alfred Lange, hoogleraar klinische psychologie aan de Universiteit van Amsterdam, zal de therapeut eerst onderzoeken of het wenselijk is te proberen de relatie te repareren. Hoe dit laatste kan, beschrijft Lange uitvoerig in zijn leerboek over gedragsverandering in gezinnen. Als dit geen oplossing biedt en de drang om te scheiden bij één of beide partners groter wordt, moet de hulpverlener het anders aanpakken. Afhankelijk van de situatie zijn er allerlei opties. Zo kunnen mensen die met een scheidingsbehoefte komen, natuurlijk gewoon gaan scheiden. Maar ze kunnen ook eerst eens tijdelijk uit elkaar gaan. Of de status-quo handhaven, met de gedachte: we missen het een en ander maar we gaan toch samen verder. Het is echter niet aan de therapeut om uit die opties te kiezen. Hij moet deze slechts aanbieden aan zijn cliënten.

*Emotionally Focused Therapy*
Emotionally Focused Therapy (EFT) is een model voor relatietherapie, gebaseerd op de hechtingstheorie. Uitgangspunt is dat (net als kinderen) ook volwassenen voor hun psychisch welbevinden baat hebben bij een veilige hechting, maar dan aan hun partner. Relatieconflicten treden vooral op als partners geen emotionele verbondenheid meer voelen. EFT stelt de emoties van de partners centraal en streeft naar een verbeterde emotie-interactie tussen hen. EFT is een integratief model, waarin drie perspectieven gecombineerd worden: de hechtingstheorie, het intrapsychische perspectief en het interpersoonlijke perspectief. Het model is wetenschappelijk onderbouwd en evidence based (► www.eftnetwerk.nl; ► www.houdmevast.nl).
Bronnen: Anthonijsz e.a. (2010); Lange (2006).

---

## 1.3    Effectstudies uit verschillende landen

Vaak wordt de vraag gesteld of de situaties van scheidingskinderen in verschillende landen met elkaar te vergelijken zijn. Gelukkig is er steeds meer internationaal vergelijkend onderzoek beschikbaar waaruit blijkt dat veel onderzoeksresultaten uit noordwestelijke landen globaal genomen met elkaar overeenkomen. Dat scheiding gemiddeld negatieve effecten heeft op kinderen wordt bijvoorbeeld niet alleen gevonden in Noord-Amerikaans en Nederlands onderzoek. Zo ondersteunden Storksen en collega's (2006) in een onderzoek onder 8984 Noorse adolescenten en hun ouders de resultaten uit eerder onderzoek dat scheidingskinderen tweemaal zoveel problemen hebben vergeleken met kinderen uit intacte gezinnen. Breivik en Olweus (2006a) onderzochten de hypothese dat Noorse kinderen minder nadelen van een scheiding zouden ondervinden (als gevolg van de Noorse welvaartsstaat en de algemene liberale Noorse waarden en normen) dan Amerikaanse kinderen. Deze stelling bleek onjuist op basis van een studie met duizenden respondenten. Huurre, Junkkari en Aro (2006) bestudeerden de langetermijneffecten van scheiding op volwassen geworden kinderen in Finland. Na zestien jaar waren diverse negatieve effecten nog heel duidelijk meetbaar, voor vrouwen nog wat sterker dan voor mannen. In een vergelijkende internationale studie concludeerden Li en Wu (2008) opnieuw dat de grotere kans op eigen scheiding van kinderen van gescheiden ouders in vele landen aanwezig is.

In ons buurland Vlaanderen zijn nog niet lang geleden de uitkomsten van twee grote studies gepubliceerd: Scheiding in Vlaanderen 2011 (Mortelmans e.a., 2011) en het Leuvens Adolescenten- en Gezinnenonderzoek 2011 (LAGO, 2011). De resultaten van deze studies komen grotendeels overeen met die uit Nederlands onderzoek. Kinderen na een ouderlijke scheiding scoren slechter dan kinderen uit intacte gezinnen op de depressieschaal en op de schaal voor angstgevoelens. Ook zijn scheidingskinderen op school vaker blijven zitten en zijn zij vaker afgezakt naar een lager opleidingsniveau.

## 1.4 Matige of ernstige problemen bij kinderen

In bevolkingsonderzoek onder grote aantallen kinderen en hun ouders worden gemiddeld meestal matige problemen gevonden bij scheidingskinderen. In klinisch onderzoek worden doorgaans minder respondenten onderzocht. Bovendien hebben deze respondenten dikwijls al een bepaald specifiek probleem. De negatieve gevolgen van scheiding voor kinderen zijn of lijken in dit type onderzoek dan meestal ernstiger. Welke onderzoekstraditie heeft het meest gelijk?

In de Verenigde Staten is met het oog op deze vraag een levendige discussie gevoerd over de juistheid van de conclusies uit onderzoek rond kinderen en echtscheiding (Laumann-Billings & Emery, 2000). Wallerstein, Lewis en Blakeslee (2000) concluderen dat veel scheidingskinderen opgroeien met ernstige sociale, emotionele en psychische problemen. Hetherington en Kelly (2002) laten zien dat scheidingskinderen (gemiddeld) weliswaar twee tot tweeënhalf keer zoveel problemen hebben als kinderen uit intacte gezinnen, maar dat de meerderheid opgroeit tot goed functionerende individuen. Wallerstein en collega's baseren hun conclusies vooral op kwalitatief en klinisch onderzoek, Hetherington en Kelly vooral op kwantitatief bevolkingsonderzoek.

Amato (2003) bespreekt de verschillen tussen de twee onderzoekslijnen en concludeert dat Wallerstein en collega's zich minder bezig zouden moeten houden met generalisaties naar de gehele bevolking, maar dat Hetherington en Kelly in hun onderzoek beter gebruik zouden moeten maken van het werk en de visie van Wallerstein en collega's. Dat kan bijvoorbeeld door van tevoren toetsbare hypothesen op te stellen en beter te luisteren naar wat kinderen zeggen over het scheidingsproces. Ook moet niet worden vergeten dat vooral bevolkingsonderzoek nogal eens kampt met hoge non-respons. Juist mensen met problemen zouden wel eens minder aan dat type onderzoek kunnen meedoen en dit leidt dan tot een positieve vertekening van de uitkomsten van bevolkingsonderzoek. Beide onderzoeksstromen overziend, concludeert Amato dat scheidingskinderen vergeleken met kinderen uit intacte gezinnen vooral meer problemen hebben met hun psychisch welbevinden, dat zij meer problemen ondervinden in hun (huwelijks)relatie en dat zij een zwakkere band hebben met vooral hun vaders.

## 1.5    Verschillende effecten

De periode rond het uiteenvallen van het gezin is voor bijna alle kinderen moeilijk. Veel onderzoek is gericht op de gevolgen voor kinderen op iets langere termijn, meestal vanaf ongeveer een jaar na de scheiding tot vele jaren later. Opvallend is dat er serieuze langetermijneffecten bestaan: gevolgen die voortduren tot ver in de volwassenheid. Amato (2010) somt op: een lager bereikt opleidingsniveau, minder inkomen, meer internaliserende problemen, minder contact met de ouders en een groter eigen scheidingsrisico. Dit laatste resultaat wordt in een groot aantal landen gevonden (Diekmann & Schmidheiny, 2004; Dronkers & Harkonen, 2008). Er zijn ook diverse studies die erop wijzen dat op lange termijn allerlei negatieve psychosociale effecten optreden (Gilman e.a., 2003; Huurre, Junkkari & Aro, 2006).

Behalve voor de betrokkenen zelf hebben de negatieve langere- en langetermijngevolgen ook nadelen voor de samenleving. Gescheiden mannen en vrouwen en hun kinderen zijn bijvoorbeeld tot lang na de scheiding relatief grote zorggebruikers en dus duur voor de samenleving (Kunst e.a., 2007). De veelgehoorde opvatting dat de gevolgen van scheiding voor kinderen langzamerhand minder negatief zijn omdat scheiding steeds meer geaccepteerd is, wordt niet door onderzoek bevestigd. Amato (2001) stelde voor de Verenigde Staten vast dat – tegen zijn verwachting in – de negatieve gevolgen voor kinderen in de jaren negentig van de vorige eeuw niet minder waren vergeleken met de jaren tachtig. Nederlands onderzoek toont aan dat de negatieve gevolgen voor kinderen na de verandering in de wetgeving in 1998 – toen gezamenlijk gezag na echtscheiding regel werd – evenmin zijn afgenomen (Metz & Schulze, 2007; Spruijt, 2007).

Ten slotte is de vraag aan de orde of de effecten op kinderen van een decohabitatie (het uit elkaar gaan van samenwoners) veel verschillen van die na een officiële scheiding. Uit het onderzoek *Scholieren en Gezinnen* (S&G, zie ▸ par. 2.2) blijkt dat die verschillen niet zo groot zijn. Vanuit het perspectief van de kinderen maakt het weinig uit of hun scheidende of gescheiden ouders wel of niet formeel getrouwd waren.

## 1.6    Preventie en hulpverlening

In de nota van het Programmaministerie voor Jeugd en Gezin (2008), *De kracht van het gezin*, wordt gesteld dat gezinnen met hun vragen dicht in de buurt terecht moeten kunnen bij een laagdrempelige instantie. Daartoe zijn in het hele land Centra voor Jeugd en Gezin (CJG's) opgericht. In die centra is expliciet aandacht voor het thema kind en scheiding. Zo worden er programma's ingezet en ontwikkeld in de preventieve sfeer. Ook zijn er 'handreikingen' voor gemeenten en CJG's gemaakt over relatieondersteuning, conflicthantering voor ouders en hulp voor kinderen bij scheiding. De brochure *Uit elkaar ... En de kinderen dan?* (van het Programmaministerie voor Jeugd en Gezin, 2009, tegenwoordig ministerie van VWS) is net als de genoemde maatregelen een voorbeeld van de gestegen belangstelling bij de rijksoverheid voor scheidingskinderen. In dit verband is ook vermeldenswaard dat in het onderzoeksprogramma van ZonMw (Nederlandse organisatie voor gezondheidsonderzoek en zorginnovatie) de aandacht meer wordt gericht op kennisontwikkeling over effectieve interventies bij scheiding. Het Utrechtse onderzoek naar de effecten van het KIES-programma (Kinderen In Echtscheiding Situatie) op langere termijn is daar een voorbeeld van (Van der Valk, 2013). Belangrijke resultaten uit deze studie zijn dat kinderen van 8 tot 12 jaar die aan KIES hebben meegedaan, vergeleken met kinderen uit de controlegroep, minder probleemgedrag vertonen, beter prosociaal gedrag laten zien en minder problemen hebben met leeftijdsgenoten. De KIES-kinderen geven ook aan dat de relatie met hun vader verbetert. Zowel kinderen als ouders en leerkrachten zijn erg tevreden over het KIES-programma. Het programma blijkt effectief voor kinderen afkomstig uit verschillende groepen: jongens, meisjes, autochtonen, allochtonen, lager en hoger opgeleiden.

## 1.6.1  Richtlijnen

In het kader van de professionalisering van de jeugdzorg is in 2010 begonnen met de ontwikkeling van dertien richtlijnen ten behoeve van de beroepsbeoefenaren in de jeugdzorg (Van Yperen & Dronkers, 2010). Een van die richtlijnen gaat over 'Scheiding en problemen van kinderen' (Anthonijsz, Spruijt & Zwikker, 2014). Onderwerpen van de andere richtlijnen zijn onder meer: ernstige gedragsproblemen, uithuisplaatsing, pleegzorg, kinderen met hechtingsproblematiek, en kinderen met autisme. De richtlijnen zijn gebaseerd op wetenschappelijk bewijs, professionele expertise en cliëntvoorkeuren. Het is de bedoeling dat de richtlijnen in de loop van 2015 geïmplementeerd zijn.

Ouders kunnen – zeker als ze voldoende ondersteuning krijgen – veel schade bij kinderen voorkomen. Zo is het van grote betekenis ouders te leren effectief met chronische conflicten om te gaan. Ook bij het uitoefenen van het (sinds 1998) na scheiding doorlopend gezamenlijk ouderlijk gezag en het (sinds 2009) verplicht op schrift stellen van een ouderschapsplan, uitgaande van 'gelijkwaardig ouderschap', zullen veel ouders preventieve ondersteuning hard nodig hebben. Dit handboek wil beroepskrachten helpen ouders en kinderen terzijde te staan. En soms kan het advies zijn: wacht nog even met scheiden.

---

**Kader 1.2 Wacht nog even met scheiden**

Relatieproblemen hoeven niet direct tot een scheiding te leiden. Het kan lonen eerst naar andere oplossingen te zoeken. Hoe dan ook is het aan te bevelen de tijd te nemen voor een weloverwogen besluit.

*Voorbeeld 1: Relatietherapie*

Loes Roodenburg en haar man deden een beroep op een relatietherapeut toen hun huwelijk wankelde. 'Wij wilden er samen uitkomen en daarvoor vechten, of er in ieder geval voor hebben gevochten. Daar kwam bij dat ik onze kinderen niet wilde aandoen wat mijzelf is overkomen. Mijn ouders zijn gescheiden toen ik twaalf was. Voor mij als kind een donderslag bij heldere hemel. Maar de belangrijkste reden was dat we voelden dat er diep in ons nog dat gevoel van vroeger zat. Dat was echter geheel ondergesneeuwd geraakt door de spanningen in het dagelijks leven als gevolg van alle zorg voor de kinderen, het gezin, het huis, het werk. Mensen denken dat kinderen hen samenbrengen, maar ik ben ervan overtuigd dat ze een relatie ook flink onder druk kunnen zetten.'

De Roodenburgs hadden geen ruzie maar communiceerden nauwelijks meer. Ze deden bijna niets meer samen en hadden het gevoel elkaar te zijn kwijtgeraakt. Een scheiding lag op de loer. 'Tijdens de therapiesessies hebben we heel veel dingen besproken waar we samen niet meer uitkwamen', zegt Loes. 'Het was gewoon nodig dat een derde daar nou eens helder naar luisterde en ons hielp met het ordenen van de chaos.' Loes Roodenburg vond de therapie zwaar, maar waardevol. 'Ik zag er elke keer weer tegenop, maar als we er dan eenmaal zaten, kwam er zoveel los. Het heeft mij ook doen inzien hoe de scheiding van mijn ouders mijn leven heeft beïnvloed.'

De Roodenburgs zijn bij elkaar gebleven en de communicatie loopt weer goed. 'We zitten geregeld een hele avond te bomen. Maar we leven niet meer met de illusie dat we alles met elkaar kunnen en moeten delen. Zo heb ik een goede vriend die ik af en toe ontmoet. Mijn man weet dat. Hij kent geen jaloezie en is niet bang mij te verliezen. Andersom geldt dat ook. Ruimte is ons sleutelwoord. Die moet je elkaar gunnen, maar dat kost wel tijd, moed en vertrouwen.'

*Voorbeeld 2: Proefscheiden*

Ook het huwelijk van Kees van Gent was op een dood spoor beland. Toenemende gevoelens van onvrede deden hem en zijn vrouw besluiten tot een time-out. Concreet betekende dat een aantal maanden apart wonen. Wel vlak bij elkaar, met het oog op hun zoon.

'We hebben de jongen van tevoren verteld dat dit ging gebeuren en waarom. En we hebben erbij gezegd: wat de uitkomst is, weten we niet. Maar we praten erover en we zijn niet boos op elkaar. We hebben die tijd gebruikt om onze gedachten en gevoelens grondig onder de loep te nemen. Daar is wel wat lef voor nodig. En ook dat je op een gegeven moment erkent: ja, de ander had eigenlijk wel gelijk. Dus je moet je eigen aandeel in de problemen wel onder ogen durven zien. Al met al is het heel hard werken.'

Van Gent meent dat het bij huwelijksproblemen niet gaat om de vraag 'wil ik scheiden of niet'? 'Het gaat erom of je nog in de relatie wilt investeren, om wat het je waard is. Mij was het veel waard, ook omdat wij samen een hele geschiedenis hebben, en een kind. Je hebt in zo'n situatie een verantwoordelijkheid, niet alleen tegenover je kind, maar ook tegenover je partner en jezelf.'

Anderen begrepen het allemaal niet zo goed, heeft hij gemerkt. Hij moest steeds weer uitleggen dat hij en zijn vrouw geen overhaaste beslissing wilden nemen. 'Maar de omgeving verwacht dat je gaat scheiden en ook dat je met modder gaat gooien.'

Ook Van Gent en zijn vrouw zijn weer samen. Zo'n time-out vindt hij aan te bevelen, mits je die gebruikt om de dingen op een rij te zetten. Voor de uitkomst zijn geen garanties te geven, maar zo werk je in ieder geval samen aan een weloverwogen beslissing. Belangrijk is volgens hem om respectvol met elkaar om te gaan en de ander als ouder in zijn waarde te laten.

Veelzeggend was de reactie van hun zoon. 'Toen wij hem vertelden dat we uit elkaar zouden gaan, hield hij daarover tegenover anderen angstvallig zijn mond dicht. Maar toen hij hoorde dat we weer gingen samenwonen, wisten al zijn vriendjes dat binnen een paar uur.'

**Kader 1.3 Boekbespreking – *Aan alle gescheiden ouders. Leer kijken door de ogen van je kind* (Marsha Pinedo & Petra Vollinga, 2013)**
Het boek begint met een brief: 'Aan alle gescheiden ouders van Nederland' namens de 70.000 kinderen per jaar die te maken krijgen met de scheiding van hun ouders. Daarin komt vooral de vraag naar voren om ook eens naar hen te luisteren. En om niet te vergeten dat ouders samen voor de kinderen hebben gekozen. Leer te kijken door de ogen van je kind, aldus auteur Marsha Pinedo, die het boek samen met journalist Petra Vollinga samenstelde.

Marsha Pinedo, zelf kind van gescheiden ouders en werkend als kindertherapeut, richtte in 2011 de *online community* Villa Pinedo op (▶ www.villapinedo.nl), een site waar scheidingskinderen hun ei kwijt kunnen. Doel is de belevingswereld van kinderen die te maken hebben met scheidende ouders centraal te stellen en de ouders bewust te maken van wat kinderen nodig hebben. De site heeft een versie voor kinderen en een voor volwassenen.

Het boek heeft dezelfde doelstelling als de website en geeft antwoord op vragen als: wat doet een ouderlijke scheiding met kinderen? Hoe beperk je de schade van scheiden voor hen? Vele anekdotes, met gefingeerde namen maar authentieke verhalen, vormen samen een vrachtwagen vol met tips en trucs voor ouders. Scheiden zou je, volgens de kinderen, kunnen vergelijken met een veilig huis dat ineens helemaal verbouwd wordt. Betrek de kinderen bij die verbouwing. Laat ze meehelpen. Dan kunnen kinderen zich weer thuis gaan voelen.

*Adviezen en tips*
Aan het eind van ieder hoofdstuk staan confronterende inlevingstips van de kindertherapeut. Achterin het boek zijn verschillende nawoorden van professionals te vinden. De hoofdstukken behandelen diverse relevante thema's. Als eerste komt 'het rotste gesprek van je leven' aan bod. Volgens de kinderen breng je de boodschap het beste samen, op een rustig moment, met een te begrijpen verhaal van moeder en van vader. Ruziemaken waar kinderen bij zijn doe je beter niet. Kinderen willen meebeslissen over belangrijke dingen. Ouders blijven ouders, ook als ze geen partners meer van elkaar zijn.

Dan vervolgt het boek met alles wat er verandert: verhuizen, wisselende regels, sjouwen met spullen, minder geld, andere familiebanden, dubbele feestdagen en verjaardagen. Bij het onderwerp loyaliteit geven kinderen het advies aan ouders om hen geen kant te laten kiezen, want kinderen willen de ruimte om van beide ouders te houden. Ook komt PAS, het kind-ouderverstotingssyndroom, voorbij.

En hoe doe je dat, blijven communiceren met je ex? Je moet immers een ouderschapsplan maken (zie de site of achterin het boek) en dat steeds bijstellen. Zonder overleg gaat dat niet. Als je boos blijft, zoek dan hulp, zeggen de auteurs. Vastzittende

1

boosheid en verdriet helpen jou niet en je kind niet. Denk aan het belang van je kind. Kinderen vragen hun ouders om 'normaal' te blijven doen tegen elkaar. En als je een nieuwe partner krijgt, blijf dan ook als ouder tijd met je kind(eren) doorbrengen.

Ook de juridische kant komt aan bod. Kinderen hebben recht op inspraak in het ouderschapsplan, maar mogen *niet* vanaf 12 jaar kiezen waar ze gaan wonen; dat doen de ouders of anders de rechter. Het boek sluit af met informatie over alimentatie.

Is Villa Pinedo in boekvorm een verzameling hartverscheurende noodkreten of een feest der herkenning met nuttige tips? Beide. En beide in het belang van scheidingskinderen.

# Opzet van het boek

**In vogelvlucht**
Met de titel van dit hoofdstuk is over de inhoud bijna alles al gezegd. 'Bijna', want op deze plaats wijzen we nog eens extra op het onderzoek *Scholieren en Gezinnen*. Daarin staan achtergrondgegevens van een langlopend (scheidings) onderzoek door de Universiteit Utrecht, waarvan de uitkomsten door het gehele boek te vinden zijn, waaronder de resultaten van de nieuwste meting van 2013. Aan het eind van het hoofdstuk bespreken we een boek dat gaat over de belangrijke rol van de school bij scheiding en wat daar allemaal bij komt kijken.

2.1      Inleiding – 12

2.2      Onderzoek *Scholieren en Gezinnen* – 12

2.3      Indeling van het boek – 14

## 2.1    Inleiding

De aandacht voor de problemen van scheidingskinderen in ons land wisselt sterk. Het Programmaministerie onder leiding van minister Rouvoet ging in 2007 voortvarend van start, maar is in 2010 al weer opgeheven. Uit de Onderzoeksinventarisatie Jeugd en Gezin (PON, 2008) bleek dat het thema kinderen en echtscheiding in geen enkel wetenschappelijk onderzoeksprogramma expliciet was opgenomen. Impliciet is dat echter wel het geval en vooral ook in het buitenland is over veel onderzoek gerapporteerd. In Nederland is er in de media vooral aandacht voor scheidingskinderen wanneer zich een familiedrama heeft voorgedaan. Een van de bedoelingen van dit handboek is de stand van zaken van het wetenschappelijk onderzoek over kinderen en echtscheiding anno 2014 te presenteren, toegespitst op de mogelijke toepassing daarvan in de dagelijkse praktijk van de beroepskracht. In dit boek wordt het belangrijkste nationale en internationale sociaalwetenschappelijk onderzoek over scheidingskinderen vanaf de eeuwwisseling kort samengevat en besproken. Leidraad hierbij is hoe beroepskrachten die kennis kunnen gebruiken om scheidingskinderen en hun ouders te adviseren en te ondersteunen.

---

### Kader 2.1 Toponderzoeker Paul Amato

Paul R. Amato van de Pennsylvania State University is de onderzoeker die wereldwijd het meest heeft gepubliceerd en het meest frequent is geciteerd over het thema kinderen en scheiding. Hij stelt dat er honderden studies zijn gedaan en dat de belangrijkste conclusies zijn dat scheidingskinderen, vergeleken met kinderen uit intacte gezinnen, meer externaliserende en internaliserende problemen hebben, minder presteren op school en een lager eindniveau halen, meer problemen hebben met vriendschaps- en liefdesrelaties en een zwakkere binding hebben met hun vader. De problemen zijn aantoonbaar op korte en op lange termijn. Wat precies de oorzaak is van de problemen van scheidingskinderen is complex. Voortdurende huwelijksconflicten zijn zeer negatief, maar dat geldt wellicht net zo goed voor de vele veranderingen vóór, tijdens en na de scheiding. Toch komen ook tal van kinderen zonder veel kleerscheuren uit de scheiding. Belangrijke voorwaarde is dan wel dat de ouders hun conflicten oplossen of begraven.

Er is nog te weinig bekend over de effecten van interventies voor kinderen, net als over programma's voor ouders. We weten ook nog niet wat de beste of minst slechte wettelijke regeling is voor kinderen na scheiding. In de Verenigde Staten zijn programma's ontwikkeld om de huwelijkskwaliteit te verbeteren. Deze lijken succesvol, niet alleen voor ouders, maar ook voor het welbevinden van de kinderen. Meer onderzoek naar vooral de langetermijneffecten is nodig (Amato, 2010).

---

## 2.2    Onderzoek *Scholieren en Gezinnen*

In dit boek publiceren we gegevens over het onderzoek *Scholieren en Gezinnen* (S&G, Spruijt & Van der Valk, 2013). Gedurende acht jaar (2006-2013) hebben docenten en studenten van de Universiteit Utrecht jaarlijks onderzoek gedaan onder scholieren op in

| ◘ Tabel 2.1 | Het aantal respondenten (scholieren van 9 tot en met 16 jaar) per onderzoeksjaar (bron: S&G). |
| --- | --- |
| **Onderzoeksjaar** | **Aantal** |
| 2006 | 1659 |
| 2007 | 726 |
| 2008 | 1176 |
| 2009 | 850 |
| 2011 | 878 |
| 2013 | 2414 |
| Totaal | 7703 |

totaal 125 scholen verspreid door heel Nederland. Centraal staat de vraag naar de effecten van conflicten tussen de ouders, inclusief scheiding, op het welbevinden en de problemen van jongeren. Om verschillende praktische redenen zijn de steden Amsterdam en Rotterdam niet en Den Haag en Utrecht wel in het onderzoek betrokken. Per school zijn de leerlingen uit twee of drie klassen ondervraagd. In de even jaren en in 2013 zijn schriftelijke vragenlijsten voorgelegd aan scholieren in de laagste drie klassen van het voortgezet onderwijs. In de oneven jaren is datzelfde gedaan met kinderen in de hoogste twee klassen van het basisonderwijs. De ouders werden vooraf per brief geïnformeerd.

De totale onderzochte groep bestaat uit 7703 jongens en meisjes uit de groepen 7 en 8 van de basisschool en de klassen 1, 2 en 3 van het voortgezet onderwijs. Van de scholieren is 51,6% meisje en 48,4% jongen; ze zijn gemiddeld 12,9 jaar oud. De meeste kinderen (91%) zijn van autochtone komaf. Het onderzoek is representatief voor Nederland, de twee grootste steden uitgezonderd. Van de kinderen geeft 58% aan geen bepaald geloof te hebben, 22% zegt katholiek te zijn, 13% is protestant en 7% behoort tot de islam. De vragenlijsten zijn klassikaal afgenomen door één of twee medewerkers aan het onderzoek, in de maand april van elk onderzoeksjaar. Vrijwel alle scholieren uit de bezochte klassen hebben meegedaan, zodat de respons zeer hoog is: ruim 95%. Dit is een belangrijk gegeven omdat veel scheidingsonderzoek te maken heeft met een lage respons – en dus een hoge non-respons. Volgens Mitchell (2010) is een hoge non-respons verantwoordelijk voor de meeste fouten in scheidingsonderzoek.

In dit boek worden niet alleen de uitkomsten gepresenteerd over alle 7703 scholieren uit het onderzoek. We kijken ook naar de stand van zaken in 2013 (2414 scholieren, zie ◘ tabel 2.1) en of er zich belangrijke ontwikkelingen hebben voorgedaan tussen de eerste (2006) en de laatste (2013) onderzoeksronde. In ◘ tabel 2.1 staat vermeld hoeveel scholieren in elk jaar hebben meegedaan. De aantallen variëren afhankelijk van de beschikbare menskracht aan docenten en studenten in het betreffende jaar. Bij elke tabel is vermeld of de gegevens betrekking hebben op de respondenten uit alle onderzoeksjaren (S&G) of alleen uit een bepaald jaar (bijv. S&G 2006 of S&G 2013).

## 2.3    Indeling van het boek

Diverse overzichtsstudies met betrekking tot kinderen en scheiding worstelen met de indeling ervan (Amato, 2001; Breivik & Olweus, 2006b; Van Peer, 2007; Spruijt, 2007). Soms wordt gekozen voor een indeling volgens probleemgebieden (internaliserende problemen, externaliserende problemen enz.), soms volgens theoretische perspectieven (gezinsstructuurtheorie, economische deprivatietheorie, crisistheorie enzovoort) of aan de hand van een opsomming van relevante variabelen. Het meest gehanteerd wordt een geïntegreerd model van Amato (2010), waarin alle relevante variabelen zijn geordend. Die variabelen hebben betrekking op maatschappij, opvoeding, ernstige problemen, wetgeving en ondersteunende maatregelen. De presentatie in dit handboek sluit hierbij aan:

- ► H. 3 gaat over de maatschappelijke context waarin individuele scheidingen plaatsvinden, de cijfers en feiten rond scheiden en kinderen. Anders gezegd: wat zijn de maatschappelijke kenmerken, zoals opleidingsniveau, burgerlijke staat en woonsituatie van scheidende ouders en hun kinderen in Nederland?
- ► H. 4 belicht de belangrijkste gevolgen van de ouderlijke scheiding voor kinderen. En wat zijn de belangrijkste risicofactoren? Dit hoofdstuk had ook 'Ouderschap na scheiding' kunnen heten. Hoe gaat dat na een scheiding en later in een stiefgezin?
- ► H. 5 behandelt een aantal ernstige problemen die nogal eens voorkomen na een scheiding. Het gaat dan om ouderafwijzing en oudervervreemding, om loyaliteitsconflicten en om huiselijk geweld en kindermishandeling. Ook geruchtmakende thema's als familiedrama's en internationale kinderontvoering komen aan de orde.
- ► H. 6 beschrijft de juridische context: de wetgeving en de belangrijkste recente veranderingen daarin. Er is een duidelijk verband tussen wetgeving en gevolgen van scheiding voor kinderen. Verder komen, naast de juridische positie van gehuwde en ongehuwde ouders en stiefouders, ook nieuwe initiatieven gericht op de-escalatie van het scheidingsproces, aan de orde.
- ► H. 7 stelt de vraag centraal hoe scheidingskinderen kunnen worden ondersteund. Dat kan vóór, tijdens en na de scheiding. Wat helpt en wat niet? Wat kunnen we verwachten van enkele nieuwe ontwikkelingen?
- ► H. 8 concludeert en vermeldt een aantal discussiepunten en aanbevelingen.

Het handboek geeft vele praktische tips en vermeldt aan het einde van elk hoofdstuk de kernpunten. Ook wordt steeds een recent relevant boek besproken. De gegevens uit het onderzoek *Scholieren en Gezinnen* worden in diverse tabellen gepresenteerd. In de talloze kaders komen praktijkgevallen aan de orde en worden wetenschappelijke gegevens vertaald naar de praktijk.

---

**Kader 2.2 Boekbespreking: *School en echtscheiding* (Angelique van der Pluijm & Margit Grevelt, 2013)**

Een groot deel van de kinderen met scheidende en gescheiden ouders, zit op de basisschool. Deze vormt een veilige en constante factor in het leven van een kind, zeker in de roerige periode rond een scheiding. De school is dan ook de aangewezen plaats om deze kinderen opvang en alledaagse begeleiding te bieden. Toch ontbreekt vaak een duidelijk beleid of protocol hiervoor, zoals dat wel het geval is voor bijvoorbeeld pesten of rouwverwerking. Met dit boek willen de auteurs scholen behulpzaam zijn bij het opstellen van een schoolbreed beleid met het oog op (echt)scheiding. Dat is in het belang van de betreffende kinderen, maar óók in dat van de professionals in de schoolpraktijk. Vroeg of laat krijgt ieder van hen te maken met de gevolgen van scheiding in de vorm van gedragsveranderingen bij kinderen, dalende schoolprestaties en ouderlijke conflicten.

Nu is het ontwikkelen van een dergelijk beleid een complex proces dat de nodige voorbereiding vereist. Het is volgens de auteurs niet vanzelfsprekend dat leerkrachten direct warmlopen voor een dergelijk initiatief. Het betekent immers ook extra werk en inspanningen. Daarom is het van belang dat er duidelijke argumenten voor dat beleid op tafel komen, zoals preventie van grotere problemen van kinderen en rust op school. Met een dergelijk beleid zullen leerkrachten sneller eventuele moeilijkheden signaleren en eerder kunnen ingrijpen. Als iedereen over dezelfde richtlijnen en de juiste achtergrondinformatie beschikt, weet elke leerkracht hoe te handelen en met wie te overleggen als er moeilijkheden zijn.

Daarnaast speelt de Wet passend onderwijs een rol. Scheidingskinderen hebben – tijdelijk – ook speciale onderwijsbehoeften. Als de school die signaleert, moet er duidelijkheid zijn over het pedagogisch handelen om aan die behoeften tegemoet te komen.

Het boek bevat gestructureerde aanwijzingen voor de stappen die moeten worden genomen om een beleid op poten te zetten, dat te beschrijven in schoolplan en schoolgids, te vertalen naar een protocol en vervolgens in te voeren en toe te passen in de praktijk. Daarnaast biedt het de nodige informatie over wat leerkrachten moeten weten en kunnen als het gaat om echtscheiding en de gevolgen daarvan voor kinderen. In de eerste plaats is het van belang dat leerkrachten inzien dat als ouders uit elkaar gaan, er een onzekere, onveilige fase in het gezinsleven aanbreekt. Kinderen raken uit balans en krijgen er extra ontwikkelingstaken bij die leeftijdgenoten uit harmonieuze gezinnen bespaard blijven. Kortetermijnreacties blijven dan ook niet uit. De meest kenmerkende worden op een rijtje gezet aan de hand van leeftijdscategorieën.

*Moeizame scheidingen*

Verloopt een scheiding moeilijk, dan moet de school ervoor waken in het conflict tussen de ouders verwikkeld te raken. De leerkracht moet over vaardigheden beschikken om op een professionele wijze met hen om te gaan. Ook moet hij op de hoogte zijn van de wettelijke regels die gelden voor het informeren van ouders over hun kind. Het belangrijke begrip loyaliteit komt uitgebreid aan de orde. Het helpt bijvoorbeeld als leerkrachten weten dat loyaliteiten bijna altijd een rol spelen in de gesprekken met kinderen en/of ouders in het geval van echtscheiding. Met als gevolg dat bepaalde zaken niet op tafel komen. Van de leerkracht wordt gevraagd zich in deze gesprekken 'meerzijdig partijdig' op te stellen.

Nu is een leerkracht geen hulpverlener. Wel speelt hij of zij, vaak in overleg met de intern begeleider (IB), een belangrijke rol door 'alledaagse ondersteuning' te bieden. Een groot deel van de kinderen die een echtscheiding meemaken, heeft immers tijdelijk in meer of mindere mate extra zorg en aandacht nodig. In moeilijkere situaties moet het zorgteam (ZT) of zorgadviesteam (ZAT) ingeschakeld worden. De school hoeft voor de aanpak bij echtscheiding niet een extra zorgroute te creëren, maar kan

**2**

deze inpassen in de eigen zorgstructuur. Hoe dat gaat, wordt in een overzicht stapsgewijs weergegeven, waarna elk van de stappen afzonderlijk wordt uitgewerkt.

Welke vaardigheden hebben leerkrachten nodig? Om te beginnen is kunnen observeren en signaleren essentieel. Maar signaleren en herkennen van iets lukt pas als je het verschijnsel kent en begrijpt. De auteurs leggen uit waar leerkrachten op moeten letten bij scheiding. Zij waarschuwen ook voor de valkuilen, zoals gedragsverandering direct en met zekerheid toeschrijven aan de scheiding. De leerkracht hoeft de problemen niet op te lossen, maar zoekt in gesprek met ouder en kind naar antwoord op de vragen 'Wat zegt het signaal mij?' en 'Wat is de hulpvraag die eraan ten grondslag ligt?'

*Omgaan met kinderen en ouders*
Twee hoofdstukken gaan respectievelijk over gesprekken met kinderen en omgaan met ouders. Zo zijn bij praten met kinderen verschillende houdingsaspecten van belang. Begrippen als 'belangeloze belangstelling' en 'afstandelijke betrokkenheid' worden uitgelegd. Daarnaast bespreken de auteurs twee goed toepasbare gespreksvormen: het open vraaggesprek en het interview. Het eerste is een geschikte manier om het kind te laten vertellen over wat hem bezighoudt door te luisteren, te erkennen wat het kind voelt en te begrijpen in welke situatie het verkeert. Zo krijgt een kind de kans zich te uiten, wat helpend kan zijn. Het luisteren naar het kind staat hierbij centraal. Het interview, met in principe dezelfde vorm als het open vraaggesprek, heeft een ander doel. Het is gericht op het krijgen van informatie en vindt plaats omdat de leerkracht er behoefte aan heeft. Toch zijn houdingsaspecten ook tijdens het interview erg belangrijk. Verder komen meer algemene aspecten en communicatievoorwaarden aan de orde die de kwaliteit van een gesprek verhogen (toon warmte, luister actief, knik bemoedigend, stel het kind op zijn gemak, probeer spelen en praten te combineren enzovoort.). De hoofdstukken bevatten tevens lijstjes met vragen die direct toepasbaar zijn in de praktijk.

Leerkrachten kunnen ook zorgen voor 'empowerment', bijvoorbeeld door de leerling te helpen beseffen dat hij zich mag onttrekken aan de ruzies van zijn ouders. Of hen mag vragen geen ruzie te maken in zijn bijzijn. Er zijn ook andere vormen van empowerment mogelijk, zoals het kind succeservaringen laten opdoen of goed naar het kind luisteren.

Omgaan met ouders vraagt weer andere kennis en vaardigheden. Een positieve relatie met de ouders is cruciaal, maar hoe creëer je en behoud je die? Het betreffende hoofdstuk biedt voorbeeldvragen, aanwijzingen en aandachtspunten. Zo kan de leerkracht voorkomen dat ouders in hun conflict verzanden door hen te helpen in hun rol van ouder te blijven. Dat kan door de belangen van het kind centraal te stellen. Verder moet een leerkracht nooit proberen 'de betere ouder' te zijn, ook al heeft hij nog zo gelijk.

Toegevoegd zijn diverse bijlagen die ook als pdf zijn te vinden op ▶ www.schoolenechtscheiding.nl.

# Cijfers en feiten over scheiden en kinderen

**In vogelvlucht**

Scheiden ouders met kinderen minder vaak dan ouders zonder kinderen? Spelen opleiding en geloof een rol bij scheiding? En in wat voor gezinssituatie komen kinderen terecht als hun ouders uit elkaar zijn? Deze en soortgelijke vragen komen aan de orde in dit hoofdstuk. Ze hebben allemaal te maken met de maatschappelijke context van het verschijnsel scheiding. We vergelijken daarom ook het Nederlandse echtscheidingscijfer met dat in andere landen. Binnen de eigen grenzen blijken er tussen allochtone en autochtone gezinnen op het gebied van scheiding verschillen te bestaan. Ook de contacten van kinderen met hun uitwonende ouder (meestal de vader) worden in kaart gebracht, net als de vaak complexe situaties in stiefgezinnen. De boekbespreking gaat over een boek dat partners c.q. ouders die uit elkaar gaan, zo wil toerusten dat zij hun scheiding op eigen kracht en zonder al te veel kleerscheuren tot een acceptabel einde weten te brengen.

3.1     Inleiding – 19

3.2     (Echt)scheidingscijfers in Nederland – 19

3.3     Vergelijkende scheidingscijfers – 20

3.4     Aantal scheidingskinderen – 22

3.5     Houden kinderen een huwelijk in stand? – 23

3.6     Echtscheiding of decohabitatie – 24

3.7     Bij wie wonen kinderen na de scheiding? – 24

3.8     Kinderen in stiefgezinnen – 28

3.9     Contact met de uitwonende ouder – 30

3.10 Contact en alimentatie – 32

3.11 Grootouders en kleinkinderen – 33

3.12 Praktische consequenties – 33

3.13 Samenvatting – 35

## 3.1 Inleiding

Het uiteenvallen van een gezin door scheiding is niet alleen van grote betekenis voor de direct betrokkenen: de kinderen, moeder en vader, familie, vrienden en kennissen. Ook voor de samenleving als geheel is scheiden een belangrijk fenomeen. Zo is kennis van scheiden van belang voor diverse beleidsterreinen, zoals gezondheidszorg, wetgeving en hulpverlening. Kennis van cijfers en feiten over scheiden helpt mensen ook zich een beter beeld te vormen van gescheiden ouders en scheidingskinderen en eventuele vooroordelen bij te stellen. Bovendien is scheiden niet alleen een individuele keuze van ouders; het verschijnsel hangt ook samen met sociale karakteristieken van partners, zoals geloof en opleidingsniveau. In dit hoofdstuk wordt een aantal kerncijfers gepresenteerd over scheiden. Daarbij gaat het vooral om gegevens over de kinderen, bijvoorbeeld: hoe oud ze zijn, waar ze gaan wonen en hoeveel contact ze hebben met hun ouders na de scheiding.

## 3.2 (Echt)scheidingscijfers in Nederland

Nederland telt 16,8 miljoen inwoners (CBS, 2013). Per jaargang, dus van elke leeftijd, zijn er bijna 200 duizend kinderen. Met kinderen worden in officiële stukken minderjarige kinderen bedoeld. Van 0 tot en met 17 jaar zijn dat er ongeveer 3,5 miljoen. Gemiddeld zijn kinderen in Nederland ruim 21 jaar als zij het huis uit gaan, jongens anderhalf jaar ouder dan meisjes. Er zijn dus ook nog ongeveer 800 duizend thuiswonende meerderjarige kinderen. Dat brengt het totale aantal thuiswonende kinderen op ongeveer 4,3 miljoen.

Het Centraal Bureau voor de Statistiek (CBS, 2011) heeft ook berekend dat er in Nederland ongeveer 4,1 miljoen (echt)paren zijn. Daarvan zijn ongeveer 3,3 miljoen paren getrouwd, terwijl ruim 800 duizend paren ongehuwd samenwonen. Per jaar wordt ongeveer 1% van alle huwelijken door echtscheiding ontbonden. Het percentage ongehuwde paren dat uit elkaar gaat, is bijna tien keer zo hoog (Wobma & De Graaf, 2009). Echtscheiding gaat via de rechter, maar was tijdelijk ook sneller mogelijk via de zogeheten flitsscheiding: omzetting van het huwelijk in een geregistreerd partnerschap, dat vervolgens werd ontbonden. Die mogelijkheid, in feite een sluiproute, is in 2009 weer afgeschaft. Maar in december 2013 heeft de staatssecretaris van Veiligheid en Justitie een wetsvoorstel naar de Tweede Kamer gestuurd dat gehuwden vanaf 2015 in staat stelt te scheiden via de ambtenaar van de burgerlijke stand. Voorwaarde is dat zij het onderling eens zijn en geen minderjarige kinderen hebben. Een meer officiële variant van de flitsscheiding dus. De regeling geldt overigens ook voor geregistreerde partners zonder kinderen, maar voor hen betreft het slechts een vereenvoudiging van de bestaande praktijk die al voorziet in scheiden via de burgerlijke stand. In ▣ tabel 3.1 is het verloop van de echtscheidingscijfers sinds 1950 weergegeven.

In Nederland zijn er tegenwoordig dus jaarlijks ongeveer 33 duizend echtscheidingen, inclusief de flitsscheidingen die mogelijk waren in de periode 2001 tot 2009. Behalve echtscheidingen als formele beëindiging van het huwelijk, zijn er steeds meer verbroken samenwoonrelaties. In België worden dit decohabitaties genoemd. Het CBS schat dat er naast de 33 duizend echtscheidingen jaarlijks nog meer dan 60 duizend decohabitaties

**3**

| ◘ Tabel 3.1 | Aantal echtscheidingen (plus flitsscheidingen) sinds 1950 (bron: CBS, Statline, 2013). |
|---|---|
| 1950 | 6.500 |
| 1960 | 5.500 |
| 1970 | 10.500 |
| 1980 | 25.500 |
| 1990 | 28.500 |
| 2000 | 34.500 |
| 2008 | 35.000 |
| 2009 | 32.000 |
| 2010 | 32.500 |
| 2011 | 32.500 |
| 2012 | 33.500 |
| 2013 | 34.000 |

plaatsvinden. Daarbij gaat het om allerlei soorten paren, vooral ook om jonge mensen die vaak nog niet lang bij elkaar zijn, maar ook steeds meer om paren met kinderen (CBS, 2010).

Over echtscheidingen zijn meer gegevens bekend dan over verbroken samenwoonrelaties. Zo is de man gemiddeld bijna 46 jaar en zijn (ex-)vrouw 43; in 2000 waren die cijfers nog respectievelijk 42 jaar en 39 jaar. De huwelijken hebben gemiddeld ruim veertien jaar geduurd en het aantal snelle scheidingen (binnen vijf jaar na het huwelijk) neemt sterk af. Dit heeft vooral te maken met de toename van het (eerst) ongehuwd samenwonen. Een niet onbelangrijk deel van die relaties wordt al verbroken voordat men gaat trouwen. Uit de CBS-cijfers valt verder nog op te maken dat ook langdurige huwelijken (langer dan dertig jaar) tegenwoordig vaker worden ontbonden dan bijvoorbeeld vijftien jaar geleden.

## 3.3     Vergelijkende scheidingscijfers

Bij een vergelijking van de echtscheidingscijfers in Nederland met die in andere landen valt op dat de cijfers hier iets onder het Europees gemiddelde liggen (zie ◘ tabel 3.2).

In de Verenigde Staten is het echtscheidingscijfer duidelijk hoger dan in Europa. In België ligt het cijfer hoger dan in Nederland. België behoort, met Tsjechië, zelfs tot de Europese 'echtscheidingstop'. Mortelmans en collega's (2011) geven aan dat het hoge cijfer bij onze zuiderburen ten dele wordt bepaald door de situatie in het weinig religieuze Wallonië. In Wallonië is het scheidingscijfer hoger dan in Vlaanderen, maar ook daar gaat het snel omhoog (Snoeckx e.a., 2007). De auteurs stellen terecht dat er nog steeds een duidelijk verband bestaat tussen geloof en scheidingscijfer. Ook voor Nederland geldt dat buitenkerkelijken meer scheiden dan gelovigen (zie ◘ tabel 3.3).

**◘ Tabel 3.2**   Aantal echtscheidingen per 1000 inwoners in 2011 (bron: *Eurostat Yearbook*, 2013. Brussels: Eurostat).

| | |
|---|---|
| *Nederland* | *2,0* |
| *EU* | *2,1* |
| *Verenigde Staten* | *3,7* |
| België | 2,9 |
| Tsjechië | 2,7 |
| Zweden | 2,5 |
| Denemarken | 2,5 |
| Duitsland | 2,3 |
| Engeland | 2,2 |
| Spanje | 2,2 |
| Frankrijk | 2,0 |
| Turkije | 1,6 |
| Italië | 0,9 |

**◘ Tabel 3.3**   Percentage scheidingskinderen naar geloof van de kinderen (n=7468) (bron: S&G).

| Geloof kinderen | Percentage scheidingskinderen |
|---|---|
| Katholiek | 13,0 |
| Protestant | 10,8 |
| Islam | 14,3 |
| Geen geloof | 23,0 |
| *Gemiddeld percentage alle kinderen* | *18,7* |

**◘ Tabel 3.4**   Percentage scheidingskinderen naar opleidingsniveau van de vader (n=7187) (bron: S&G).

| Opleidingsniveau vader | Percentage scheidingskinderen |
|---|---|
| L(b)o | 19,2 |
| Mavo/(v)mbo | 20,1 |
| Havo/vwo | 19,4 |
| Hbo/wo | 14,9 |
| *Gemiddeld* | *18,2* |

Er bestaat eveneens een verband tussen opleidingsniveau en echtscheidingscijfer. Tegenwoordig komt echtscheiding *minder* voor onder hoger opgeleiden (zie ◘ tabel 3.4). Dit verband is er niet altijd geweest. Harkonen en Dronkers (2006) stelden vast dat in landen met een hoog scholingsniveau hoger opgeleide personen minder scheiden, terwijl in

3

◻ **Tabel 3.5**    Thuiswonende scheidingskinderen per jaar naar leeftijdsgroep (n = 70.000) (bronnen: CBS, 2008b; S&G).

| Leeftijd scheidingskinderen | % |
|---|---|
| 0 t/m 4 jaar | 15 |
| 5 t/m 9 jaar | 26 |
| 10 t/m 14 jaar | 24 |
| 15 t/m 17 jaar | 16 |
| 18 t/m 21 jaar | 19 |
| | 100 = 70.000 |

landen met een laag scholingsniveau hoger opgeleide personen meer scheiden. Scheiden zou dus een 'dalend cultuurgoed' kunnen worden genoemd. Dat blijkt ook voor Nederland te gelden. Lager opgeleiden scheiden nu meer dan hoger opgeleiden.

Er is nog altijd een significant verband tussen het opleidingsniveau van de ouders en het schooltype waar de jongeren na de basisschool naartoe gaan. Daarom is het niet verwonderlijk dat op het vmbo bijna een kwart van de leerlingen gescheiden ouders heeft, maar op het vwo niet veel meer dan 10% (S&G).

## 3.4    Aantal scheidingskinderen

Bij de ruim 33 duizend officiële echtscheidingen per jaar zijn naar schatting ongeveer 35 duizend minderjarige kinderen betrokken. Bij de meer dan 60 duizend verbroken samen-woonrelaties (decohabitaties) schatten wij op basis van CBS-gegevens het aantal betrok-ken minderjarige kinderen op ongeveer 20 duizend. In totaal zijn dat dus 55 duizend *min-derjarige* scheidingskinderen. Ongeveer 800 duizend *meerderjarige* kinderen van 18 tot en met 21 jaar wonen nog thuis. Naar schatting worden ongeveer 15 duizend van hen per jaar geconfronteerd met een ouderlijke scheiding. Dat brengt het totaal van *thuiswonende* scheidingskinderen in Nederland op ten minste 70 duizend per jaar.

Er zijn in Nederland ongeveer 4,3 miljoen thuiswonende kinderen van 0 tot en met 21 jaar. Elk jaar krijgt dus 1,65% van alle thuiswonende kinderen met de scheiding van hun ouders te maken. Na tien jaar is dat 16,5% en na twintig jaar 33%. De scheidingscijfers in Nederland zijn al twintig jaar hoog (zie ◻ tabel 3.1) waardoor anno 2014 het percentage van 33% dicht wordt benaderd. Het aantal scheidingskinderen onder de ongeveer 4,3 mil-joen thuiswonende kinderen kan ruw geschat worden op ruim 1 miljoen. Bij scheidingen zijn thuiswonende kinderen van alle leeftijden betrokken, 15% van hen is jonger dan 5 jaar (Sprangers & Steenbrink, 2008). Voor alle thuiswonende scheidingskinderen staat de verdeling naar leeftijd weergegeven in ◻ tabel 3.5.

Uit ◻ tabel 3.5 blijkt dus dat een ouderlijke scheiding een thuiswonend kind van elke leeftijd kan overkomen. Alleen voor kinderen jonger dan 5 jaar is de kans iets minder groot.

> **Kader 3.1 Wat verandert er voor de kinderen na een scheiding?**
> Kinderen krijgen tijdens en na de scheiding te maken met diverse onverwachte en on-
> gewenste veranderingen. De belangrijkste is natuurlijk het uiteenvallen van het gezin.
> De vertrouwde omgeving met dagelijkse contacten tussen moeder, vader en kinderen
> verandert. Maar er komt voor veel kinderen nog van alles bij. In het onderzoek S&G is
> gevraagd welke veranderingen kinderen verder nog meemaken. De kinderen noemen
> het meest:
> - de komst van een stiefmoeder (partner van vader): 63%;
> - de komst van een stiefvader (partner van moeder): 57%;
> - verhuizen naar een ander huis: 56%;
> - minder geld te besteden: 49%;
> - een breuk met een deel van de familie: 27%;
> - naar een andere school moeten gaan: 25%.
>
> Dit zijn allemaal gebeurtenissen die op zichzelf al stress kunnen veroorzaken. Schei-
> dingskinderen maken gemiddeld 2,7 van deze gebeurtenissen mee. Het is bewonde-
> renswaardig dat toch nog veel kinderen de scheiding van hun ouders zonder al te veel
> problemen verwerken!

## 3.5 Houden kinderen een huwelijk in stand?

Volgens het CBS zijn er in Nederland ongeveer evenveel (echt)paren *met* kinderen als
(echt)paren *zonder* kinderen. Van beide groepen zijn er ruim 2 miljoen. Tot aan het eind
van de vorige eeuw was het aantal scheidingsparen zonder kinderen per jaar groter dan
dat met kinderen. Kinderen vormden dus een drempel voor scheiding. Sinds 1999 is het
aantal scheidingen met minderjarige kinderen echter hoger dan het aantal scheidingen
zonder minderjarige kinderen. De laatste jaren is de verhouding tussen scheidingen
met en zonder kinderen ongeveer 57 : 43. Gelden kinderen minder dan voorheen als
beschermende factor voor een scheiding? Dat kan niet zonder meer worden gesteld. Er
moet ook gekeken worden naar de verhouding tussen scheidingen met en zonder kinderen bij het groeiend aantal scheidingen van samenwonende paren. Maar ook daar lijkt
het er niet op dat kinderen tegenwoordig nog een belangrijke 'scheidingsrem' vormen.
Uit internationale studies komt naar voren dat paren (getrouwde en samenwonende bij
elkaar) met kinderen in de meeste landen tegenwoordig bijna even vaak scheiden als
paren zonder kinderen.

Diverse internationale studies laten verder zien dat hoe meer kinderen er in een gezin
zijn, hoe minder vaak er wordt gescheiden. Dat gaat ook op voor gezinnen in Nederland.
Uit CBS-gegevens valt af te leiden dat het verband tussen gezinsgrootte en echtscheiding
significant is. Gezinsgrootte hangt vaak samen met religie: orthodoxe gelovigen hebben
dikwijls meer kinderen en scheiden minder vaak.

◘ **Tabel 3.6**    Scholieren en burgerlijke staat ouders van de totale steekproef 2006 t/m 2013 (n=7703) en van de steekproeven van 2006 (n=1659) en 2013 (n=2414) in procenten (bron: S&G).

| Ouders van scholieren: | Totale steekproef | 2006 | 2013 |
|---|---|---|---|
| getrouwd | 75,0 | 77,6 | 73,0 |
| samenwonend | 4,8 | 3,3 | 6,5 |
| gescheiden na huwelijk | 14,1 | 14,5 | 13,2 |
| gescheiden na samenwonen | 4,3 | 3,0 | 5,5 |
| vader of moeder overleden | 1,8 | 1,6 | 1,8 |
| Totaal | 100,0=7703 | 100,0=1659 | 100,0=2414 |

## 3.6    Echtscheiding of decohabitatie

Met de stijging van het aantal paren dat ongehuwd samenwoont, is ook het aantal ongehuwde paren dat uit elkaar gaat gestegen. Uiteraard betreft het hier een zeer heterogene groep: jongvolwassenen die kort samenwonen, tot voltooide gezinnen die al vele jaren samen zijn. In totaal zijn er ongeveer 800 duizend samenwonende paren in Nederland en naar ruwe schatting ruim 60 duizend decohabitaties per jaar. Hierbij zijn ongeveer 20 duizend minderjarige kinderen betrokken. Dat is dus een aanzienlijk deel van alle scheidingskinderen.

Dat het uit elkaar gaan van ongehuwde paren niet alleen jongvolwassenen zonder kinderen betreft, blijkt ook – indirect – uit de gegevens van het onderzoek *Scholieren en Gezinnen*. Aan de scholieren is gevraagd of hun ouders getrouwd zijn, samenwonen, gescheiden zijn na een huwelijk of gescheiden na samenwonen (zie ◘ tabel 3.6).

De gegevens in ◘ tabel 3.6 betreffen dus niet de gehele bevolking, maar de gezinnen van de ondervraagde scholieren van 9 tot 16 jaar. Daarbij valt het relatief hoge percentage op van kinderen met ouders die uit elkaar zijn gegaan na samenwonen. Tussen 2006 en 2013 is dat percentage gestegen van 3,0 naar 5,5. Deze cijfers laten zien dat steeds meer ouders van scheidingskinderen niet getrouwd waren. En bovendien dat de kans op scheiding veel groter is onder samenwoners dan onder formeel gehuwden. Ook in Engeland, de Verenigde Staten en Vlaanderen is gebleken dat samenwonende paren met kinderen een groter risico lopen op scheiding dan gehuwde paren met kinderen (Hohmann-Marriott, 2006; Lodewijckx, 2005).

## 3.7    Bij wie wonen kinderen na de scheiding?

Lange tijd bleef in Nederland het overgrote deel van de kinderen (85-90%) na de scheiding bij moeder wonen. Ongeveer 10% woonde bij vader en een paar procent verkeerde in een andere woonsituatie. Dat had ongetwijfeld mede te maken met de taakverdeling

**◘ Tabel 3.7**  Woonsituatie scheidingskinderen van 12 tot 16 jaar in 2013 per geslacht in procenten (n = 432) (bron: S&G 2013).

|  | Jongens | Meisjes | Totaal |
|---|---|---|---|
| Moedergezin | 65 | 68 | 66 |
| Co-oudergezinnen | 26 | 28 | 27 |
| Vadergezin | 9 | 4 | 7 |
|  | 100 = 209 | 100 = 223 | 100 = 432 |

in het huishouden vóór de scheiding en met de wetgeving. Op 1 januari 1998 is een einde gekomen aan de norm dat bij scheiding alleen moeder werd belast met het ouderlijk gezag, terwijl vader slechts recht kreeg op omgang, informatie en consultatie. Eerder werd over 'voogdij voor moeder' en 'toeziende voogdij voor vader' gesproken. Deze laatste kwalificatie werd in 1995 echter afgeschaft. De term voogdij wordt ook niet meer gebruikt als het om ouderlijk gezag gaat (zie ► kader 6.1). Sinds 1 januari 1998 blijft volgens de wet het gezamenlijk ouderlijk gezag na scheiding in principe bestaan. Dit is het gevolg van de steeds luider klinkende opvatting dat ouders wel kunnen scheiden als partners, maar niet als ouders. Volgens het CBS blijft het gezamenlijk ouderlijk gezag tegenwoordig inderdaad in ruim 90% van de scheidingen gehandhaafd.

Heeft de wet van 1998 ook geleid tot veranderingen in de woonsituatie van kinderen na scheiding? In 2001 bleek dat nog altijd 80% van de scheidingskinderen bij moeder woonde en ruim 10% bij vader en dat in ongeveer 5% sprake was van co-ouderschap. Onderzoek uit 2005 van De Graaf toonde aan dat co-ouderschap populairder werd: ongeveer 15% van de kinderen leefde na een scheiding in een dergelijke situatie. Daarbij moet wel worden aangetekend dat vaders vaker over co-ouderschap spreken dan moeders. Kennelijk is er geen overeenstemming tussen moeders en vaders over wat onder co-ouderschap wordt verstaan.

▪ **Woonsituatie in 2013**

In het onderzoek *Scholieren en Gezinnen* is de groep 9- tot 16-jarigen naar hun woonsituatie na scheiding gevraagd. Uit de literatuur is bekend dat oudere kinderen, en dan vooral jongens, iets vaker bij vader wonen. In S&G is co-ouderschap gedefinieerd als het gemiddelde verblijf van het kind van drie of vier nachten per week bij de ene en drie of vier nachten bij de andere ouder. In de praktijk is dat vaak de ene week bij moeder en de andere week bij vader, maar ook andere regelingen komen voor. Het wonen in een co-oudersituatie blijkt van 2006 tot 2013 te zijn toegenomen van 16 tot 27%. Het wonen in een moedergezin nam af van 75 tot 66%, het wonen in een vadergezin van 9 tot 7%. Iets meer jongens dan meisjes wonen in co-oudergezinnen en in vadergezinnen (zie ◘ tabel 3.7).

De gemiddelde leeftijd van de kinderen uit het onderzoek van 2013 is in moedergezinnen 13,1 jaar, in vadergezinnen 13,5 jaar en in co-oudergezinnen wat lager: 12,6 jaar. Het blijkt dat van de kinderen uit de jongste leeftijdsgroep (12 en 13 jaar), ongeveer een derde in co-oudergezinnen woont. Oudere kinderen wonen minder vaak in co-oudergezinnen

**◘ Tabel 3.8**   Woonsituatie scheidingskinderen per leeftijdsjaar van 12 tot 16 jaar in 2013 in procenten (n=429) (bron: S&G 2013).

|                | 12 jaar  | 13 jaar  | 14 jaar  | 15/16 jaar |
| -------------- | -------- | -------- | -------- | ---------- |
| Moedergezin    | 64       | 63       | 65       | 74         |
| Co-oudergezinnen | 34     | 34       | 28       | 15         |
| Vadergezin     | 2        | 3        | 7        | 11         |
|                | 100=50   | 100=113  | 100=156  | 100=110    |

en meer in moedergezinnen of ook in vadergezinnen. Co-ouderschap is dus vooral een populaire gezinsvorm voor leerlingen tot ongeveer 14 jaar (zie ◘ tabel 3.8) en blijkt bovendien vooral voor te komen onder hoog opgeleide ouders en ouders zonder een bepaald geloof. Onder moslims komt co-ouderschap weinig voor.

Naar schatting verblijven er in de Verenigde Staten minder kinderen in co-oudergezinnen (11%) dan in Nederland (Douglas, 2006a). In Zweden woont 68% van de scheidingskinderen bij moeder, 11% bij vader en ongeveer 20% heeft co-ouders. In Zweden hebben ouders in principe (net als in Nederland) na de scheiding gezamenlijk ouderlijk gezag. In Vlaanderen wonen kinderen in vergelijking met Nederland iets vaker bij vader. België kent al sinds 13 april 1995 gezamenlijk ouderlijk gezag na scheiding (Lodewijckx, 2002; Mortelmans e.a., 2011).

---

**Kader 3.2 Kinderen over co-ouderschap**

Elizabeth (9): 'Soms raak ik op maandag en na school in de war als ik net bij mama ben geweest. Soms ga ik naar mama in plaats van naar papa.'

Tom (12): 'Wij gaan niet regelrecht van het ene huis naar het andere. Dat doen we vanuit school. Dat is goed omdat we dan 's morgens afscheid kunnen nemen en dat op school kunnen vergeten.'

Maria (6): 'Papa en mama maken altijd ruzie als ze elkaar zien. Nu brengt de een mij 's ochtends naar school en haalt de ander mij aan het eind van de dag weer op. Zo hoeven ze elkaar niet meer tegen te komen. Maar ik vind het naar, omdat het dan de hele dag op school lijkt alsof ik nergens woon.'

Matt (14): 'Ik moet iedere dag van huis wisselen, maar ik kan onmogelijk zeggen dat ik dat anders wil. Want dan slaan bij mijn ouders waarschijnlijk de stoppen door.'

Fred (10): 'Het enige nadeel is dat we de spullen die we nodig hebben, vergeten mee te nemen. Het is een heel gedoe om die uit het andere huis op te halen.'

Tom (11): 'Dat het goed gaat bij ons, komt doordat mama en papa nog steeds erg aardig tegen elkaar zijn. Ze kunnen goed met elkaar opschieten, zelfs wanneer we van de een naar de ander gaan en zo.'

Caroline (17): 'Het hebben van twee woonplekken was geen succes in mijn geval, omdat je dan twee slaapkamers hebt en van alles twee, en ik wist niet meer wie ik was.'

*Bronnen: Neale & Wade (2000); Groenhuijsen (2009a).*

*Adviezen van kinderen aan ouders uit Het grote co-ouder doe boek (Vollinga, 2011):*
- 'Rijd de spullen heen en weer als wij op school zitten.'
- 'Koop alles dubbel, neem een huisdier en vier twee keer sinterklaas.'
- 'Vraag aan ons wanneer je het beste kunt bellen als we bij de andere ouder zijn.'
- 'Overleg minstens één keer per jaar met ons of het rooster nog goed is.'
- 'Wees duidelijk: zijn jullie nu uit elkaar of niet?'

## Kader 3.3 Praktische knelpunten bij gezamenlijke zorg na scheiding

Peter en Petra hebben een latrelatie, maar willen graag samenwonen. Omdat zijn dochter Noortje drie dagen per week en de helft van de vakanties bij Peter woont, zoeken ze een (huur)huis voor (ten minste) drie personen. Maar telkens als ze een geschikt huis zien, komen ze er niet voor in aanmerking: Noortje staat namelijk officieel ingeschreven bij haar moeder. Daardoor kan haar vader bij de woningbouwverenigingen geen aanspraak maken op een eigen kamer voor haar.

Dit voorbeeld illustreert een van de praktische problemen waar gescheiden ouders die beurtelings voor de kinderen zorgen, tegenaan lopen. E-Quality, kenniscentrum voor emancipatie, gezin en diversiteit (in 2012 gefuseerd met Aletta en nu Atria geheten) heeft deze problemen geïnventariseerd en daaruit vijf knelpunten afgeleid (E-Quality, 2009).

De organisatie wijst erop dat steeds meer ouders na scheiding het ouderschap delen. De overheid stimuleert dat ook. Hierdoor wonen veel scheidingskinderen feitelijk op twee adressen, terwijl ze slechts op één adres in de gemeentelijke basisadministratie (GBA) kunnen worden ingeschreven. Dit is het eerste knelpunt dat tevens de basis vormt voor problemen op andere gebieden, zoals huisvesting (zie Peter en Petra) en financiën. Zo wijst de Belastingdienst toeslagen en/of kortingen in bijna alle gevallen toe aan één ouder. Die moet een deel van het geld dan overdragen aan de ander. Deze laatste blijft dus afhankelijk van de welwillendheid van de ex-partner. (Terzijde: het Nationaal Instituut voor Budgetvoorlichting (Nibud) geeft tips waarmee ouders de kans kunnen vergroten dat ze voor sommige regelingen in aanmerking komen.) De Sociale Verzekeringsbank (SVB) hanteert andere criteria dan inschrijving in het GBA en verdeelt de kinderbijslag *wel* tussen de ouders als een kind beurtelings bij elk van hen woont. Het probleem is hier dat niet alle ouders van deze regeling op de hoogte zijn.

Een laatste knelpunt betreft volgens E-Quality een gebrekkige communicatie en informatieverstrekking op scholen. Deze informeren vaak alleen de ouder bij wie het kind in het schoolsysteem ingeschreven staat. De andere (gezagdragende) ouder mist daardoor allerlei belangrijke informatie (zie ook ▶ kader 6.3 over het recht op informatie). Scholen die door ouders hierover benaderd worden, reageren wisselend: soms welwillend en begripvol, soms ook minder positief. Wel wordt er meestal een actieve houding van de ouder verwacht.

De genoemde knelpunten belemmeren ouders die hun kind(eren) na scheiding samen willen blijven opvoeden. De overheid, die 'voortgezet ouderschap na scheiding' wil bevorderen, zou volgens E-Quality dan ook maatregelen moeten nemen om dit beter mogelijk te maken. Zij zou instanties moeten aansporen in hun administratie en regelgeving rekening te houden met gedeeld ouderschap.

## 3.8    Kinderen in stiefgezinnen

Hoeveel scheidingskinderen krijgen in Nederland te maken met een nieuwe partner van moeder en/of vader? Het antwoord op die vraag is niet zo gemakkelijk te geven, want kinderen komen in allerlei situaties terecht. De inwonende ouder kan een nieuwe partner vinden, maar de uitwonende natuurlijk ook. Het kind kan dan fulltime en/of parttime met een stiefouder te maken krijgen. Bovendien wonen steeds meer kinderen afwisselend bij de ene en bij de andere ouder. Het kind kan dan bijvoorbeeld de ene week niet en de andere week wel – dus halftime – met een stiefouder van doen hebben. In beide gezinnen wel of juist geen stiefouder is echter ook mogelijk. Daarbij komt nog dat stiefgezinnen minder stabiel zijn dan intacte gezinnen. De situatie kan dus ook weer veranderen.

Het CBS heeft in 2007 cijfers over stiefgezinnen gepubliceerd (Steenhof, 2007). Daarbij bleek dat het aantal stiefgezinnen in Nederland sinds 1998 met bijna 35 duizend was gestegen tot 150 duizend in 2007. Nederland telde toen ongeveer 2,5 miljoen gezinnen, dat wil zeggen huishoudens met één of twee ouders en één of meer thuiswonende kinderen. Van deze gezinnen waren ongeveer 400 duizend een eenoudergezin en 2,1 miljoen een tweeoudergezin. Ruim 7% (150 duizend) van de tweeoudergezinnen is volgens het CBS een stiefgezin. In deze stiefgezinnen woonden volgens Steenhof ruim 280 duizend kinderen. De auteur merkte daarbij op dat dit aantal een ondergrens aangeeft, als gevolg van de toegepaste meetmethode gebaseerd op de GBA (Gemeentelijke Basis Administratie). In werkelijkheid is het aantal stiefgezinnen groter dan 150 duizend. Dat komt volgens Steenhof doordat gebruik is gemaakt van de huishoudensstatistiek die niet alle soorten stiefgezinnen meeneemt. Zo worden bijvoorbeeld stiefgezinnen met kinderen van beide (nieuwe) partners niet als stiefgezin geregistreerd, maar als twee eenoudergezinnen in één huis. Bovendien kunnen kinderen niet op twee adressen ingeschreven staan, ook niet als zij in twee co-oudergezinnen leven met in elk gezin een stiefouder (Steenhof, 2007).

- **Gezinssituatie in 2013**

Uit de onderzoeksronde *Scholieren en Gezinnen* van 2013 blijkt dat 66% van de scheidingskinderen bij moeder woont, meestal met een stiefvader; 7% van de kinderen woont bij vader. De resterende 27% van de scheidingskinderen woont afwisselend bij moeder en vader, soms zonder, soms met één, en soms met twee stiefouders (zie ◻ tabel 3.9). Vergeleken met de situatie in 2006 wonen nu dus meer kinderen afwisselend in het huishouden van moeder en in dat van vader. Uit ◻ tabel 3.9 wordt duidelijk dat – zowel in moedergezinnen, vadergezinnen als in co-oudergezinnen – iets meer dan de helft van alle scheidingskinderen van 12 tot 16 jaar zegt in een gezin met een stiefouder te wonen. De feitelijke situatie volgens de scholieren wijkt dus af van de officiële gegevens van het CBS.

Overigens krijgen de ouders in ongeveer een derde van alle stiefgezinnen ook nog één of meer gezamenlijke kinderen. In ongeveer 3% van de stiefgezinnen komen kinderen voor uit eerdere relaties van zowel de moeder als de vader: samengestelde stiefgezinnen. Moeder is dan dus tevens stiefmoeder en vader tevens stiefvader. Ten slotte zijn er naast de fulltime stiefouders en de halftime stiefouders (in de co-oudergezinnen) ook nog parttime stiefouders. Dat zijn de partners van de ouders bij wie het kind niet woont, maar wel regelmatig op bezoek komt. In ◻ tabel 3.9 zien we dat 66% van de scheidingskinderen bij

**Tabel 3.9** Woonsituatie in 2006 en 2013 van scheidingskinderen van 12 tot 16 jaar (n=289 resp. 374)

| Ouders in het gezin: | 2006 (in procenten) | | 2013 (in procenten) | |
|---|---|---|---|---|
| alleenstaande moeder | 35 | | 31 | |
| moeder met stiefvader | 40 | | 35 | |
| *subtotaal moedergezinnen* | | *75* | | *66* |
| alleenstaande vader | 3 | | 3 | |
| vader met stiefmoeder | 6 | | 4 | |
| *subtotaal vadergezinnen* | | *9* | | *7* |
| Co-oudergezinnen gezin 1 + gezin 2: | | | | |
| twee alleenstaande ouders | 5 | | 7 | |
| moeder + stiefmoeder | 2 | | 6 | |
| vader + stiefvader | 3 | | 6 | |
| stiefvader + stiefmoeder | 6 | | 8 | |
| *subtotaal co-oudergezinnen* | | *16* | | *27* |
| Totaal | 100=289 | | 100=374 | |

moeder woont en 7% bij vader. Deze kinderen gaan bijna allemaal regelmatig op bezoek bij hun uitwonende ouder en daar woont bij minstens de helft ook een nieuwe partner. Die kinderen hebben dan dus te maken met een parttime (weekend-)stiefouder. Er zijn ongeveer tien keer zoveel parttime stiefmoeders als parttime stiefvaders.

**Kader 3.4 Verschillen tussen stiefmoeders en stiefvaders**

*Stiefmoeders*

1. Stiefmoeders zetten zich vaak erg in voor de opvoeding van de kinderen van hun partner.
2. Partners verwachten van de stiefmoeder dat zij er volledig is voor de kinderen.
3. Aan stiefmoeders worden door de andere familieleden, maar ook door vrienden, buren en school, hogere eisen gesteld wat betreft betrokkenheid, inlevingsvermogen en tijd dan aan stiefvaders.
4. Stiefmoeders zijn vaak kritischer over de opvoeding door hun partner dan stiefvaders.
5. Stiefmoeders nemen meer waar aan de kinderen dan stiefvaders, mede doordat zij meer uren met de kinderen doorbrengen.

*Stiefvaders*

1. Stiefvaders laten de opvoeding vooral over aan de biologische moeder.
2. Partners verwachten van de stiefvader niet dat hij er volledig is voor de kinderen.

3. Stiefvaders ontvangen eerder complimenten dan stiefmoeders wanneer ze optrekken met hun stiefkind.
4. Stiefvaders willen vaak meer dan stiefmoeders hun autoriteit laten gelden.
5. Van stiefvaders wordt vaker een financiële bijdrage verwacht voor de stiefkinderen dan van stiefmoeders. De omgeving vindt het normaal dat de stiefvader financieel voor de stiefkinderen zorgt.

*Bron: Haverkort & Spruijt (2012).*

## 3.9    Contact met de uitwonende ouder

Uit onderzoek tot ongeveer 2000 is gebleken dat een flink deel van de kinderen na de scheiding geen contact meer heeft met de uitwonende ouder (meestal dus vader). De Graaf concludeert op basis van de landelijke gegevens uit het CBS-onderzoek *Gezinsvorming 1998*, dat ruim een kwart van de kinderen na scheiding het contact met hun vader kwijt is (De Graaf, 2001a, 2001b). Ook een kwart geeft aan dat het contact slecht is. Uit Utrechts onderzoek onder adolescenten uit 2000 blijkt dat ongeveer 24% van de jongeren geen contact heeft met de uitwonende vader. In buitenlands onderzoek worden vergelijkbare cijfers gevonden. Er zijn geen grote verschillen tussen jongens en meisjes. King en Heard (1999) rapporteren over een steekproef van meer dan 1500 Amerikaanse kinderen en vermelden ook bij 25% 'geen contact'.

Vergelijking van de uitkomsten van recente studies met die van bijna vijftien jaar geleden laat in dit opzicht een verbetering zien. Het percentage scheidingskinderen dat helemaal geen contact heeft met de uitwonende ouder, blijkt gedurende de laatste vijftien jaar in Nederland langzaam te zijn afgenomen van zo'n 25% in 2000 tot 15% in 2006 en 10% in 2013. Dat komt natuurlijk mede door de toename van de co-oudergezinnen tot ruim een kwart. In die situatie hebben kinderen uiteraard regelmatig contact met beide ouders. Interessant is de vraag hoe vaak kinderen in moedergezinnen tegenwoordig hun uitwonende ouder – en dat is dus meestal de vader – zien (zie ◻ tabel 3.10).

Als de scheidingskinderen in een moedergezin wonen, is het percentage dat hun vader dus helemaal niet ziet, gedaald van 19% in 2006 tot 15% in 2013. Bovendien is het percentage scholieren dat hun vader vaak ziet, gestegen van 19 tot 25%. Dit zijn gemiddelde cijfers, onafhankelijk van het scheidingsjaar van de ouders. Wanneer de ouders nog niet zo lang zijn gescheiden is de contactfrequentie met de uitwonende vader hoger en het percentage kinderen dat vader niet ziet lager dan 15% (zie ook ▶ par. 4.11).

De frequentie van contact met moeder in vadergezinnen is vergelijkbaar, maar voorzichtigheid met die conclusie is geboden omdat er veel minder kinderen in vadergezinnen wonen dan in moedergezinnen. In de steekproef van 2013 zijn slechts 26 kinderen die in een vadergezin wonen. Er is een licht verband tussen de leeftijd van het kind tijdens de scheiding en de mate van contact met de uitwonende ouder. Dat lichte verband is er zowel voor uitwonende vaders als voor uitwonende moeders: hoe jonger het kind is tijdens de scheiding, hoe minder contact het later heeft met de uitwonende ouder.

◼ Tabel 3.10 Contact met vader van scheidingskinderen van 12-16 jaar in moedergezinnen in 2006 (n=216) en in 2013 (n =287) (bron: S&G 2006 & 2013).

|  | 2006 (in procenten) | 2013 (in procenten) |
|---|---|---|
| helemaal niet | 19 | 15 |
| 11 keer per jaar of minder | 14 | 14 |
| 1, 2 of 3 keer per maand | 20 | 22 |
| 1 keer per week | 28 | 24 |
| vaker dan 1 keer per week | 19 | 25 |
|  | 100=216 | 100=287 |

- **Ontevreden ouders**

Veel uitwonende gescheiden ouders zijn begrijpelijkerwijs ontevreden over de mate van contact met hun kinderen. Die is immers gemiddeld veel minder dan vóór de scheiding. Maar ook veel inwonende ouders (meestal moeders) vinden het contact van hun kinderen met hun uitwonende vader te weinig. Madden-Derdich en Leonard (2002) melden wel dat vaders gemiddeld ontevredener zijn met de omgangsregeling dan moeders. In de meest voorkomende situatie, namelijk die waarin de kinderen bij moeder wonen, vindt echter ongeveer een kwart van de moeders het contact tussen kinderen en vader ook (veel) te weinig (Kalmijn & De Graaf, 2000). Ook volgens deze auteurs is het aandeel ontevreden vaders echter veel hoger, namelijk 38%. Organisaties van gescheiden vaders schatten dit percentage in hun berichten op het internet echter nog veel hoger in.

Uit onderzoek blijkt verder nog dat het verminderde contact tussen scheidingskinderen en hun vaders vaak niet meer verbetert in de loop der jaren. Volwassen kinderen uit scheidingsgezinnen hebben duidelijk minder contact met hun ouders (vooral met hun vaders) dan volwassen kinderen uit intacte gezinnen (Kalmijn & Dykstra, 2004). Kalmijn (2007) toont duidelijk aan dat oude(re) gescheiden vaders minder contact hebben met en minder ondersteuning ontvangen van hun kinderen dan oude(re) gescheiden moeders. De Graaf en Fokkema (2007) voegden daaraan toe dat de contactregeling direct na de scheiding een belangrijke predictor is voor de mate van het latere contact.

- **Kwantiteit en kwaliteit**

Hoewel er in het onderzoek en in de praktijk veel aandacht is voor de mate van contact met beide ouders na de scheiding en voor de veranderingen daarin, wordt steeds duidelijker dat voor het welbevinden van kinderen niet zozeer de kwantiteit van het contact belangrijk is, als wel de kwaliteit. In onderzoek is daarom steeds meer aandacht voor het meten van de band met beide ouders en de betekenis daarvan. In ▶ H. 4 wordt dieper op deze betekenis ingegaan. Hier wordt volstaan met het vermelden van de onderzoeksresultaten uit 2006 en 2013 zoals gemeten met de schaal Persoonlijke relaties (Furman & Buhrmeister, 1985, een schaal van 8 (zeer zwakke band) tot 40 (zeer sterke band)) (zie ◼ tabel 3.11).

**◘ Tabel 3.11**    Gemiddelde band met moeder en met vader van scholieren van 12-16 jaar uit scheidingsgezinnen en intacte gezinnen in 2006 (n = 1622) en in 2013 (n = 2367) (bron: S&G 2006 & 2013).

|  |  | Scholieren uit geschei-den gezinnen | Scholieren uit intacte gezinnen |
|---|---|---|---|
| 2006 | Band met moeder in (8-40) | 33,1 | 33,3 |
|  | Band met vader in (8-40) | 31,3 | 32,9 |
| 2013 | Band met moeder in (8-40) | 32,9 | 33,5 |
|  | Band met vader in (8-40) | 31,0 | 33,5 |

De verschillen in deze tabel zijn niet groot. Het meest opvallend is het iets grotere verschil
in de band met vader tussen scheidingskinderen en kinderen uit intacte gezinnen in 2013.

### Kader 3.5 Allochtone en autochtone scheidingskinderen

Van alle scholieren uit het onderzoek *Scholieren en Gezinnen* zegt 9% te behoren tot
een allochtone groep. Hieronder vallen onder meer Marokkanen, Turken en Suri-
namers. In dit boek wordt alleen het onderscheid tussen allochtoon en autochtoon
gehanteerd. Iets meer allochtone dan autochtone kinderen hebben een scheiding
meegemaakt. Het verschil is niet groot. Allochtone scheidingskinderen wonen wel veel
vaker in een moedergezin dan autochtone scheidingskinderen (80% resp. 65%) en ook
vaker in een vadergezin (9% resp. 6%) maar veel minder vaak in een co-oudersituatie
(11% van de allochtone tegen 29% van de autochtone scheidingskinderen, S&G 2013).
Stiefvaders doen veel minder vaak hun intrede in allochtone scheidingsgezinnen.
Slechts ongeveer een derde van deze kinderen in moedergezinnen krijgt te maken
met een stiefvader. Voor autochtone kinderen in moedergezinnen is dat ongeveer
55%.
Allochtone scheidingskinderen zien hun vader veel minder vaak. Ruim een kwart
ziet hun vader helemaal niet meer.

## 3.10   Contact en alimentatie

Jaarlijks wijst de rechter bij bijna zes op de tien echtscheidingen waarbij minderjarige
kinderen zijn betrokken, alimentatie toe aan de kinderen (CBS, 2012). Als er problemen
zijn met de betaling van de alimentatie bemiddelt het LBIO (Landelijk Bureau Inning On-
derhoudsbijdragen) op verzoek. In 2012 heeft het CBS onderzoek gedaan naar de betaling
van kinderalimentatie. Per 1 juli 2009 zijn de alimentatienormen herzien, waardoor vaker
en hogere kinderalimentatie werd opgelegd dan voorheen. Het aantal zaken waarbij het
LBIO bemiddelde is vanaf 2009 inderdaad toegenomen. In 2011 lag dit aantal boven de
4000. Een bemiddelingsbrief is vaak al voldoende. Het is niet bekend in hoeveel gevallen
geen alimentatie wordt betaald.

Nepomnyaschy (2007) bestudeerde in een grote longitudinale studie het verband tussen de mate van contact tussen vader en kind en het betalen van kinderalimentatie. Zij maakte een onderscheid tussen formele alimentatie (opgelegd door de rechter) en informele alimentatie (alle betalingen buiten de formele om). Er bleek een zwak verband te bestaan tussen formele betaling op tijdstip 1 en contact op tijdstip 2, en een sterk verband tussen informele betaling en contact. De richting van dit verband is ook duidelijk: meer informele betaling leidt tot meer contact. Meer contact leidt niet zozeer tot meer informele betaling.

Niet alleen in Nederland is de kwestie van de kinderalimentatie actueel, ook in Engeland wordt er veel over gediscussieerd (Curry-Sumner & Skinner, 2009). King (2006a) concludeert dat het betalen van alimentatie positief is voor de ontwikkeling van kinderen. Dit komt vooral omdat kinderen daaraan het gevoel ontlenen nog belangrijk voor hun vader te zijn.

## 3.11 Grootouders en kleinkinderen

Amato en Cheadle (2005) bestudeerden de gevolgen van de echtscheiding van grootouders voor hun kinderen en kleinkinderen. Opvallend resultaat was dat een grootouderscheiding diverse significante negatieve gevolgen blijkt te hebben voor hun kleinkinderen: zij bereiken een lager opleidingsniveau, hebben meer huwelijksproblemen en hebben een minder goede relatie met hun ouders (de tussengeneratie).

In Nederland bestudeerde Ganzinga (2008) de invloed van scheiding op het contact tussen grootouders en kleinkinderen. Zij concludeerde dat het contact met de grootouders van moederszijde niet afnam, maar het contact met de grootouders van vaderszijde wel. Vermoedelijk is dit het gevolg van het feit dat de meeste kinderen na de scheiding bij moeder wonen.

Ook Van Raemsdonck (2007) vond, maar dan voor België, dat er na een ouderlijke scheiding minder contact is tussen grootouders en kleinkinderen, maar dat de kwaliteit van de band meestal wel gehandhaafd blijft. Deze conclusie komt volgens Tavecchio (2008) volkomen overeen met een van de hoofdconclusies uit het longitudinale onderzoek van Bridges en collega's (2007): minder contact, maar niet minder kwaliteit. Een andere conclusie uit dit Engelse onderzoek is dat kinderen die een hechtere band met hun grootouders onderhouden tijdens en in de periode na de scheiding, minder aanpassingsproblemen vertonen. Uit ander Engels onderzoek (Lussier e.a., 2002) blijkt ten slotte dat de band tussen kleinkinderen en grootouders langs moederszijde afneemt naarmate moeder meer relationele veranderingen meemaakt. (Zie ook ▶ kader 6.2 Het belang van grootouders.)

## 3.12 Praktische consequenties

Vroeger kwam echtscheiding veel minder vaak voor en werd het beschouwd als een schande. Tegenwoordig krijgen in Nederland per jaar 70 duizend thuiswonende kinderen te maken met de scheiding van hun ouders. Dat ouders uit elkaar gaan lijkt heel gewoon geworden, maar veel kinderen hebben het er desondanks heel moeilijk mee. Toch durven zij daar lang niet altijd over te praten. Het is daarom voor beroepskrachten noodzakelijk om te weten in welke gezinssituatie kinderen verkeren.

Scheiding komt voor in alle lagen van de bevolking en zowel in de stad als op het platteland. Maar de scheidingscijfers zijn hoger in gezinnen zonder religieuze binding en in gezinnen met een lager opleidingsniveau. Het is, bijvoorbeeld met het oog op beleid, goed te weten dat het percentage scheidingskinderen vooral op vmbo-scholen hoog is.

Vroeger golden bepaalde huwelijksjaren – bijvoorbeeld na zeven jaar – als riskant voor scheiding. Dat is allang niet meer zo. Gemiddeld heeft een huwelijk dat in scheiding eindigt veertien jaar geduurd, maar er is een grote spreiding. Kinderen van alle leeftijden, ook zeer jonge, kunnen te maken krijgen met scheidende ouders. Omdat steeds meer ouders niet getrouwd zijn maar samenwonen, zijn het gezag over en de achternaam van veel scheidingskinderen niet langer vanzelfsprekend.

Sinds de wetswijziging van 1998 blijven minder kinderen 'automatisch' bij moeder wonen. Opvallend is dat vooral het aantal kinderen dat afwisselend bij moeder en bij vader woont, is toegenomen tot 27%. De feitelijke situatie wijkt echter nogal eens af van de officiële registratie. Ook daarom is het belangrijk om te weten wat de concrete leefsituatie van scheidingskinderen is. Dat geldt zeker ook voor de af- of aanwezigheid van een nieuwe partner van moeder en/of vader. Het formele aantal stiefgezinnen in Nederland is volgens de tellingen van het CBS minimaal 150 duizend. Maar het werkelijke aantal stiefgezinnen – in allerlei soorten – is ongetwijfeld veel groter. Door de toename van het aantal scheidingskinderen dat afwisselend bij moeder en bij vader woont en het feit dat die ouder vaak weer een nieuwe partner heeft, hebben steeds meer kinderen te maken met een halftime stiefouder.

Hoewel minder vaak dan vóór 1998, heeft anno 2013 een aanzienlijke groep scheidingskinderen, ongeveer 10%, geen contact met de uitwonende ouder. Bovendien is er een ongeveer even grote groep met weinig, onregelmatig contact. Samen met het vermoeden dat een aanzienlijk deel van de uitwonende ouders geen kinderalimentatie betaalt, duidt dat op een mogelijk problematische situatie van deze kinderen. Er is een grote kans dat zij te maken hebben met ouderlijke conflicten en achteruitgang in gezinsinkomen.

Allochtone scheidingskinderen wonen vaker in een moedergezin, hebben veel minder te maken met co-ouders en hebben veel minder contact met hun uitwonende vader.

Grootouders vervullen in onze samenleving een steeds grotere rol in de opvang van hun kleinkinderen. Een belangrijk gegeven is dan ook dat ouderlijke scheiding zorgt voor minder contact tussen grootouders en kleinkinderen langs de lijn van de uitwonende ouder, meestal dus de vader.

**Kader 3.6 Om te onthouden: cijfers en feiten over scheiden en kinderen**
- Er zijn per jaar ruim 70 duizend thuiswonende scheidingskinderen (ruim 55 duizend minderjarigen), van wie velen het moeilijk hebben, maar daar niet over praten.
- Scheidingskinderen komen voor:
  - zowel in de stad als op het platteland;
  - veel vaker in gezinnen zonder religieuze binding;

- – vaker in gezinnen met een lager opleidingsniveau;
  - – vooral op vmbo-scholen.
- Kinderen van alle leeftijden kunnen te maken krijgen met scheidende ouders.
- Het is nuttig de burgerlijke staat van kinderen te kennen: wie heeft het gezag?
- Het is belangrijk de feitelijke leefsituatie van kinderen te weten:
  - – Wonen ze bij moeder, vader of afwisselend bij moeder en vader?
  - – Is er een nieuwe partner van moeder en/of vader en woont deze ook in huis?
  - – Is het contact met de uitwonende ouder verbroken of conflictueus?
  - – Is er achteruitgang in gezinsinkomen?
  - – Is er normaal contact met grootouders van beide kanten?
- Scheidingskinderen maken, behalve de scheiding en vaak al snel de komst van een stiefouder, meestal nog meer veranderingen mee: verhuizen, minder geld, een breuk met (een deel van) de familie.
- Stiefouders zijn er in allerlei soorten: fulltime, parttime en door de toename van het aantal co-oudergezinnen ook vaak halftime.
- Het percentage scheidingskinderen dat helemaal geen contact meer heeft met de uitwonende ouder is in 2013 verder gedaald tot ongeveer tien.
- Allochtone scheidingskinderen wonen vaker in een moedergezin (80%) en hebben dan minder contact met hun uitwonende vader.

## 3.13 Samenvatting

Het aantal echtscheidingen in Nederland is de laatste vijftien jaar betrekkelijk stabiel: jaarlijks ruim 33 duizend. Het aantal verbroken samenwoonrelaties is echter duidelijk toegenomen tot jaarlijks minstens 60 duizend. In totaal krijgen per jaar ongeveer 70 duizend thuiswonende kinderen (tot en met 21 jaar) te maken met het uit elkaar gaan van hun ouders. Het aantal minderjarige scheidingskinderen is ongeveer 55 duizend. Voor een groeiende groep van alle scheidingskinderen, al meer dan een kwart, geldt dat hun ouders niet getrouwd waren. Kinderen van alle leeftijden kunnen met de scheiding van hun ouders te maken krijgen. Voor kinderen jonger dan 5 jaar is de kans iets kleiner dan voor oudere kinderen.

In de Verenigde Staten en in Scandinavië zijn de scheidingscijfers hoger en in Zuid-Europa lager dan in Nederland. Gelovigen scheiden minder vaak dan buitenkerkelijken en hoger opgeleide ouders scheiden minder vaak dan lager opgeleide. In de laatste tien jaar is het percentage kinderen dat na de scheiding afwisselend bij moeder en vader woont (co-ouderschap), gestegen naar ruim 25. Kinderen vanaf ongeveer 14 jaar wonen weer vaker op één adres. Meestal in het gezin van moeder maar vooral jongens soms ook wel in het gezin van vader.

Meer dan de helft van de scheidingskinderen krijgt vroeg of laat te maken met een stiefouder. Dat kan in allerlei varianten. Denk aan een stiefvader die de hele week in het gezin woont, maar ook aan een stiefmoeder die de kinderen in het weekend bij vader tegenkomt. Het gebeurt relatief weinig (3%) dat er in een stiefgezin zowel kinderen van de moeder als van de vader zijn. Wel krijgen ouders in een stiefgezin nog vaak één of twee gezamenlijke kinderen. Dit doet zich in ongeveer een derde van die gezinnen voor.

Het percentage kinderen zonder contact met de uitwonende ouder is de laatste tien jaar gedaald tot ongeveer tien. Dat komt in de eerste plaats doordat meer kinderen in een co-oudersituatie leven en dus regelmatig contact hebben met beide ouders. Als kinderen bij moeder wonen, heeft 15% geen contact met vader. In het geval dat kinderen bij vader wonen, heeft eveneens ongeveer 15% geen contact met moeder. Is het kind erg jong tijdens de scheiding, dan is de kans op weinig contact met de uitwonende ouder het grootst. Wanneer kinderen volwassen zijn geworden, hebben zij duidelijk minder contact met vooral hun vaders dan volwassen kinderen uit intacte gezinnen.

Veel uitwonende ouders betalen geen kinderalimentatie. Het verband tussen (vooral) informele alimentatiebetaling en mate van contact is sterk. Ouderlijke scheiding zet ook het contact tussen grootouders en kleinkinderen onder druk. Daarnaast heeft grootouderscheiding diverse negatieve gevolgen voor de kleinkinderen. Positief is echter dat grootouders er bij een ouderlijke scheiding voor kunnen zorgen dat kleinkinderen minder aanpassingsproblemen hebben.

---

**Kader 3.7 Boekbespreking:** *Op eigen kracht. Scheiden en de kunst van een gelukkig(er) leven.* **(Marion Drielsma, Daniella Gidaly & Liesbeth van Hennik, 2010).**

*Op eigen kracht* is een zelfhulpboek dat partners die uit elkaar gaan zo wil toerusten dat zij hun scheiding zonder al te veel kleerscheuren tot een bevredigend einde weten te brengen. Het neemt de lezer bij de hand en laat hem zien welke valkuilen er op de loer liggen en vooral hoe die te omzeilen zijn.

Wie gaat scheiden wordt geconfronteerd met problemen op diverse fronten. Het gaat niet alleen om praktische maar ook om juridische, emotionele en, als er kinderen zijn, opvoedkundige kwesties. Dit laatste thema komt in een apart deel van het boek aan bod, zodat kinderloze lezers dit stuk kunnen overslaan. De andere delen behandelen de onderwerpen die alle scheidenden aangaan: hoe houd je het hoofd boven water, hoe communiceer je bij conflicten, wat moet je allemaal regelen?

Het boek schept orde in de chaos die een scheiding met zich meebrengt, door een overzichtelijke indeling en heldere schrijfstijl. De auteurs weten waar ze het over hebben. Alle drie zijn ze professioneel thuis op het gebied van scheiden, respectievelijk als advocaat/scheidingsmediator, mediator en gezondheidszorgpsycholoog. Een van hen is bovendien zelf gescheiden. Het was haar opgevallen hoe 'onhandig' de meeste mensen (inclusief zijzelf) omgingen met hun gevoelens en die van hun partner. Zij ging op zoek naar 'een boekje dat je mensen zou kunnen geven voordat je met de mediation start'. Het moest een boek zijn dat hen onder meer ' (...) zou helpen zich te realiseren dat de ander waarschijnlijk geen monster is dat erop uit is je te kwetsen, maar een gekwetst mens net als jijzelf, die vaak je boodschappen verkeerd begrijpt en wiens boodschappen jij ook vaak verkeerd begrijpt.' Een boek ook dat de lezer doet beseffen hoe hard de kinderen 'juist nu' hun ouders nodig hebben. Maar een dergelijk boek bleek niet te vinden waarna het besluit viel het zelf te schrijven.

De auteurs bieden de scheidende lezer veel begrip voor alle emoties en problemen waar hij of zij vermoedelijk mee worstelt. Tegelijkertijd moedigen zij een actieve houding aan. Wie gaat scheiden, moet ervoor zorgen niet te verdrinken in de emoties, maar moet ze ook niet wegstoppen. Op een andere manier met gevoelens omgaan dan gebruikelijk, is essentieel. Daar zijn kennis, inzicht en vooral ook vaardigheden voor nodig. Het boek biedt dan ook niet alleen uitleg, adviezen en herkenbare praktijkvoorbeelden, maar ook allerlei oefeningen. In het eerste deel zijn dat bijvoorbeeld oefeningen om te leren omgaan met (onaangename) gevoelens en (minder effectieve) gedachten en gewoonten.

*Communicatie*
Belangrijk zijn ook de hoofdstukken die over communicatie gaan. Veel conflicten worden immers veroorzaakt door miscommunicatie. 'Wanneer je meer inzicht hebt in de manier waarop je communiceert en ruzie maakt, kun je veel ellende voorkomen', aldus de auteurs. Maar ook hier geldt weer dat inzicht, hoewel essentieel, niet voldoende is. Om werkelijk verbetering in de communicatie te bewerkstelligen, moeten ingesleten patronen worden doorbroken en negatieve, niet-helpende gedachten veranderd. Hoe dat moet? Door 'oefenen, oefenen en nog eens oefenen'. Want alleen oefening baart kunst. Maar of dit lukt op eigen kracht? Het boek biedt oefeningen – voor wie het zelf wil proberen – maar het blijkt vaak heel moeilijk om niet in oude patronen te vervallen, zeker in een crisissituatie. Onder leiding van een ervaren mediator lukt het vaak *wel* om ingesleten patronen te doorbreken. Dit boek is dan in ieder geval een goede voorbereiding, waardoor deelnemers niet helemaal blanco bij de mediator aankloppen maar wellicht hun 'ruziemodel' al (her)kennen. Want 'dat is het begin van een zinniger gesprek en mogelijk van een oplossing', aldus de auteurs.

*Op eigen kracht* vraagt de nodige inzet van de lezer, vooral als deze ook de oefeningen wil doen. Maar de beloning kan groot zijn, zeker als het om ouders gaat. Zo kunnen zij hun kinderen geen grotere dienst bewijzen dan te leren hun conflicten te beheersen of misschien zelfs op te lossen. Wat kinderen (verder nog) nodig hebben wanneer hun ouders uit elkaar gaan, is te vinden in deel 3 van het boek, dat gaat over specifieke problemen rond ouderschap en kinderen tijdens en na de scheiding. Daarin worden ook de komst van een nieuwe partner en de vorming van een stiefgezin behandeld. Belangrijk, want de ervaring leert volgens de auteurs dat veel mensen op zoek zijn naar een sprookje, maar 'stiefouderschap is een zaak die je met veel moed, beleid en geduld moet aangaan'.

Het boek wordt opgevrolijkt door geestige illustraties die bepaalde dilemma's treffend weergeven.

# Gevolgen en risicofactoren voor scheidingskinderen

**In vogelvlucht**

In dit hoofdstuk 'alles' over scheiding en de gevolgen daarvan voor kinderen. Plus wat iedereen – beroepskrachten én ouders – moet weten om (te helpen) de scheiding zo verantwoord mogelijk te laten verlopen. Zo wordt beschreven wat ouders moeten doen als ze besloten hebben uit elkaar te gaan en met welke reacties van de kinderen (inclusief baby's) ze rekening dienen te houden. Kortom: veel informatie, ook over woonsituaties van kinderen na scheiding en de contacten met de uitwonende ouder, meestal de vader. En natuurlijk over de risicofactoren en valkuilen, want wie deze kent, kan een hoop problemen (helpen) voorkomen. Risicofactor nummer één – het zal nog vaak herhaald worden – zijn ouderlijke conflicten. Ter afsluiting de bespreking van een boek dat laat zien hoe ex-partners ondanks alles toch samen goede ouders kunnen blijven.

4.1        Inleiding – 41

4.2        De periode rond de scheiding – 41

4.3        Gevolgen op korte en middellange termijn – 43

4.4        Gevolgen op lange termijn – 45

4.5        Belangrijkste risicofactoren – 46

4.6        Conflicten tussen ouders – 47

4.7        Valkuilen voor gescheiden ouders – 49

4.8        Kenmerken van en omgaan met conflicten – 50

4.9        Contact met de uitwonende ouder en de gevolgen voor kinderen – 52

4.10    Betekenis van vaders – 52

4.11    Contact met de uitwonende ouder en leeftijd van de kinderen – 54

4.12    Moedergezinnen, vadergezinnen en co-oudergezinnen – 57

4.13    Kinderen opvoeden in een stiefgezin – 60

4.14    SDQ (Vragenlijst Sterke Kanten en Moeilijkheden) – 63

4.15    Praktische consequenties – 64

4.16    Samenvatting – 66

## 4.1　Inleiding

Zoals in het vorige hoofdstuk al duidelijk werd, krijgen in Nederland per jaar ruim 70 duizend thuiswonende kinderen van 0 tot en met 21 jaar te maken met de scheiding van hun ouders. Maar wat betekent dat voor kinderen in de praktijk? Wat zijn de gevolgen voor jongens en meisjes, en voor kinderen van verschillende leeftijden? Maakt het wat uit of kinderen bij moeder of vader gaan wonen, of afwisselend bij een van hen? In dit hoofdstuk staan de ontwikkeling en de opvoeding van het gemiddelde scheidingskind centraal. Welke problemen komen vaak voor, wat zijn de belangrijkste risicofactoren en wat is daaraan te doen? Ernstige problemen treden gelukkig minder vaak op, maar verdienen wel de volle aandacht. Daarom komen deze in ▶ hoofdstuk 5 aan de orde.

Natuurlijk is het niet zo dat alle moeilijkheden van scheidingskinderen direct te maken hebben met de scheiding. Soms spelen genetische factoren een rol, of psychopathologie van de ouders. Maar op basis van een reeks onderzoeken in binnen- en buitenland moet worden geconcludeerd dat ouderlijke scheiding een zelfstandige bijdrage levert aan negatieve effecten voor kinderen. Die effecten worden sterker als er meer veranderingen bij komen, zoals oplaaiende ruzies tussen de ouders, een slecht functionerende thuisouder en financiële achteruitgang. Het gaat beter met de kinderen als de ouders in staat zijn na de scheiding redelijk te overleggen over de kinderen en als ineffectief ouderschap kan worden vermeden. Het meest gunstig is: weinig ouderlijke conflicten en een autoritatieve opvoeding. Dit laatste betekent vooral aandacht, warmte en liefde geven, maar ook structuur bieden en grenzen stellen.

In dit hoofdstuk bespreken we allereerst de belangrijkste problemen van scheidingskinderen. We maken een onderscheid tussen de periode rond de scheiding en de gevolgen op kortere en op langere termijn. Daarna komen de voornaamste risicofactoren aan de orde. Van belang voor het opvoeden na de scheiding is de vraag in welke gezinssituatie de kinderen gaan wonen. Bij moeder, bij vader of in een vorm van co-ouderschap? Wat verandert er als er een nieuwe partner bij moeder en/of vader intrekt? Centrale thema's in het scheidingsonderzoek zijn chronische ouderlijke conflicten en de kwaliteit van het ouderschap als ouders eenmaal apart wonen. In een aantal kaders geven we extra informatie over opvoedingsproblemen na de scheiding.

## 4.2　De periode rond de scheiding

Huwelijks- en relatieconflicten en scheiding hebben grote invloed op het functioneren als moeder en als vader. Er is minder aandacht voor de opvoeding en de ouder-kindrelatie staat onder druk. Meestal is dit niet voor een korte periode, want scheiden is een proces dat soms jaren duurt. Bovendien gaat aan de scheiding vaak een lange tijd van onzekerheid vooraf. Al meer dan twintig jaar geleden concludeerden Furstenberg en Cherlin (1991) in *Divided Families*, een overzichtsstudie over tientallen projecten, dat de belangrijkste risicofactoren voor scheidingskinderen de volgende zijn:

- een hoog conflictniveau tussen de ex-partners;
- een slecht functionerende ouder bij wie het kind woont.

**4**

Deze conclusie is in later onderzoek herhaaldelijk bevestigd. Ook is aangetoond dat er een duidelijk verband bestaat tussen veel ouderlijke conflicten en matig opvoedend handelen. Minder goed opvoedend handelen leidt weer tot meer problemen bij kinderen.

Veel ouders vragen zich af of zij voor de kinderen bij elkaar moeten blijven. Het antwoord is 'ja' als zij in staat zijn hun ruzies te beheersen. Kinderen functioneren het best in intacte gezinnen zonder al te veel conflicten. Misschien kunnen ouders die een scheiding overwegen, met enige steun van buitenaf hun gezin voortzetten, bijvoorbeeld met behulp van gesprekken in een Centrum voor Jeugd en Gezin of na een vorm van relatietherapie. Het antwoord is 'nee' als de sfeer niet meer te verbeteren is. Het is dan wel belangrijk dat de ruzies na de scheiding ophouden, anders schieten kinderen er niets mee op. Want of ouders nu wel of niet gescheiden zijn, voortdurende heftige ruzies tussen de ouders zijn destructief voor kinderen.

Zowel voor ouders als voor kinderen is de periode rond de scheiding moeilijk. De spanningen in het gezin zijn vaak voelbaar en de onzekerheid zorgt voor verdriet, boosheid en angst. Het valt voor veel ouders in die situatie niet mee om voldoende tijd en aandacht voor hun kinderen op te brengen. Toch is dat het beste wat zij kunnen doen.

---

**Kader 4.1 Wat moeten ouders doen als ze hebben besloten uit elkaar te gaan?**
*De kinderen samen vertellen dat ze gaan scheiden*
Veel ouders zien er natuurlijk tegenop om hun kinderen te vertellen dat ze uit elkaar gaan. Toch is dat belangrijk, omdat kinderen vaak al veel aanvoelen, bang worden en gaan fantaseren over de situatie. Als ouders het samen vertellen en benadrukken dat zij beiden van de kinderen blijven houden, geeft dat wat rust.

*Zo snel mogelijk een (familie)mediator inschakelen*
Er moet veel worden geregeld, veel worden verteld over wat er gaat gebeuren en veel worden verwerkt in een moeilijke periode voor het hele gezin. De deskundige hulp van een mediator kan diverse problemen voorkomen. Met haar of hem kan worden overlegd wat, wanneer en hoe iets moet gebeuren. Bovendien kan de mediator helpen om voorlopige afspraken te maken en hoe die uit te leggen aan de kinderen.

*De kinderen voorbereiden op veranderingen*
Het is beter dat kinderen van tevoren weten wat er staat te gebeuren. Voorspelbaarheid is belangrijk voor hun veiligheidsgevoel. Vader moet bijvoorbeeld niet plotseling vertrekken, maar samen met moeder vertellen wanneer hij weggaat – niet te lang, maar ook niet te kort voor het vertrek, afhankelijk van de leeftijd van het kind bijvoorbeeld een week van tevoren. Voor jonge kinderen is een paar dagen beter. Geef ook aan waar de kinderen de eerste periode zullen wonen of verblijven.

*Vertellen waarom moeder en vader uit elkaar gaan*
Kinderen begrijpen dat vaak niet en hebben schuldgevoelens en herenigingsfantasieën. Roep eventueel de hulp in van de mediator. Leg uit dat moeder en vader niet meer van elkaar houden, maar dat zij allebei altijd van de kinderen blijven houden. Duidelijke communicatie op het niveau van het kind kan veel problemen voorkomen of verzachten. Het is belangrijk dat de ouders elkaar in het bijzijn van de kinderen niet afvallen en zwartmaken.

*De school of opvang inlichten*
Als de kinderen op de hoogte zijn, moet ook de school of opvang worden ingelicht. Vaak denkt een kind de enige te zijn met ouders die uit elkaar gaan. Wat extra aandacht op school, steun en uitleg van de juf, zich kunnen uiten in een kringgesprek, kan hen helpen om zich minder uitzonderlijk te voelen.

*Een ouderschapsplan opstellen*
Ten slotte moeten ouders, als gevolg van de Wet bevordering voortgezet ouderschap en zorgvuldige scheiding uit 2009, een ouderschapsplan opstellen voordat zij formeel kunnen scheiden.

## 4.3    Gevolgen op korte en middellange termijn

De periode tijdens en direct na de scheiding is voor alle kinderen moeilijk. Vrijwel geen enkel kind wenst het uiteenvallen van het gezin in twee huishoudens. Soms verhuizen de kinderen met een van de ouders mee, soms blijven zij met een ouder in hetzelfde huis wonen. Met de ouder die niet meer in het gezin woont, is bijna altijd minder contact. Vaak is er minder contact met beide ouders, omdat deze erg in beslag worden genomen door hun eigen problemen en emoties. Daarbij komt dat er in de nieuwe gezinssituatie meestal minder financiële ruimte is. Dat kan allerlei gevolgen hebben voor kinderen, zoals minder geld voor kleding en vrijetijdsbesteding.

Gelukkig wordt de situatie voor de meeste kinderen na enige tijd weer beter. Op langere termijn gaat het met de meerderheid van de scheidingskinderen weer goed. Die meerderheid verschilt dan niet veel meer van kinderen in intacte gezinnen. Maar een flinke minderheid houdt problemen. Gemiddeld genomen hebben scheidingskinderen ongeveer tweemaal zoveel problemen als kinderen uit intacte gezinnen.

### ▪ Gevolgen op kortere termijn

Het sociaalwetenschappelijk onderzoek is meestal gericht op de gevolgen voor kinderen op kortere en middellange termijn. De Amerikaanse onderzoeker Amato (2010) heeft een samenvatting gegeven van een reeks van onderzoekingen uit een flink aantal verschillende landen. De belangrijkste negatieve uitkomsten voor kinderen zijn:

- meer externaliserende problemen, zoals agressief gedrag, vandalisme en – bij oudere kinderen – delinquent gedrag, en meer roken, blowen en drinken;
- meer internaliserende problemen, zoals depressieve gevoelens, gevoelens van angst en een laag zelfbeeld;
- problemen in vriendschapsrelaties;
- een zwakkere band met de ouders, vooral met de vader;
- problemen op school, zoals lagere cijfers, concentratieproblemen en spanningen in het contact met andere leerlingen.

Uit onderzoek van het CBS (2008) blijkt dat vooral jongeren uit eenoudergezinnen een stapje terug doen naar een lager schoolniveau. Ook concludeert het CBS (2013) dat kinderen van gescheiden ouders lager scoren op de Cito-toets. Bovendien blijkt dat kinderen uit eenoudergezinnen minder vaak kiezen voor een hoger schoolniveau. Dit zijn gevolgen die de gehele beroepsloopbaan beïnvloeden. Natuurlijk gaat het hierbij om gemiddelden: niet alle kinderen ervaren de negatieve gevolgen in dezelfde mate.

Ook in Vlaanderen blijkt een echtscheiding een negatief effect te hebben op de onderwijsuitkomsten van de kinderen. De schoolloopbaan van deze kinderen volgde opvallend vaker het 'watervalmodel', dan die van kinderen uit intacte gezinnen: zij moeten vaker een jaartje overdoen en afzakken naar een lagere onderwijsvorm. Zij stromen daardoor minder vaak door naar het hoger onderwijs en eindigen hun schoolloopbaan met een lager opleidingsniveau. Ook wanneer de onderzoekers rekening hielden met het opleidingsniveau van de ouders, bleek het negatieve effect van echtscheiding nog steeds te bestaan (Le Roy, Vanassche, Sodermans & Matthijs, 2011).

## Kader 4.2 Herenigingsfantasieën en andere reacties van kinderen

De manier waarop een kind reageert op de scheiding van zijn ouders verschilt per kind en per situatie, maar verdriet, boosheid en angst spelen altijd wel een rol. Soms komt daar opluchting bij, als de scheiding een einde maakt aan een onhoudbare toestand.

Veel kinderen voelen zich afgewezen, in de steek gelaten, eenzaam. Ze willen niet dat hun ouders uit elkaar gaan. Als dat toch gebeurt, fantaseren zij soms lange tijd dat moeder en vader weer bij elkaar komen. Om de kinderen te laten begrijpen dat het huwelijk echt voorbij is, staat de ouders verschillende dingen te doen. Zo moeten zij duidelijk maken dat de beslissing om uit elkaar te gaan, definitief is en dat de kinderen daar niets aan kunnen veranderen; dat mama en papa niet meer van elkaar houden, maar dat zij beiden wel altijd van de kinderen blijven houden; dat zij ook in de toekomst niet meer met elkaar hertrouwen. Het kan ook helpen onderscheid te maken tussen dingen van volwassenen en dingen van kinderen. Over trouwen en scheiden beslissen kinderen niet. Kinderen hebben wel (mede)zeggenschap als het gaat om hun vriendjes, hun huiswerk en hun sporten.

Natuurlijk kan het voor ouders erg pijnlijk zijn om over deze zaken te praten met hun kinderen, zeker als een van beiden eigenlijk niet wil scheiden. Eventueel kunnen ze de hulp inroepen van een derde om bij het gesprek aanwezig te zijn.

*Problemen voorkomen*

Ouders moeten ook rekening houden met de mogelijkheid van loyaliteitsproblemen bij hun kinderen (zie ▶ par. 5.4). Het kan lastig zijn daarachter te komen, omdat de meeste kinderen niet zo praten over hun gevoelens. Dat ze het moeilijk hebben, is vaak op school te merken aan veranderd gedrag: stil en teruggetrokken of juist extra druk en lastig. Hoe jonger het kind, hoe meer het zich via het gedrag zal uiten (zie ook ▶ kader 4.3). Eet- en slaapproblemen, buikpijn of misselijkheid zijn bekende reacties bij peuters en kleuters. Maar ook een terugval in ontwikkeling komt voor, zoals opnieuw gaan bedplassen of duimzuigen en klampend gedrag vertonen door verlatingsangst. Als de ene ouder 'zomaar' vertrekt, doet de andere dat misschien ook! Jonge kinderen kunnen zich dus onveilig gaan voelen. Daarnaast denken ze vaak dat de scheiding hun schuld is en dat ze die dus ook weer ongedaan kunnen maken, bijvoorbeeld door extra lief te zijn. Dat geldt eveneens voor jongere basisschoolleerlingen, die vooral hun verdriet laten zien. Als de kinderen ouder zijn, kunnen gevoelens van boosheid overheersen.

Ook pubers kunnen flink van streek zijn, hoewel ze beter dan jongere kinderen begrijpen wat een scheiding inhoudt. Het lastige is dat ze in een fase zitten waarin ze zich los gaan maken van thuis. Ze twijfelen over wat hun nu te doen staat. Sommige pubers zoeken afleiding buitenshuis, andere nemen juist taken van de afwezige ouder over. Daardoor kunnen ze zelfstandiger en weerbaarder worden, maar er moet wel genoeg ruimte overblijven voor hun eigen ontwikkeling en behoeften. Ook is het essentieel dat ze waardering krijgen voor hun inspanningen.

*Bron: Ministerie van Volksgezondheid, Welzijn en Sport (2009).*

## 4.4 Gevolgen op lange termijn

De gevolgen van scheiding voor kinderen duren vaak tot in de volwassenheid, zo hebben verschillende onderzoekers duidelijk aangetoond (Amato, 2006; Dykstra, 2000). De belangrijkste langetermijngevolgen zijn:

- een lager eindniveau van de opleiding;
- minder inkomen;
- een groter risico op depressie, inclusief een groter beroep op de hulpverlening;
- een zwakkere band met de ouders;
- een groter eigen scheidingsrisico.

De kans op een eigen echtscheiding is voor scheidingskinderen ongeveer tweemaal zo groot en als beide partners gescheiden ouders hebben, driemaal zo groot. Dit verschijnsel doet zich in de gehele westelijke wereld voor. De belangrijkste verklaring is dat scheidingskinderen geen goed voorbeeld hebben van een stabiele ouderlijke relatie. Ook hebben zij meestal minder van hun ouders geleerd hoe je problemen kunt oplossen.

Opvallend is dat het effect van de ouderlijke scheiding op eigen scheiding varieert met het niveau van echtscheiding in een land of in een bepaalde tijdsperiode: hoe hoger het echtscheidingsniveau in een land of in een periode, hoe kleiner het effect (Dronkers & Harkonen, 2008). Een verklaring hiervoor is het geringere algemene commitment met huwelijkstrouw in landen of perioden met hogere scheidingsniveaus. De voorbeeldfunctie van het ouderlijk huwelijk is in die scheidingslanden dan minder sterk en het ontbreken van zo'n voorbeeld heeft minder invloed.

Vaak wordt de vraag gesteld of er mogelijk ook genetische factoren in het spel zijn. Daarover is het laatste woord nog niet gezegd omdat onderzoek in dit verband erg moeilijk is. Interessant is het werk van D'Onofrio en collega's (2007) en hun zogenoemde *children of twins*-design. Hierbij wordt gekeken naar het risico op scheiding bij de kinderen van tweelingen, van wie één tweelinghelft is gescheiden en één niet. De uitkomsten laten zien dat het verband tussen echtscheiding van ouders en echtscheiding bij kinderen voor ongeveer twee derde wordt verklaard door een direct effect van echtscheiding en voor ongeveer een derde door andere factoren, zoals genetische, al dan niet in samenhang met omgevingsfactoren.

**4**

◘ **Tabel 4.1**    De samenhang tussen kenmerken ouders en enkele problemen van scheidingskinderen in 2013 (associatiematen tussen −1 en +1, n=432) (bron: S&G 2013).

|  | Ruzie ouders | Band moeder | Band vader | Contact vader |
|---|---|---|---|---|
| **Problemen van kinderen:** |  |  |  |  |
| negatief welbevinden | +,25 | −,17 | −,12 | * |
| slechte schoolprestaties | +,14 | −,12 | * | * |
| agressief gedrag | +,15 | −,18 | * | * |
| depressieve gevoelens | +,31 | −,16 | * | * |

\* = statistisch niet significant.
Een (significante) samenhang >+.10 of < −.10 wordt meestal relevant gevonden.

Veel ouders zijn zich niet of nauwelijks bewust van alle mogelijke gevolgen van scheiding voor hun kinderen. Tegelijkertijd hebben alle ouders wel het beste met hun kinderen voor. Kennis van deze gevolgen kan een eerste stap zijn om de mogelijke nadelige effecten te verzachten.

## 4.5    Belangrijkste risicofactoren

De twee belangrijkste risicofactoren die uit de onderzoeksliteratuur naar voren komen, zijn de mate van ouderlijke ruzie en de band met de, liefst stabiele, inwonende ouder (meestal de moeder) (Amato, 2010; Furstenberg & Cherlin, 1991). Het aantal bijkomende veranderingen voor kinderen, inclusief de financiële achteruitgang, is een andere risicofactor. Scheidingskinderen hebben na die onzekere scheidingsperiode behoefte aan continuïteit.

Er is ook veel geschreven over de betekenis voor het kind van de mate van contact met de uitwonende ouder, meestal dus de vader. Recent onderzoek laat zien dat voor het welbevinden van kinderen niet zozeer de frequentie van het contact met de uitwonende ouder belangrijk is, als wel de band tussen kind en uitwonende ouder (Van der Valk, 2013). Een veel gestelde vraag is wat tegenwoordig in Nederland de belangrijkste risicofactor is. In het onderzoek *Scholieren en Gezinnen* hebben we dat in 2013 uitgezocht met behulp van een regressieanalyse. In ◘ tabel 4.1 staan de uitkomsten vermeld.

Die bevestigen wat sinds 1991 herhaaldelijk is aangetoond: ouderlijke ruzie is de belangrijkste negatieve factor voor scheidingskinderen. Een goede band met de moeder (meestal de inwonende ouder) is de belangrijkste positieve factor. De frequentie van het contact met de vader (meestal de uitwonende ouder) hangt nauwelijks samen met de problemen van kinderen, de band met die ouder wel enigszins. Niet in de tabel opgenomen, maar wel vaak genoemd in de literatuur is het negatieve effect van veel veranderingen, inclusief een financiële achteruitgang.

Het ontbreken van de belangrijkste risicofactoren kan uiteraard positief worden genoemd en verkleint de kans op problemen. Er zijn echter ook andere positieve factoren die de kans op problemen rond (echt)scheiding kunnen verminderen: humor van de ouders, onderlinge genegenheid, interesse voor de kinderen, geen geruzie of kwaad spreken in het bijzijn van de kinderen en een positieve communicatie tussen de ouders.

■ **Gezinstype en risicofactoren**

In ◘ tabel 4.1 gaat het om alle scheidingskinderen uit het onderzoek van 2013 (432). De meeste kinderen wonen in een moedergezin (287), 116 kinderen wonen in twee gezinnen (co-oudersituatie) en 29 kinderen wonen in een vadergezin. Als we alleen kijken naar de kinderen die in moedergezinnen wonen, dan zijn de cijfers vergelijkbaar met die uit ◘ tabel 4.1, die over alle scheidingskinderen gaat. Voor de kinderen in co-oudergezinnen geldt dat hun ouders gemiddeld minder ruzie maken, maar als zij dat doen, is ruzie verreweg de belangrijkste negatieve factor. Er wonen te weinig kinderen in vadergezinnen om betrouwbare conclusies te kunnen trekken over het relatieve belang van de verschillende risicofactoren.

Gelukkig ervaren lang niet alle scheidingskinderen een of meer van de in de ▶ par. 4.3 en ▶ par. 4.4 genoemde negatieve gevolgen. Een flinke groep kinderen doet dat echter wel en soms in sterke mate. Dat zijn dus vooral degenen die hevige en chronische ouderlijke conflicten meemaken en mede daardoor opgroeien in een ongunstig opvoedingsklimaat. Kinderen die na een conflictueuze scheiding in rustiger vaarwater terechtkomen, gaan er soms duidelijk op vooruit.

Andere risicofactoren die uit onderzoek naar voren komen, dus behalve de ouderlijke ruzie en een slechte band met de inwonende ouder, zijn het niet-nakomen van afspraken tussen moeder en vader en financiële achteruitgang. Het wonen in een moedergezin betekent voor de meeste kinderen ook een flinke financiële aderlating. Zo becijferde Bouman (2004) dat moedergezinnen er na scheiding ongeveer 21% op achteruitgaan. Voor vadergezinnen – vaak zonder inwonende kinderen – is dit cijfer daarentegen zelfs positief. Breivik en Olweus (2006b) concludeerden dat Noorse kinderen meer nadelen ondervonden van de *relatieve* achteruitgang van het inkomen na de scheiding dan van het *absolute* lage inkomensniveau. Ook voor de jongeren uit het onderzoek *Scholieren en Gezinnen* geldt dat er een duidelijk verband is tussen 'minder geld te besteden' en 'wonen in een moedergezin'. Als er een stiefouder in het eenoudergezin komt wonen, wordt de financiële situatie meestal beter.

## 4.6 Conflicten tussen ouders

Er is veel onderzoek gedaan naar de rol van ouderlijke conflicten bij de problemen van kinderen. Van der Valk (2004) schreef een proefschrift over ouderlijke conflicten, scheiding en de gevolgen voor het welbevinden van adolescenten. Niet alleen het opgroeien in een gezin na scheiding, maar ook het opgroeien in een gezin met een lage huwelijkskwaliteit blijkt een sterk negatief effect te hebben op het welbevinden van kinderen. Problemen in de ouderlijke relatie werken vaak door in de opvoeding en in de verhouding tussen ouders en kinderen. Dit komt in de eerste plaats doordat ouders andere dingen aan hun hoofd hebben dan opvoeden. Maar ook door het feit dat na scheiding minder

■ **Tabel 4.2**    De score op welbevinden en problemen (schalen getransformeerd van 1-10) van kinderen met niet-gescheiden en gescheiden ouders die relatief weinig en veel ruzie hebben (n=2259, S&G 2013).

|  | niet-gescheiden ouders met: | | gescheiden ouders met: | |
|---|---|---|---|---|
|  | weinig ruzie (n=1770) | veel ruzie (n=105) | weinig ruzie (n=274) | veel ruzie (n=110) |
| welbevinden kind[1]** | 8,0 | 6,4 | 7,7 | 7,0 |
| welbevinden moeder[1]** | 7,7 | 6,0 | 7,3 | 6,8 |
| welbevinden vader[1]** | 7,8 | 6,4 | 7,4 | 6,6 |
| schoolcijfers kind[1]** | 6,8 | 6,3 | 6,4 | 6,0 |
| agressie kind[2]* | 5,7 | 6,1 | 5,6 | 5,9 |
| angst kind[2]** | 6,0 | 8,5 | 6,2 | 7,2 |
| depressie kind[2]** | 6,9 | 9,0 | 7,2 | 8,7 |

1: hoge score is positief; 2: hoge score is negatief;
* p<.05, **p<.01.

overdracht van opvattingen blijkt plaats te vinden tussen ouder en kind dan in intacte gezinnen.

Glenn en Marquardt (2006) stelden zich de vraag of een 'goede' scheiding inderdaad positief is voor scheidingskinderen, zoals in het maatschappelijk debat soms wordt beweerd. Uit hun onderzoek blijkt dat dit niet het geval is. Ook hier weer komt naar voren dat kinderen het beste af zijn in een intact gezin met een goed ouderlijk huwelijk. Wel zijn 'goede' scheidingen duidelijk minder slecht voor kinderen dan 'slechte' scheidingen. Slechte scheidingen worden daarbij ruim gedefinieerd: niet alleen de mate van conflicten, maar ook zaken als ontvoeringsdreiging en grote opvoedingsverschillen worden eronder gerangschikt. Voor kinderen zijn de meeste scheidingen echter niet 'goed'. Voor een paar uitkomsten maakt het weinig uit of een scheiding goed of slecht was: het bereikte opleidingsniveau en het succes in het eigen huwelijk verschillen niet voor goede of slechte scheidingen. De cijfers liggen overigens wel lager dan bij kinderen van niet-gescheiden ouders.

Sobolewski en Amato (2006) onderzochten of een band met twee ouders altijd beter is voor kinderen dan een band met één ouder. Dat bleek niet zo te zijn: voor kinderen van gescheiden ouders met veel conflicten maakt het weinig uit of ze met één of twee ouders een goede band hebben. Wederom wordt bevestigd dat kinderen het beste af zijn met twee niet-gescheiden ouders die leven met weinig conflicten. Ouderlijke conflicten in intacte gezinnen hangen ook significant samen met zwakkere banden van de kinderen met beide ouders. In ■ tabel 4.2 is een overzicht te vinden van de effecten van het verschil tussen weinig en veel ouderlijke ruzie in twee gezinstypen. De niet-gescheiden ouders zijn zowel 'formeel getrouwd' als 'samenwonend', de gescheiden ouders zijn zowel na een huwelijk als na samenwonen uit elkaar (voor de exacte cijfers zie ▶ tabel 3.6). De ernst en intensiteit van ouderlijke ruzies is gemeten aan de hand van vijf vragen van de *Children's*

*Perception of Interparental Conflict Scale* (SCIP) van Grych en Fincham (2001). De score op deze schaal loopt van 5 (heel weinig ruzie) tot en met 25 (heel veel ruzie). Een score tot en met 14 wordt in ◘ tabel 4.2 'weinig ruzie' genoemd en een score van 15 en hoger betekent 'veel ruzie'.

◘ Tabel 4.2 laat duidelijk het negatieve effect van veel ruzies zien, meer nog in intacte gezinnen dan in gescheiden gezinnen. Veel ruzie in intacte gezinnen is voor kinderen waarschijnlijk nog nadeliger omdat zij dan middenin de ruzies zitten. Naar verhouding zijn er evenwel veel minder intacte gezinnen met veel ruzie dan scheidingsgezinnen met veel ruzie. Wat verder opvalt, is dat de situatie voor kinderen verbetert als de ruzies na de scheiding ophouden.

## 4.7 Valkuilen voor gescheiden ouders

Gescheiden ouders vinden een aantal valkuilen op hun pad. Met het oog op de kinderen is het belangrijk die te vermijden, maar dan moeten de ouders wel weten welke het zijn. Daarom zetten we hier de belangrijkste valkuilen op een rijtje.

- **Ruziemaken als de kinderen in de buurt zijn**
Heftige ruzie tussen ouders is voor kinderen beangstigend en schadelijk. Ze voelen zich er onveilig door en hun vertrouwen in de ouders krijgt een knauw. Ouders moeten het goede voorbeeld geven en doen dat niet met ruziemaken. Het is belangrijk dat zij ruzies proberen te vermijden als de kinderen binnen gehoorsafstand zijn.

- **Aan de kinderen trekken**
Gescheiden ouders zetten hun kinderen soms (ook onbedoeld) onder druk. Die kunnen daardoor het gevoel krijgen tussen hun vader en moeder te moeten kiezen. Partij kiezen voor de één betekent echter ontrouw zijn aan de ander. Dat is onverdraaglijk voor kinderen en kan tot (ernstige) loyaliteitsconflicten leiden. Ouders kunnen problemen voorkomen als zij hun kinderen toestaan van beide ouders te houden.

- **Kwaadspreken over de andere ouder**
Kinderen kunnen er niet tegen als hun ouders negatief over elkaar praten of als anderen dat doen. Een kind ervaart de kritiek op een ouder al gauw als kritiek op zichzelf en voelt zich daardoor afgewezen. Afkeuring kan ook loyaliteitsproblemen veroorzaken (dus ervoor zorgen dat een kind het gevoel heeft voor een van beide ouders te moeten kiezen). Ouders doen er goed aan ten minste neutraal over de andere ouder te spreken en ervoor te zorgen dat anderen dat ook doen als het kind erbij is.

- **Kinderen als steun en toeverlaat zien**
Kinderen zijn vaak heel behulpzaam als zij zien dat hun ouders het moeilijk hebben. Ze verdienen daar waardering voor. Maar ouders moeten ook opletten dat kinderen niet alleen maar helpen, want dat kan ten koste van hun ontwikkeling gaan. Ouders moeten ook niet toegeven aan de verleiding hun volwassen problemen aan de kinderen toe te

vertrouwen. Ze kunnen beter een uitlaatklep of steun bij familie of vrienden zoeken of zo nodig professionele hulp inschakelen.

■  **Kinderen als boodschapper inzetten of als machtsmiddel gebruiken**
Het is belangrijk dat ouders hun kinderen buiten hun onderlinge kwesties houden. Kinderen uithoren over de situatie bij de andere ouder thuis, is ook uit den boze, net als een kind vragen boodschappen aan de andere ouder door te geven. Dat is belastend en kan ervoor zorgen dat het kind het (beklemmende) gevoel krijgt voor een van beide ouders te moeten kiezen. Het verdient de voorkeur dat ouders rechtstreeks contact zoeken met elkaar als ze iets moeten doorgeven of bespreken. Een kind als machtsmiddel gebruiken ('als je niet doet wat ik vraag, krijg je je kind niet meer te zien') is onder alle omstandigheden verwerpelijk.

■  **Te veel toegeven door schuldgevoelens**
Gescheiden ouders voelen zich vaak schuldig over 'wat zij de kinderen hebben aangedaan'. Dat kan tot te grote toegeeflijkheid en verwennerij leiden. Het is van belang dat ouders ondanks alles duidelijke grenzen blijven stellen (dus soms ook nee zeggen). Daar voelen kinderen zich veilig bij.
*Bron: Ministerie van Volksgezondheid, Welzijn en Sport (2009).*

## 4.8    Kenmerken van en omgaan met conflicten

Het is duidelijk dat veel en langdurige blootstelling aan ouderlijke conflicten negatief is voor kinderen. Er is echter ook veel onderzoek gedaan naar de effecten van diverse kenmerken van conflicten. De inhoud, intensiteit, aard en frequentie van conflicten zijn van belang voor kinderen, maar ook de manieren van oplossen die de ouders wel of niet hanteren. Goeke-Morey en collega's (2007) rapporteren over vijf manieren voor ouders om conflicten op te lossen en over de gevolgen daarvan voor kinderen. Duidelijk blijkt dat een positieve manier van conflicten oplossen, zoals het vinden van een compromis, gunstig is voor het welbevinden van kinderen. In scheidingsgezinnen komen echter nogal eens negatieve manieren voor: de ene ouder hanteert bijvoorbeeld een aanvallende oplossingsstijl en de ander een vermijdende. Als kinderen een van deze negatieve stijlen overnemen, ervaren zij vaker een lager welbevinden. Ook belangrijk voor kinderen is de vraag of zij de ouderlijke conflicten als bedreigend ervaren en in hoeverre zij met de conflicten kunnen omgaan.

■  **Kinderen en conflicten**
In het onderzoek S&G is gemeten of kinderen zich erbij betrokken voelen als ouders ruzie maken met behulp van een meetinstrument met 4 items (voorbeeld: 'Ik heb het gevoel dat ik de kant van mijn vader of moeder moet kiezen wanneer zij ruzie hebben.') Uit ▢ tabel 4.3 blijkt dat het veel beter met kinderen gaat wanneer zij niet bij de ruzies van hun ouders worden betrokken.

■ **Tabel 4.3** Betrokken voelen bij ruzies van hun ouders door scheidingskinderen van 12-16 jaar en hun welbevinden en depressieve gevoelens (n=414) (bron: S&G 2013).

|  | Welbevinden (1–10)* | Depressieve gevoelens (1–10)* |
|---|---|---|
| Mate van betrokken voelen bij ruzie ouders: |  |  |
| niet | 7,8 | 5,7 |
| een beetje | 7,9 | 6,0 |
| matig | 7,7 | 6,5 |
| sterk | 7,3 | 7,2 |
| heel sterk | 6,9 | 8,3 |
| * p<.01 |  |  |

## Kader 4.3 Let bij scheiding ook op de allerjongsten

De grootmoeder vertelde over de scheiding van haar zoon en hoe naar het was voor de kinderen. Alleen de jongste – nog een baby eigenlijk – merkte er natuurlijk niets van …

'Een fabeltje', schrijft Liesbeth Groenhuijsen, orthopedagoog en GZ-psycholoog in het tijdschrift VROEG (Groenhuijsen, 2007). 'Juist voor heel jonge kinderen die nog geen woorden of andere verwerkingsmogelijkheden hebben, geldt dat ze op het meest basale niveau mee-resoneren op de emoties van de ouders.' Bij gebrek aan taalvermogen gaan baby's en peuters dan via hun lichaam of hun gedrag 'spreken'. Dat is te merken aan verschijnselen als slecht slapen, slecht eten, buikpijn, hoofdpijn. Of aan stil en teruggetrokken of juist druk en lastig gedrag.

Ontwikkelingspsycholoog Sylvia Nossent (Stichting Babywerk, ► www.babywerk.nl), is dezelfde mening toegedaan. In een vraaggesprek in 2009 zegt zij: 'Net of de baby niets merkt van alle spanningen.' In de samenleving is er volgens haar nog niet veel besef van de (grote) invloed van echtscheiding op heel jonge kinderen. Niet alleen scheidende ouders, maar ook allerlei anderen, zoals familie of bemiddelaars, gaan vrij gemakkelijk aan de gevoelens van de allerjongsten voorbij, aldus Nossent. Ouders die in een scheiding verwikkeld zijn, hebben van alles aan hun hoofd. Ook spelen er diverse ingewikkelde emotionele processen waarmee ze worstelen. Dat ouders hierdoor erg in beslag worden genomen, ligt volgens Nossent voor de hand. Een baby weet weliswaar niet wat er speelt, maar merkt dat de ouders 'afwezig' zijn, niet altijd even adequaat en alert reageren. Met andere woorden: de kans is groot dat de ouders in dergelijke omstandigheden minder goed afgestemd zijn op de behoeften van hun kind. Daar komt bij, aldus Nossent, dat spanningen tussen ouders onderling voor de baby voelbaar zijn. Babyhersenen zijn heel ontvankelijk voor emotionele communicatie in hun omgeving: zij voelen gemakkelijk mee met de ander. Daarmee worden de problemen van hun ouders al snel ook 'hun problemen'. Baby's reageren hier verschillend op: naast veel huilen, slecht slapen en eten, kunnen ze zich ook gaan terugtrekken uit het contact, stilletjes worden. Of ze gaan juist proberen zo snel mogelijk van alles zelf op te lossen. Nossent noemt als voorbeelden 'zelf de fles vasthouden of erg vroeg beginnen met lopen'.

Groenhuijsen wijst er in *VROEG* nog op dat een scheiding van de ouders ook voor het jonge kind een ingrijpende verlieservaring inhoudt. Het verliest niet alleen een hechtingsfiguur, maar ook zijn veilige basis. De wereld zoals het die kent en die het houvast biedt bij zijn ontwikkeling – 'met papa en mama als onmisbare en constante ingrediënten' – gaat met de scheiding verloren.

## 4.9    Contact met de uitwonende ouder en de gevolgen voor kinderen

Het contact met de uitwonende ouder, meestal de vader, is een belangrijk thema in de wetgeving, het scheidingsonderzoek en in de scheidingspraktijk. Al decennialang strijden gescheiden vaders voor meer contact met hun kinderen na de scheiding. Het uitgangspunt 'partners scheiden, maar ouders niet' is in Nederland neergelegd in de wetswijziging van 1998. Daarin staat dat het gezamenlijk ouderlijk gezag over de kinderen na de scheiding blijft bestaan. In de wet van 2009 is dit bekrachtigd door te spreken van 'gelijkwaardige verzorging en opvoeding door beide ouders'. Ook onderzoekers gingen er tot ver in de jaren tachtig zonder meer van uit dat contact tussen de uitwonende ouder en de kinderen per definitie goed is. Daarna publiceerden diverse onderzoekers in de Verenigde Staten tegenstrijdige uitkomsten over het belang van het kind bij contact met de uitwonende ouder, vooral in samenhang met de mate van conflict (Amato & Gilbreth, 1999; King, 2006b). Als er relatief weinig ouderlijk conflict is, dan is contact positief voor het kind. Is er veel conflict, dan werkt contact negatief. King concludeerde in 1994 al dat er in haar studie geen enkel significant verband bestond tussen de bezoekregeling en de (talrijke) onderzochte kindkenmerken. Amato en Gilbreth (1999) hadden ook geen verband gevonden tussen de contactfrequentie en het welbevinden van kinderen. King en Heard (1999) preciseerden deze conclusie door te stellen dat dit verband mede afhangt van de tevredenheid van de moeder over de regeling; als moeders tevreden zijn over de bezoekregeling tussen kind en vader, dan gaat het goed met de kinderen. Booth en collega's (2006) concludeerden dat voor het handhaven van een goede relatie met de uitwonende vader na scheiding, een intensieve band tussen inwonende moeder en kind van groot belang is.

■  **Onderzoek 2013**
In S&G 2013 is opnieuw onderzocht wat de samenhang is tussen de mate van contact met de uitwonende vader en het welbevinden en de mate van depressieve gevoelens van scholieren (n=269). Er blijken slechts kleine, niet-significante verschillen te bestaan. Kinderen zonder contact scoren niet lager op de mate van welbevinden en nauwelijks hoger op de mate van problemen dan kinderen met veel contact, zie ◘ tabel 4.4.

## 4.10    Betekenis van vaders

Wat kan de verklaring zijn voor het feit dat de mate van contact met de uitwonende ouder (meestal vader) niet zo belangrijk is voor het welbevinden van het kind? Lamb (2010) vermeldt immers in zijn handboek over de rol van de vader in de ontwikkeling van kin-

◻ **Tabel 4.4**  Mate van contact van de scheidingskinderen van 12-16 jaar met hun uitwonende vader en hun welbevinden, schoolcijfers en mate van agressief gedrag en depressieve gevoelens (schalen 1–10, n=269) (bron: S&G 2013).

| | Welbevinden[1] | Schoolcijfers[1] | Agressief gedrag[2] | Depressieve gevoelens[2] |
|---|---|---|---|---|
| Mate van contact met uitwonende vader: | | | | |
| helemaal niet | 7,3 | 6,5 | 5,6 | 7,4 |
| paar keer per jaar | 7,5 | 6,9 | 5,1 | 6,8 |
| 1 keer per jaar | 7,0 | 6,6 | 5,5 | 7,6 |
| paar keer per maand | 7,2 | 6,6 | 5,5 | 7,1 |
| 1 keer per week | 7,7 | 6,8 | 5,4 | 6,7 |
| meerdere keren per week | 7,4 | 6,9 | 5,2 | 6,6 |
| 1: hoge score is positief; 2: hoge score is negatief | | | | |

deren dat in tweeoudergezinnen zowel moeder als vader een belangrijke rol vervult in de gezonde ontwikkeling van hun kinderen. Kort samengevat: twee tevreden ouders zijn het beste voor het kind. Hoe komt het dan dat, volgens veel onderzoek, de rol van de uitwonende ouder na de scheiding niet meer zo belangrijk voor kinderen is? Hetherington en Stanley-Hagan (1997) betogen dat er belangrijke factoren zijn die de rol van de vader naar de achtergrond schuiven. Ernstige conflicten tussen de ouders *overrulen* de positieve betekenis van de vader. Als de exen hun conflicten kunnen beheersen en de vader het kind warmte kan geven en grenzen kan stellen, dan werkt contact positief.

- **Band met vader**
Het is belangrijk onderscheid te maken in de mate van contact tussen kind en vader en de sterkte van de band die zij samen hebben. In het onderzoek S&G zijn beide factoren gemeten. Dan blijkt duidelijk dat er geen significante samenhang is tussen verschillende problemen van kinderen en de frequentie van het contact met vader (zie ◻ tabel 4.4). Wel van enig belang blijkt de band die met vader is opgebouwd: als de band tussen kind en vader sterker is, hebben kinderen gemiddeld iets minder problemen. Dit laatste lijkt logisch, maar ook tegenstrijdig met het ontbreken van het verband tussen contactfrequentie en welbevinden. Het blijkt dat de samenhang tussen de mate van contact en de sterkte van de band niet zo groot is. Dat betekent dus dat vaders met veel contact niet automatisch een sterke band hebben, en omgekeerd: dat vaders met weinig contact niet vanzelfsprekend een zwakke band hebben met hun kinderen. Ongetwijfeld heeft dit ook te maken met het feit dat de sterkte van de band tussen vader en kind in intacte gezinnen erg kan verschillen. Lang niet alle vaders in intacte gezinnen en dus ook lang niet alle vaders vóór de scheiding, hebben een sterke band met hun kinderen. Gemiddeld genomen hebben kinderen in onze cultuur een sterkere band met hun moeder dan met hun vader.

Belangrijk is verder of een gescheiden vader in staat is tot autoritatief ouderschap. Dat wil zeggen: geen pretvader zijn, maar een ouder die in staat is liefde te geven én grenzen te stellen. Positief voor het uitoefenen van vaderschap na scheiding zijn bovendien: stimulering door de inwonende moeder, weinig ouderlijke conflicten, weinig afzeggingen van afspraken, een betrokken (uitwonende) ouder en een diversiteit aan activiteiten tijdens het bezoek (Struss e.a., 2001).

Vaderbinding is dus een beschermende factor tegen negatieve effecten van echtscheiding, maar dan moet die band wel vóór de echtscheiding zijn opgebouwd. Het onderzoek S&G laat zien dat vaders in intacte gezinnen, die gemiddeld twee uur per dag aan hun kinderen besteden, meestal een goede band met hun kinderen ontwikkelen. Doen zij dit minder, dan is de band vaak zwakker. Meer dan twee uur maakt nauwelijks verschil – twee uur per dag is dus kennelijk genoeg (zie ook ▶ par. 6.9).

---

**Kader 4.4 Waarom Daan niet meer bij zijn vader wilde slapen**

Daan is 5 jaar oud. Hij woont bij zijn moeder en slaapt één keer per week bij zijn vader, die hem de volgende morgen naar school brengt. Die regeling loopt goed. Dan wil Daan ineens niet meer bij zijn vader blijven slapen. Zijn moeder denkt te weten waarom. Vader doet volgens haar geen leuke dingen met zijn zoon. Ook heeft hij Daans kamer in zijn nieuwe huis niet gezellig gemaakt. De jongen heeft het vast niet naar zijn zin bij hem. Moeder wil een eind maken aan het wekelijkse nachtje slapen.

Vader protesteert: hij heeft weliswaar ook gemerkt dat er iets was, maar denkt dat het wel zal overgaan. Hij en Daan hebben het fijn samen. Ze gaan vaak naar het zwembad en Daan mag zijn kamer versieren met zijn tekeningen. Dat vindt hij leuk.

De ouders besluiten hulp te zoeken om te bepalen wat voor Daan de beste oplossing is. Ze schakelen via de huisarts een pedagoog in, die met Daan een gesprek heeft. Dat maakt alles duidelijk. De jongen blijkt bang te zijn voor een kapstok op de gang. Er hangt een jas aan en 's nachts lijkt het alsof daar iemand staat. Daan moet erlangs als hij naar de wc wil en dat durft hij niet.

Daan had zijn vader niets verteld van zijn angst. Hij wilde hem niet kwetsen, omdat hij zo trots was op zijn nieuwe huis. De kapstok is weggehaald en Daan slaapt weer bij zijn vader.

*Bron: Ministerie van Volksgezondheid, Welzijn en Sport (2009).*

---

## 4.11    Contact met de uitwonende ouder en leeftijd van de kinderen

Staub en Felder (2006) verrichtten longitudinaal onderzoek met drie metingen onder 1372 adolescenten uit intacte gezinnen en 478 adolescenten uit gescheiden gezinnen. Duidelijk werd dat hoe jonger het kind was tijdens de scheiding, hoe minder contact het met de vader had na de scheiding en hoe slechter de relatie met hem was. Maar ook de band met de moeder werd na de scheiding wat minder. Naast de leeftijd tijdens de scheiding noemden de auteurs als andere risicofactoren voor verminderd contact met de vader: de mate van conflict tussen de ouders en de komst van een nieuwe partner van vader. Het is belangrijk om de nieuwe partner van vader te betrekken in pogingen het contact tussen vader en kind te behouden of te versterken.

**▣ Tabel 4.5**   Contact met hun uitwonende vader van scheidingskinderen in moedergezinnen uitge-splitst naar leeftijd tijdens de scheiding (n = 269, p<.01)(bron: S&G 2013).

|  | Leeftijd tijdens de scheiding: | | |
|---|---|---|---|
|  | 0 t/m 4 | 5 t/m 9 | 10 t/m 14 |
| Contact met vader (%): | | | |
| helemaal niet | 26 | 9 | 8 |
| paar keer per jaar | 11 | 7 | 6 |
| 1 keer per maand | 16 | 14 | 14 |
| 2 of 3 keer per maand | 18 | 12 | 18 |
| 1 keer per week | 12 | 26 | 19 |
| meerdere keren per week | 17 | 32 | 35 |
| Totaal | 100 = 108 | 100 = 90 | 100 − 71 |

Leon (2003) hield zich bezig met de risico- en beschermende factoren bij scheiding voor jonge kinderen. Belangrijk is de opvoedkwaliteit van de inwonende ouder, meestal de moeder. Ook hier is de frequentie van het contact met de uitwonende ouder minder be-langrijk. Overnachtingen bij de uitwonende ouder pakken voor jonge kinderen niet altijd onverdeeld gunstig uit. Jonge kinderen kunnen niet te lang weg bij de inwonende ouder, zeker niet als er veel conflicten tussen de exen zijn. King (2006b) concludeert eveneens dat inwonende ouders (lees: moeders) belangrijker zijn voor de ontwikkeling van scheidings-kinderen dan uitwonende ouders (lees: vaders). Maar als ouders in staat zijn om goede afspraken te maken over de kinderen en autoritatief kunnen opvoeden, is een goede band met de (uitwonende) vader positief voor de adolescenten uit haar onderzoek. Overigens is een goede band met een eventuele stiefvader dat zeker ook.

▪ **Nieuwe gegevens**

Ook in de meting 2013 van het onderzoek S&G hebben we gekeken naar de samenhang tussen contact met de uitwonende ouder en enkele relevante variabelen. We hebben ons beperkt tot de moedergezinnen. In co-oudergezinnen hebben kinderen immers vanzelf-sprekend frequent contact met beide ouders en het aantal kinderen in vadergezinnen is te klein om betrouwbare conclusies op te baseren. Het blijkt dat er voor kinderen in moe-dergezinnen geen belangrijke verschillen zijn in de mate van contact met de uitwonende vader tussen jongens en meisjes. Kinderen van 12 en 13 jaar hebben iets meer contact dan oudere kinderen. Groter zijn de verschillen als we kijken naar de leeftijd van de kinderen tijdens de scheiding en het aantal jaren dat de scheiding geleden is (zie ▣ tabel 4.5 en ▣ tabel 4.6).

Deze tabellen laten zien dat zowel de leeftijd van het kind tijdens de scheiding als het aantal jaren dat de scheiding geleden is, samenhangen met de mate van contact met de uitwonende vader. Als kinderen nog erg jong zijn tijdens de scheiding is de contactfrequentie in het heden duidelijk lager en dat geldt ook voor scholieren van wie

⬛ **Tabel 4.6**    Contact met hun uitwonende vader van scheidingskinderen in moedergezinnen uitgesplitst naar jaar van de scheiding (n = 269, p<.01)(bron: S&G 2013).

| | Jaar van de scheiding: | | |
| --- | --- | --- | --- |
| | 1998–2003 | 2004–2008 | 2009–2013 |
| **Contact met vader (%):** | | | |
| helemaal niet | 29 | 7 | 7 |
| paar keer per jaar | 10 | 6 | 7 |
| 1 keer per maand | 15 | 15 | 13 |
| 2 of 3 keer per maand | 16 | 13 | 18 |
| 1 keer per week | 12 | 28 | 17 |
| meerdere keren per week | 28 | 31 | 38 |
| Totaal | 100 = 103 | 100 = 92 | 100 = 74 |

de scheiding langer geleden is. Er bestaat natuurlijk een samenhang tussen het jaar van de scheiding en de leeftijd van de kinderen: hoe langer geleden hoe jonger de kinderen waren. Als deze variabelen samen in één analyse worden bestudeerd, blijkt het aantal jaren sinds de scheiding iets meer van invloed op de mate van contact dan de leeftijd van de kinderen tijdens de scheiding. Uit ⬛ tabel 4.6 wordt ook duidelijk dat vanaf ongeveer 2004 een kentering is opgetreden in de mate van contact met de uitwonende vader. Waarschijnlijk speelt hier mee dat steeds meer afspraken tussen scheidende ouders werden vastgelegd in een convenant. Van de tegenwoordig scheidende vaders van wie de kinderen bij moeder wonen, ziet ongeveer 7% zijn kind(eren) helemaal niet meer. De vaders die langer geleden gescheiden zijn, zien hun kinderen veel vaker helemaal niet.

## Kader 4.5 De beste contactregeling per leeftijdscategorie

Wat is de beste contactregeling voor kinderen na de scheiding? Natuurlijk hangt het antwoord op deze vraag mede af van individuele factoren en van de wensen en mogelijkheden van de betrokkenen. Maar er zijn op basis van diverse onderzoeken wel enkele algemene adviezen te geven.

*0-2 jaar*
Baby's moeten vooral de kans krijgen om zich te hechten. De oude standaardregeling voor contact van een weekend per veertien dagen is daarom niet geschikt. Frequent kort contact, bijvoorbeeld een paar keer per week een paar uur, is beter. Als de verstandhouding tussen de exen het toelaat, kan vader bij de baby zijn in het huis van moeder. Overnachten op een andere plaats zonder moeder is niet altijd aan te bevelen. Als de baby huilt wanneer vader hem meeneemt, heeft dat soms meer te maken met angst voor de scheiding van moeder dan met weerstand tegen vader. Communicatie tussen de ouders is belangrijk.

*2-4 jaar*

Peuters exploreren hun (kleine) wereld. Ze ontwikkelen hun taal en zijn bezig met zindelijk worden. Meestal kunnen zij wat langer dan een paar uur van moeder weg. Ten minste wekelijks contact met vader en duidelijke afspraken zijn aan te bevelen. Bij slaapproblemen het overnachten bij vader liever nog uitstellen. Attent zijn op terugval in gedrag. Zo veel mogelijk aandacht en liefde geven.

*5-12 jaar*

Basisschoolleerlingen hebben vooral ook behoefte aan duidelijkheid en structuur. Ze zijn druk bezig met hun sociale, morele en intellectuele ontwikkeling. Deze kinderen willen vaak inspraak over de omgangsregeling, maar de ouders moeten beslissen en het liefst samen. Het is wenselijk dat ze proberen positief of ten minste neutraal over elkaar te spreken. Contact met vader kan ook tussendoor via e-mail, telefoon en/of Skype. Het is belangrijk hier goede afspraken over te maken.

*12 jaar en ouder*

Oudere kinderen willen vaak zelf bepalen hoe vaak en wanneer zij de andere ouder zien. Overleg, maar bedenk dat de ouders verantwoordelijk blijven.

## 4.12 Moedergezinnen, vadergezinnen en co-oudergezinnen

In Nederland is, evenals in een aantal andere landen, een groeiende tendens naar meer gelijkwaardig ouderschap na de scheiding. Dit heeft verschillende oorzaken. Zo besteden gemiddeld steeds meer vaders vóór de scheiding een langzaam toenemend deel van hun tijd aan het gezin en het opvoeden. Vrouwen zijn juist meer buitenshuis gaan werken. Bovendien is het meestal niet mogelijk om, op een objectieve manier, één ouder als 'hoofdschuldige' voor de scheiding aan te wijzen en deze ouder vervolgens minder rechten te geven. Daarnaast strijden verschillende vaderbewegingen met succes voor een meer gelijkwaardige verdeling van de opvoedingsverantwoordelijkheid tussen de voormalige partners. Mede als gevolg van deze ontwikkelingen is bijvoorbeeld in Nederland, België en Denemarken de wet gewijzigd ten gunste van handhaving van wettelijk gezamenlijk ouderlijk gezag na scheiding, in plaats van toewijzing van eenhoofdig gezag – meestal aan de moeder. Gezamenlijk ouderlijk gezag betekent niet dat kinderen om en om bij moeder en vader (moeten) gaan wonen, maar maakt het wel gemakkelijker om co-ouderschap in de dagelijkse praktijk gestalte te geven. Een belangrijk uitgangspunt dat hierbij wordt gehanteerd, is dat het kind recht heeft om op te groeien bij beide ouders (Jeppesen de Boer, 2008).

■ **Gelijkwaardig ouderschap**

In 2009 is in Nederland de 'Wet bevordering voortgezet ouderschap en zorgvuldige scheiding' in werking getreden. Een belangrijk uitgangspunt in deze wet is het recht van beide ouders op gelijkwaardig ouderschap na de scheiding. Men scheidt als partners, maar niet als ouders. Na lange discussies in de Tweede Kamer is de aanvankelijke eis van een fiftyfifty-verdeling van de zorg en opvoeding tussen vader en moeder na de scheiding niet in de wet opgenomen. De Hoge Raad heeft in 2010 ook bevestigd dat gelijkwaardig ouderschap niet betekent dat een scheidingskind evenveel tijd bij moeder en bij vader moet wonen. De nieuwe wetgeving behelst verder wel het verplicht schrijven van een ouderschapsplan vóór het aanvragen van een scheiding. Ouders worden dus duidelijk aangespoord na te denken over het opvoeden van hun kinderen na de scheiding.

In Nederland woont 27% van de scheidingskinderen van 12 tot en met 16 jaar in co-oudergezinnen, (zie ▶ tabel 3.7). Vergelijkbare cijfers gelden voor Vlaanderen en Scandinavië (Jeppesen de Boer, 2008; Vanassche, 2013). Of ouders na de scheiding besluiten tot co-ouderschap blijkt in belangrijke mate samen te hangen met het opleidingsniveau van moeder. Als moeder laag (lager (beroeps)onderwijs) is opgeleid, woont 8% van de scheidingskinderen in co-oudergezinnen; is moeder hoog (hbo of wo) opgeleid, dan is dat percentage 37%. Wat zijn de effecten van deze ontwikkelingen naar meer co-oudergezinnen voor het welbevinden van kinderen?

### ▪ Co-oudergezinnen

In de literatuur worden diverse voordelen van co-ouderschap genoemd, maar ook nadelen voor kinderen, zoals: de onrust van het wonen in twee huizen, tijdverlies door het heen en weer reizen, de verschillen in regels tussen de huishoudens. Als voordelen noemden kinderen zelf: het regelmatig contact houden met beide ouders, het niet hoeven 'kiezen' tussen de ouders, het hebben van dubbele spullen en de dubbele vakanties. Absolute voorwaarde voor een goed lopende co-ouderregeling is wel dat de ex-partners in staat zijn hun ruzies te beheersen en dat ze redelijk met elkaar kunnen communiceren (Van der Gun & De Jong, 2006).

Uit de onderzoeksronde 2013 van de S&G-studie blijkt dat jongeren in moedergezinnen, vadergezinnen en co-oudergezinnen niet erg veel van elkaar verschillen wat internaliserende en externaliserende problemen betreft. Alle problemen opgeteld, scoren kinderen uit co-oudergezinnen iets beter dan kinderen uit vooral vadergezinnen. Maar waarom vadergezinnen iets lager scoren, is niet helemaal duidelijk: komen kinderen met wat meer problemen vaker bij hun vader terecht of zorgt het wonen in een vadergezin voor wat meer problemen?

Breivik en Olweus (2006b) rapporteerden meer externaliserende problemen van kinderen in vadergezinnen, maar minder internaliserende problemen. Jongeren in co-oudergezinnen zijn gemiddeld wel iets vaker verdrietig en hebben vaker een herenigingswens. Dit kan erop wijzen dat deze kinderen toch wat meer moeite hebben met de scheiding en niet goed snappen waarom moeder en vader niet gewoon bij elkaar zijn gebleven (zie ◘ tabel 4.7). Uit de eerste drie regels van deze tabel blijkt wel dat het welbevinden van zowel kinderen, moeders als vaders in co-oudergezinnen het hoogst is. Nadere analyse leert dat dit vooral te maken heeft met het feit dat ouders in een co-oudersituatie gemiddeld veel minder ruzie maken.

In S&G 2013 is geen ondersteuning gevonden voor de zogenoemde *same sex*-hypothese: meisjes functioneren niet beter in moedergezinnen en jongens niet beter in vadergezinnen.

□ **Tabel 4.7**    De score in 2013 op welbevinden en problemen (schalen getransformeerd van 1–10) van scheidingskinderen en ouders uit moedergezinnen, co-oudergezinnen en vadergezinnen (S&G).

|  | moedergezinnen (n=281) | co-oudergezinnen (n=114) | vadergezinnen (n=28) |
|---|---|---|---|
| welbevinden kind[1] | 7,4 | 7,7 | 7,1* |
| welbevinden moeder[1] | 7,2 | 7,3 | 6,0* |
| welbevinden vader[1] | 6,9* | 7,5 | 7,4 |
| schoolcijfers kind[1] | 7,3 | 7,3 | 6,2* |
| agressie kind[2] | 5,7 | 5,6 | 5,9 |
| angst kind[2] | 6,6 | 6,3 | 6,0 |
| depressie kind[2] | 7,8 | 7,5 | 7,6 |
| ruzie ouders[2] | 6,2 | 5,5* | 6,5 |

1: hoge score is positief; 2: hoge score is negatief
*: wijkt significant af van de ander twee (p<.05)

□ **Tabel 4.8**    De score op welbevinden en problemen (schalen getransformeerd van 1–10) van allochtone en autochtone scheidingskinderen van 10 tot en met 16 jaar en hun ouders, metingen 2006 tot en met 2013 (S&G).

|  | allochtonen (n=144) | autochtonen (n=1217) |
|---|---|---|
| welbevinden kind[1]* | 7,2 | 7,7 |
| welbevinden moeder[1]* | 7,1 | 7,5 |
| welbevinden vader[1]* | 6,7 | 7,4 |
| schoolcijfers kind[1]- | 6,7 | 7,1 |
| agressie kind[2]* | 6,1 | 5,8 |
| angst kind[2]- | 6,7 | 6,5 |
| depressie kind[2]* | 7,8 | 7,4 |

1: hoge score is positief; 2: hoge score is negatief
-: niet significant
*: p <.05

## Kader 4.6 Welbevinden en problemen van allochtone en autochtone scheidingskinderen

Allochtone ouders scheiden gemiddeld iets vaker dan autochtone ouders (zie ▶ kader 3.5). Verreweg de meeste allochtone scheidingskinderen wonen daarna in een moedergezin. Vooral co-oudergezinnen komen veel minder voor dan bij autochtonen. De belangrijkste verschillen in welbevinden en problemen tussen de twee groepen scheidingskinderen zijn weergegeven in □ tabel 4.8.

> Het welbevinden van allochtone scheidingskinderen, moeders en vooral vaders is minder dan dat van hun autochtone soortgenoten. Ook scoren kinderen lager op schoolcijfers en hoger op problemen. De verschillen zijn groter dan tussen allochtone en autochtone kinderen uit intacte gezinnen (S&G).

## 4.13    Kinderen opvoeden in een stiefgezin

In een Engelse studie waarin tweehonderd stiefgezinnen waren betrokken, werden kleine verschillen gevonden tussen kinderen uit stiefgezinnen en kinderen uit eenoudergezinnen (Smith, 2006). Belangrijk voor het welbevinden van stiefkinderen bleken vooral variabelen in het hier en nu. Als het goed gaat in het nieuwe stiefgezin, vooral met de twee ouderfiguren, dan gaat het ook goed met de kinderen. Het welbevinden van kinderen hing sterker samen met de band met de stiefvader dan met de band met de biologische, uitwonende vader. Ook in het onderzoek van Vanassche (2013) bleek de band met de stiefouder belangrijk voor het welbevinden van kinderen.

Van de moeder- en vadergezinnen uit de meting 2013 van het S&G-onderzoek is meer dan de helft een stiefgezin en in de co-oudergezinnen is soms in beide gezinnen een stiefouder aanwezig (35%), soms in een van de twee gezinnen (40%) en soms in geen van beide (25%), zie ▶ tabel 3.9. Kortom, meer dan de helft van de scheidingskinderen in ons onderzoek krijgt fulltime of halftime met een stiefouder te maken. Hoeveel minderjarige kinderen in Nederland in een stiefgezin leven, is niet precies bekend. Dat heeft te maken met het feit dat registratie moeilijk is. Lang niet alle stiefouderparen trouwen formeel, veel stiefouderparen gaan weer uit elkaar en kinderen verhuizen soms van het ene gezin naar het andere. Bovendien zijn er dus allerlei soorten stiefgezinnen: fulltime, halftime en parttime.

Vanassche (2013) stelt in haar proefschrift dat de indeling kerngezin, eenoudergezin en stiefgezin verouderd is omdat steeds meer kinderen afwisselend in het huishouden van moeder en van vader wonen en de gezinssituatie in de loop van een kinderleven nogal eens verandert. Steeds meer kinderen krijgen hierdoor te maken met zowel een stiefvader als een stiefmoeder gedurende korte of langere tijd. Stiefmoeders waren vroeger vooral parttime of weekend stiefmoeders. Fulltime stiefmoeders waren er veel minder. Vanassche concludeert dat er steeds meer halftime stiefmoeders bijkomen, ook al omdat het halftime stiefmoederschap minder belastend lijkt te zijn dan het fulltime stiefmoederschap.

- **Diverse woonsituaties**

De opkomst van het co-ouderschap heeft dus geleid tot meer complexe stiefgezinsvorming. Scheidingskinderen kunnen fulltime, halftime of parttime wonen in een eenoudergezin of stiefgezin. Bij de andere ouder kunnen zij niet wonen, parttime wonen of halftime wonen. In de laatste twee situaties kan er dan wel of geen stiefouder zijn. Zie ook ▶ tabel 3.9. Alles bij elkaar opgeteld hebben scheidingskinderen in Nederland nog steeds vaker te maken met een fulltime stiefvader dan met een fulltime stiefmoeder. Met de weekendstiefouders is het precies omgekeerd en met de halftime stiefouders is het fiftyfifty.

◼ **Tabel 4.9** De score op welbevinden, schoolcijfers, agressieve gevoelens en depressieve gevoelens (schalen 1–10) van scheidingskinderen uit diverse woonsituaties in 2013 (n = 376, S&G).

| Woonsituatie kinderen | Welbevinden[1] | Schoolcijfers[1] | Agressief gedrag[2] | Depressieve gevoelens[2] | |
|---|---|---|---|---|---|
| *Moedergezinnen:* | | | | | |
| alleenstaande moeder | 7,3 | 6,8 | 5,4 | 7,0 | (4) |
| moeder met stiefvader | 7,5 | 6,7 | 5,5 | 7,0 | (5) |
| *Vadergezinnen:* | | | | | |
| alleenstaande vader | 7,4 | 6,6 | 5,7 | 6,8 | (6) |
| vader met stiefmoeder | 6,8 | 6,4 | 5,9 | 6,9 | (8) |
| *Co-oudergezinnen* *gezin 1 + gezin 2* | | | | | |
| twee alleenstaande ouders | 7,9 | 6,8 | 5,3 | 6,5 | (2) |
| moeder + stiefmoeder | 7,1 | 6,9 | 5,3 | 7,2 | (7) |
| vader + stiefvader | 7,9 | 6,8 | 5,3 | 6,4 | (1) |
| stiefvader + stiefmoeder | 7,9 | 6,8 | 5,4 | 6,9 | (3) |

1: hoge score is positief; 2: hoge score is negatief

De thuissituatie bij een stiefmoeder werd in het verleden bijna altijd negatiever ervaren dan die bij een stiefvader (De Graaf, 2007). Het is de vraag of dat nog steeds geldt voor de halftime stiefouders. In ◼ tabel 4.9 geven we een overzicht van het welbevinden en de mate van depressieve gevoelens van kinderen in de diverse woonsituaties.

De scores in ◼ tabel 4.9 voor de kinderen uit de verschillende woonsituaties wijken niet sterk van elkaar af. In de laatste kolom is omwille van een duidelijker beeld een rangorde gemaakt van kinderen in woonsituaties met de beste scores (1) tot de slechtste scores (8). Kinderen in co-oudergezinnen scoren gemiddeld iets beter dan kinderen in de andere gezinstypen. Kinderen die wonen bij vader en stiefmoeder (8) vertonen gemiddeld de slechtste scores.

### Kader 4.7 Op weg naar een stiefgezin

Een stiefgezin wordt wel vergeleken met een fusie tussen twee bedrijven: elk met een eigen cultuur en een eigen geschiedenis. De totstandkoming van zo'n 'gezinsfusie' is ingewikkeld en kan bij kinderen veel weerstand oproepen. Meer dan de helft van deze gezinnen eindigt opnieuw in een scheiding. De weg naar een goed lopend, stabiel stiefgezin kent net als het ouderschap na scheiding bepaalde valkuilen. Ouders en hun nieuwe partners kunnen veel narigheid voorkomen als ze die weten te vermijden. Hierna volgt een aantal tips voor ouders en (toekomstige) stiefouders.

*Laat ouders niet te snel met een nieuwe partner op de proppen komen*
Tijdens en na de scheiding hebben kinderen extra aandacht en steun nodig. En tijd om tot rust te komen en zich aan te passen. Een nieuwe vriend of vriendin van een ouder kan dan net even te veel zijn. Ouders doen er goed aan de kinderen, ook in een latere

fase, pas kennis te laten maken met een nieuwe geliefde als het ernaar uitziet dat het om een serieuze relatie gaat. Het is handig *elkaar* beter te leren kennen op de dagen dat de kinderen bij de andere ouder zijn.

*Ouders moeten zich realiseren dat de kinderen mogelijk andere ideeën hebben over hun nieuwe liefde*
Kinderen willen dat hun ouders zich als ouders gedragen. *Daten* past daar niet bij. Ouders moeten er dus rekening mee houden dat hun kinderen zich er ongemakkelijk bij kunnen voelen. Ouders moeten ook niet verwachten dat hun kinderen net zo enthousiast zijn over hun nieuwe relatie als zijzelf.

*Het helpt als ouders goed in de gaten houden hoe de kinderen zich voelen*
Moeders en vaders kunnen er maar beter op voorbereid zijn dat de kinderen zich enorm bedreigd kunnen voelen door de komst van een nieuwe partner. Nu moeten ze hun ouder zomaar delen met iemand anders. Zijn ze minder belangrijk geworden? Het helpt de kinderen als hun biologische ouder tijd met hen alleen doorbrengt en dan iets speciaals met hen doet en hun alle aandacht geeft.

*Laat (aanstaande) stiefouders vooral realistische verwachtingen koesteren*
Nieuwe partners moeten er niet van uitgaan dat ze een-twee-drie een goedlopend gezin tot stand kunnen brengen. Ze zijn niet verplicht meteen van hun stiefkinderen te houden en omgekeerd hoeft dat ook niet. Het vormen van een stiefgezin vraagt veel begrip, geduld en doorzettingsvermogen van alle partijen. Vooral stiefmoeders kunnen het zwaar te verduren hebben. Kenners menen dat het zeker twee tot vijf jaar kan duren voordat iedereen zijn positie in het nieuwe gezin heeft gevonden.

*Het is ten zeerste aan te raden dat stiefouders niet meteen de ouderrol op zich nemen*
Het is beter als stiefouders zich in eerste instantie terughoudend opstellen en de verantwoordelijkheid voor de opvoeding overlaten aan hun partner, de biologische ouder. Wel kunnen ze die partner steun op de achtergrond bieden. Stiefouders doen er goed aan de kinderen duidelijk te maken dat ze niet de plaats van hun andere ouder willen innemen. Het is belangrijk eerst het vertrouwen van de kinderen te winnen en iedereen de tijd te geven om aan elkaar te wennen. Bij oudere kinderen is het de vraag of de stiefouder wel ooit als opvoeder moet gaan optreden. De rol van 'oudere vriend(in)' kan beter zijn.

*Stiefouders moeten rekening houden met een mogelijk andere opvoedingsstijl van hun nieuwe partner*
De nieuwe partner heeft misschien een andere kijk op opvoeden. Stiefouders dienen voorzichtig te zijn met kritiek op dit gebied. Het is raadzaam dat stiefouder en ouder er met elkaar over praten en proberen samen een aantal basisregels vast te leggen. Eventuele veranderingen kunnen het best geleidelijk worden ingevoerd.

*Ouders en stiefouders moeten proberen niet voorbij te gaan aan de gevoelens van 'de andere ouder op de achtergrond'*
Het kan voor een ex erg pijnlijk zijn als een vreemde zich als ouder van de kinderen gedraagt. Nieuwe partners doen er goed aan hier rekening mee te houden. Dat kan misschien voorkomen dat de emoties weer oplaaien. Als de kinderen de nieuwe stiefouder niet accepteren, zijn ze misschien bang dat ze daarmee hun andere ouder ontrouw

zijn. Het helpt als de natuurlijke ouders goed kunnen samenwerken, en als ouder en stiefouder de kinderen de ruimte geven loyaal te zijn aan hun andere ouder.

*Het is belangrijk dat ouder en stiefouder elkaar steunen als partners*
Het is aan te bevelen dat ouder en stiefouder werken aan een sterke relatie met elkaar. Deze moet, meer dan in een 'gewoon' gezin, tegen een stootje kunnen. De partners doen er goed aan elkaar te steunen en een stevig team te vormen. Regelmatig tijd voor elkaar vrijmaken, versterkt de band. Dat bevordert ook de andere relaties in het stiefgezin.
Bron: *Ministerie van Volksgezondheid, Welzijn en Sport (2009).*

## 4.14  SDQ (Vragenlijst Sterke Kanten en Moeilijkheden)

In veel onderzoek naar problemen van kinderen en jongeren wordt gebruikgemaakt van de SDQ. Die afkorting staat voor de *Strengths and Difficulties Questionaire*, in het Nederlands vertaald als de Vragenlijst Sterke Kanten en Moeilijkheden (Van Widenfelt e.a., 2003). De SDQ is gebaseerd op de omschrijving van symptomen van DSM-classificaties (Diagnostic and Statistical manual of Mental disorders) die vaak voorkomen bij jeugdigen, zoals angst, depressie en gedragsstoornissen. De SDQ-lijst bevat in totaal 25 stellingen die betrekking hebben op vijf subschalen: hyperactiviteit, emotionele problemen, problemen met leeftijdsgenoten (*peers*), gedragsproblemen en prosociaal gedrag. Er zijn verschillende versies voor diverse doelgroepen zoals leerkrachten, ouders en jongere kinderen en er is een speciale versie ontwikkeld voor jongeren van 11 tot en met 16 jaar. De SDQ wordt in veel onderzoek gebruikt en het meest betrouwbaar blijkt de som te zijn van de volgende vier subschalen:
1. hyperactiviteit / aandachtstekort;
2. emotionele problemen;
3. problemen met leeftijdsgenoten;
4. gedragsproblemen.

De SDQ wordt aanvullend gebruikt op een aantal andere metingen van problemen van kinderen in dit hoofdstuk zoals mate van depressieve gevoelens en angstgevoelens. Niet alleen omdat de SDQ vier problemen tegelijk meet, maar vooral ook omdat in de SDQ wordt gewerkt met een kritische score of afkapscore. Op basis van diverse betrouwbaarheidstesten is een onderscheid gemaakt tussen 'normaal', 'grens' en 'abnormaal'. Als jongeren een score 'abnormaal' hebben dan moeten de problemen als ernstig worden opgevat en is hulp nodig.

In het onderzoek S&G 2013 is de SDQ-vragenlijst opgenomen en in ◘ tabel 4.10 staan de resultaten van de scholieren uit intacte gezinnen en gescheiden gezinnen, uitgesplitst in relatief weinig ruzie en relatief veel ruzie (zie ook ◘ tabel 4.2).

Uit ◘ tabel 4.10 blijkt dus wederom het negatieve effect van ruzie, niet alleen in gescheiden gezinnen maar ook en vooral in conflictueuze intacte gezinnen.

◘ **Tabel 4.10**   De resultaten van de SDQ van scholieren uit intacte gezinnen en gescheiden gezinnen met weinig en veel ruzie in procenten (n=2286, S&G 2013).

| | Scholieren uit: | | | |
|---|---|---|---|---|
| | intact gezin met weinig ruzie | intact gezin met veel ruzie | gescheiden gezin met weinig ruzie | gescheiden gezin met veel ruzie |
| SDQ-totaal: | | | | |
| normaal | 83,5 | 53,3 | 79,9 | 70,9 |
| grens | 11,0 | 22,4 | 12,0 | 12,7 |
| abnormaal | 5,5 | 24,3 | 8,1 | 16,4 |
| | 100,0=1785 | 100,0=107 | 100,0=284 | 100,0=110 |

We hebben ook gekeken of het iets uitmaakt of de gescheiden ouders getrouwd waren of niet. Dat blijkt niet het geval te zijn. Verder blijken scheidingskinderen uit co-oudergezinnen beter te scoren dan kinderen uit moeder- en vadergezinnen. Er is, ten slotte, nauwelijks verschil tussen kinderen uit eenoudergezinnen en stiefgezinnen.

## 4.15   Praktische consequenties

In de periode rond de scheiding zijn ouders vaak van slag. En de kinderen daardoor ook. Naar adviezen willen of kunnen ouders soms niet luisteren. Toch is het belangrijk met elkaar te blijven praten over het ouderschap en de kinderen. Kinderen hebben behoefte aan duidelijkheid, overzichtelijkheid en structuur. In de Centra voor Jeugd en Gezin kan worden gesproken over relatieproblemen en scheiding. Daar weten ze ook of en waar er speciale programma's zijn voor scheidingskinderen (zie ► H. 7). Ook kan het nuttig zijn dat ouders de hulp inroepen van een mediator of andere deskundige. Dat kan natuurlijk ook een familielid zijn of een goede bekende. Vroeger werd nogal eens hulp gezocht bij de dominee of de pastoor.

Ouders moeten goed op signalen van de kinderen letten. Dit geldt vooral als het jonge kinderen betreft, die nog niet zo bedreven zijn in verbale communicatie (zie ► kader 4.3). Voor kinderen in de basisschoolleeftijd kan het al helpen als zij een ander kind kennen dat ook gescheiden ouders heeft. Ook een beeld schetsen van de toekomst kan kinderen helpen de scheiding te verwerken. De leerkracht moet natuurlijk op de hoogte zijn van de situatie in het gezin van het kind. Oudere kinderen zijn druk bezig met hun lichamelijke, emotionele en sociale ontwikkeling. De strubbelingen in het gezin komen dan zeer ongelegen. Deze kinderen willen in elk geval goed geïnformeerd worden. Ouders moeten ook naar hen luisteren en hen betrekken bij het maken van afspraken over de woonsituatie en contactregelingen met de uitwonende ouder.

De negatieve gevolgen van scheiding voor kinderen zijn niet altijd te voorkomen, maar ze kunnen wel worden verzacht als de ouders kans zien om beter om te gaan met hun conflicten. Adviseer ouders met klem daar hun uiterste best voor te doen. Stel hen gerust door duidelijk te maken dat de gevolgen van het uit elkaar gaan wel meevallen als de ruzies stoppen. Verder moeten te veel bijkomende veranderingen te snel op elkaar worden vermeden. De frequentie van het contact met de uitwonende ouder is voor het kind niet zo essentieel, al is het dat voor die ouder natuurlijk wel. Meestal is dat vader en het is erg belangrijk dat hij vóór de scheiding een goede band met zijn kinderen heeft opgebouwd. Alimentatiebetalingen zijn vaak een twistpunt (zie ook ▶ par. 3.10). Dat is jammer, ook omdat kinderen zich gewaardeerd voelen door vader als hij alimentatie betaalt. Dat anderzijds moeders moeten worden weerhouden van negatief gedrag dat bijvoorbeeld kan leiden tot ouderafwijzing, komt in ▶ H. 5 aan de orde.

Co-oudergezinnen kunnen een goede woonsituatie zijn voor kinderen na de scheiding. Uiteraard moeten de ouders in staat zijn hun ruzies te beheersen en goede afspraken met elkaar te maken. Kinderen willen betrokken worden bij die afspraken, maar de ouders beslissen. Ouders willen vaak snel weer gaan samenwonen met een nieuwe partner. Dit gebeurt niet alleen uit emotionele, maar vaak ook uit praktische overwegingen. Het is belangrijk dat de biologische ouder inziet dat hij of zij de spil is waar het in het gezin om draait. De stiefouder moet niet te snel gaan opvoeden. Kinderen hebben daar niet om gevraagd en het roept vaak spanningen op, niet in de laatste plaats in verband met loyaliteitsgevoelens jegens de uitwonende ouder. Vooral stiefmoeders hebben het daardoor extra moeilijk. Door de toename van het aantal co-oudergezinnen komen er ook steeds meer halftime stiefvaders en halftime stiefmoeders. Scheidingskinderen hebben daardoor steeds meer te maken met wisselende en complexe thuissituaties.

---

**Kader 4.8 Om te onthouden: adviezen in verband met gevolgen en risicofactoren voor scheidingskinderen**

- Blijf met scheidende ouders in gesprek over het ouderschap en de kinderen.
- Raad vaders en moeders aan zo veel mogelijk samen aan de kinderen te vertellen wat er gaat gebeuren.
- Wijs ouders op de Centra voor Jeugd en Gezin. Daar kunnen zij terecht met relatieproblemen en scheiding en voor informatie over speciale programma's voor scheidingskinderen.
- Noem de mogelijkheid van mediation of hulp van een andere deskundige. Misschien kan een familielid of goede bekende die rol vervullen.
- Laat ouders goed op de signalen van (vooral jonge) kinderen letten.
- Adviseer ouders ook de leerkracht of groepsleidster op de hoogte te brengen van de situatie thuis.
- Het is aan te bevelen dat ouders hun oudere kinderen goed informeren, naar hen luisteren en hen betrekken bij het maken van afspraken over de woonsituatie en contactregelingen met de uitwonende ouder.
- Overtuig ouders van de noodzaak hun conflicten te beheersen en ervoor te zorgen dat de kinderen niet betrokken worden bij hun ruzies. Veel ruzie tussen de ouders leidt tot hoge 'abnormaal'-scores op de genormeerde SDQ-vragenlijst.
- Voor de kinderen is het beter dat ouders te veel bijkomende veranderingen te snel op elkaar, vermijden.

- Wijs uitwonende ouders (meestal vaders) op het belang van het betalen van (kinder)alimentatie.
- Probeer inwonende ouders (meestal moeders) te weerhouden van negatief gedrag dat tot ouderafwijzing kan leiden (zie ► H. 5). De gevolgen van ouderafwijzing zijn zeer negatief voor kinderen.
- Co-ouderschap kan een goede keuze zijn (voor niet al te jonge kinderen), mits de ouders hun ruzies kunnen beheersen en in staat zijn tot het maken van goede afspraken.
- Informeer naar de - vaak complexe en wisselende - thuissituatie van het kind.
- Allochtone scheidingskinderen vertonen een lager welbevinden en meer problemen dan autochtone scheidingskinderen. De verschillen zijn groter dan die tussen deze twee groepen in intacte gezinnen.
- Kinderen willen betrokken worden bij de afspraken, maar de ouders beslissen.
- Adviseer stiefouders zich vooral de eerste tijd buiten de opvoeding te houden. Wijs de biologische ouder op zijn spilfunctie in het nieuwe gezin.

## 4.16 Samenvatting

Steeds meer kinderen krijgen te maken met een officiële of officieuze ouderlijke scheiding. Daardoor zien zij zich geconfronteerd met twee gezinssituaties. Ouders lossen dat verschillend op. In een stijgend aantal gevallen (ongeveer 27%) kiezen zij voor co-ouderschap, maar de meeste scheidingskinderen wonen nog altijd in een moedergezin (ruim 65%). In een afnemend aantal gevallen (ca. 15%, maar na recente scheidingen nog ca. 7%) is er dan helemaal geen contact met de uitwonende ouder. Een tweede gezinssituatie is dan ver weg.

Co-ouderschap vereist dat de ouders goede afspraken kunnen maken. Kunnen zij dat niet en maken zij veel ruzie, dan is die situatie voor kinderen onwenselijk. Opvallend is dat co-ouderschap bij allochtone scheidingsgezinnen veel minder vaak voorkomt. Kinderen uit deze gezinnen hebben ook meer problemen.

Chronische ouderlijke conflicten, zowel in intacte als in gescheiden gezinnen, vormen de belangrijkste risicofactor voor kinderen. Gemiddeld hebben scheidingskinderen bijna tweemaal zoveel problemen als kinderen uit intacte gezinnen. Het gaat hierbij zowel om externaliserende als om internaliserende problematiek, om problemen op school en met vrienden, en om minder contact met de ouders. Belangrijk is de constatering dat er ook diverse langetermijneffecten zijn: een lager opleidingsniveau, minder inkomen, meer depressiviteit en meer gebruik van medische voorzieningen, een groter eigen scheidingsrisico en een zwakkere band met de ouders.

Behalve chronische ouderlijke ruzies (met soms zeer negatieve consequenties zoals loyaliteitsconflicten en ouderafwijzing – zie ► H. 5) zijn andere risicofactoren voor scheidingskinderen: veel bijkomende veranderingen, een niet goed functionerende inwonende ouder, financiële achteruitgang en het niet/nakomen van afspraken tussen de ouders. Scheidingskinderen hebben na de moeilijke periode vóór, tijdens en na de scheiding vooral behoefte aan duidelijkheid, rust en structuur. Autoritatief ouderschap (warmte geven én grenzen stellen), zowel in het gezin van de moeder als in dat van de vader, is de beste vorm van opvoeden, (ook) na de scheiding.

---

**Kader 4.9 Veelgestelde vragen van ouders en mogelijke antwoorden**

*Ik ben werkelijk woedend op mijn ex. Hoe kan ik dat gevoel beheersen?*
Het is volstrekt logisch en normaal dat je allerlei heftige gevoelens hebt tegenover je ex. Probeer deze onder controle te houden als de kinderen erbij zijn en praat erover met familie en/of vrienden. Tijdelijke controle over je emoties kan je in veel situaties van pas komen en het is te trainen.

*Hoe kan ik in vredesnaam iets leuks over mijn ex vertellen aan de kinderen?*
Natuurlijk kan dat moeilijk zijn. Maar bedenk dat het voor de kinderen niet goed is louter negatieve dingen over hun andere ouder te horen. Probeer je opmerkingen neutraal te houden of zeg er, als dat even niet lukt, bij: 'Ja, ik ben nu erg boos, maar ik hoop toch dat jij nog steeds van haar/hem houdt.'

*Wat kan ik doen als mijn ex mij voortdurend zwartmaakt?*
Probeer toch met je ex te praten en leg uit dat dit gedrag heel nadelig is voor de kinderen. Vraag haar/hem sorry te zeggen tegen de kinderen en uit te leggen dat hij/zij erg van slag was. Doe dit desnoods via een briefje of een e-mail. Lukt dat niet, probeer dan een derde in te schakelen, bijvoorbeeld een mediator. In het uiterste geval kun je naar de rechter gaan.

*Hoe kan ik het best een nieuwe partner bij de kinderen introduceren?*
Als het maar enigszins mogelijk is, breng dan je ex op de hoogte van het plan je nieuwe partner aan de kinderen voor te stellen. Het is veel makkelijker voor de kinderen als de andere ouder het ook weet. Introduceer je nieuwe partner geleidelijk. Kinderen hebben tijd nodig en willen ook eerst zien hoe de andere ouder reageert. Je nieuwe partner moet beseffen dat jij geen single bent zonder kinderen.

*Waarom moet ik (als inwonende ouder) voor de hele opvoeding opdraaien en doet mijn ex alleen een paar uur leuke dingen met de kinderen?*
Een alleenstaande inwonende ouder heeft het vaak heel druk en zwaar. Er is geen enkele reden om dat niet met de andere ouder te bespreken. Vraag hem of haar ook gewone dingen te doen met de kinderen, zoals huiswerk doen, brengen of halen, naar de dokter gaan. Kinderen hebben het vaak al zo druk dat het niet in hun belang is nog meer pretjes te hebben.

*De kinderen zijn boos op me omdat we moeten verhuizen. Hoe ga ik daarmee om?*
Het beste is om het de kinderen uit te leggen. De manier waarop is natuurlijk afhankelijk van de leeftijd van het kind. Na de scheiding is er gewoon minder geld. Probeer als het even kan wel in dezelfde buurt te blijven. Dat geeft zo min mogelijk veranderingen. Misschien vinden de kinderen een nieuwe situatie ook wel spannend.

*Ik wil graag dat mijn kinderen mijn ex zien, maar hij is niet geïnteresseerd. Wat moet ik doen?*
Hiervoor kunnen verschillende redenen zijn en misschien is erover te praten. Als je dat zelf niet kunt, kan misschien iemand anders dat: een familielid, een vriend of een mediator. Laat uitleggen dat het voor de kinderen fijn is contact te hebben. Soms moet je noodgedwongen accepteren dat het niet lukt.

**4**

*Mijn nieuwe partner remt het contact van de kinderen met mijn ex af. Wat kan ik daaraan doen?*
Hij of zij zal toch moeten accepteren dat jij kinderen hebt en een ex. Praat erover, samen of met iemand erbij. Als hij of zij niet begrijpt dat er contact is tussen de kinderen en je ex, dan wordt jullie gezamenlijke toekomst onzeker.

*Hoe kan ik mijn kinderen uitleggen dat mijn ex en ik echt niet meer bij elkaar komen?*
Het beste is om samen uit te leggen dat jullie niet meer van elkaar houden, maar allebei wel van de kinderen blijven houden. Zelfs heel jonge kinderen kunnen begrijpen dat relaties en vriendschappen soms voorbij gaan. Als het niet lukt om het samen te vertellen, dan moet het maar alleen.

*Mijn kinderen willen graag dat we mijn verjaardag samen met mijn ex vieren. Is dat verstandig?*
Doe dat alleen als je zeker weet dat het een succes wordt. Bovendien moeten de kinderen begrijpen dat mamma en pappa niet meer bij elkaar komen. Als dat niet zo is, dan is de kans groot dat het een mislukking wordt. Laat de kinderen de feestdagen twee keer vieren, bij jou en bij je ex.

*Mijn kinderen willen niet naar mijn ex. Moet ik toch doorzetten?*
Dat hangt ervan af waarom de kinderen niet willen. Zijn zij boos op je ex, vinden zij de nieuwe partner niet aardig, zijn ze bezorgd om jou alleen te laten? Praat met de kinderen en probeer erachter te komen wat de reden is. Vaak is het probleem oplosbaar. Als er iets ernstigs aan de hand is, bijvoorbeeld alcoholisme of geweld, moet je externe hulp inschakelen.
    Bron: Bradley & Beveridge (2004).

**Kader 4.10 Boekbespreking:** *Scheiden. Met je ex toch samen goede ouders* (Carlijne Vos, Jean-Pierre van de Ven & Susanne Donders, 2008, ook verschenen als E-book, 2012).
Als partners uit elkaar gaan, maar als ouders blijven samenwerken met het oog op de kinderen – hoe moet dat? Het lijkt op het eerste gezicht een onmogelijke opgave. Toch gaat de Wet bevordering voortgezet ouderschap en zorgvuldige scheiding – de naam zegt het al – daar wel van uit. Kinderen hebben er baat bij, vooropgesteld dat hun ouders kans zien (ten minste) een zakelijke relatie met elkaar te onderhouden, een relatie die alleen het belang van de kinderen dient. Dat vergt wel een bijna bovenmenselijke krachtsinspanning, heeft socioloog en journalist Carlijne Vos ervaren. In de tijd dat zij zelf voor deze opgave stond, vroeg zij zich dan ook regelmatig af hoe anderen dat in vredesnaam deden. Die vraag vormde de aanleiding tot het boek dat Vos schreef samen met twee ervaren psychologen/relatietherapeuten: Jean-Pierre van de Ven en Susanne Donders. Gezinscoach Marjoleyn Vreugdenhil, eveneens thuis in de materie, droeg ook veel bij aan het boek, vooral met praktische informatie en tips om het leed voor de kinderen te verzachten en zo veel mogelijk te voorkomen. Als ouders in dit laatste slagen, vergroot het de kans aanzienlijk dat hun kroost zonder veel kleerscheuren door de scheiding heen komt. Dat is belangrijk, want er zijn te veel kinderen die met (soms ernstige) problemen kampen ten gevolge van de breuk tussen hun ouders.

Blijft de vraag hoe je het als ouder klaarspeelt je kinderen de nodige aandacht en steun te geven, terwijl je in beslag wordt genomen door je eigen problemen en emoties? Bij die (vaak hevige) gevoelens van ex-partners staan de auteurs stil in de even hoofdstukken van het boek (met als overkoepelende titel: 'Omgaan met je ex'). Daarin geven zij uitleg over de belángrijkste emoties die spelen bij een scheiding. De lezer krijgt antwoorden op vragen als: Wat is de functie van woede? Hoe klim je uit de slachtofferrol? Hoe kun je een ex-geliefde als medeouder verdragen? In de oneven hoofdstukken (met als overkoepelende titel: 'Samen goede ouders') gaat het over het effect van een scheiding op kinderen en de omgang met die kinderen. Daarbij worden belangrijke vragen behandeld als: hoe kun je hun verdriet beperken? Hoe voorkom je dat je kind in een loyaliteitsconflict terechtkomt? Wat is de beste omgangsregeling?

De auteurs richten zich in het boek beurtelings op het afbouwen van de partner-relatie en het opbouwen van een goede ouderschapsrelatie. De lezer krijgt steeds handvatten aangeboden om met moeilijke momenten en beslissingen om te gaan. Illustratief zijn ook de vele verhalen van lotgenoten, die laten zien hoe het verkeerd of juist goed kan gaan. Deze bevatten veel herkenbare situaties waaruit de lezer, zo hopen de auteurs, troost en wijsheid kan putten.

# Ernstige problemen na scheiding

**In vogelvlucht**

Hoofdstuk 5 gaat uitvoerig in op de (zeer) ernstige problemen van scheidingskinderen die vooral blijken samen te hangen met chronische conflicten tussen ouders bij en na de scheiding. Loyaliteitsproblemen en afwijzing van een ouder worden besproken. Belicht wordt hoe het begrip PAS (ouderverstoting) in de Verenigde Staten aan steun verliest en vervangen wordt door complexere verklaringsmodellen en een meer gedifferentieerde aanpak. Veel aandacht gaat uit naar huiselijk geweld en kindermishandeling, waarvoor in Nederland in 2013 een meldcode verplicht werd gesteld. Wat betekent geweld voor ouderschap na scheiding? En hoe vaak komen valse beschuldigingen voor? Hiermee houden onderzoekers in de Verenigde Staten, Canada en Australië zich bezig. Het hoofdstuk werpt ook enig licht op zogenoemde familiedrama's en op internationale kinderontvoering en de aanpak en preventie daarvan. Tot slot volgt de bespreking van een origineel, informatief (doe)boek voor kinde ren met de veelzeggende titel *Heen en weer'*.

5.1      Inleiding – 73

5.2      **Maak geen heftige ruzie waar de kinderen bij zijn – 73**

5.3      **Kinderen die een ouder afwijzen – 76**
5.3.1    PAS volgens Gardner – 76
5.3.2    Discussie over 'vervreemding' in de Verenigde Staten en Canada – 78
5.3.3    Alienated of estranged – 79
5.3.4    Modellen, protocollen en strategieën – 80
5.3.5    Onderzoek naar vervreemding – 82

5.4      **Loyaliteitsconflicten bij kinderen – 83**
5.4.1    Onderzoek naar loyaliteitsconflicten – 84
5.4.2    Casus: 'Mama, laat me met rust!' – 85

**5.5    Huiselijk geweld en kindermishandeling – 87**
5.5.1    Signalen van ex-partners over kindermishandeling – 88
5.5.2    Onderzoek – 88
5.5.3    Kindermishandeling in Australië en Canada – 90
5.5.4    Kindermishandeling in de Verenigde Staten – 91
5.5.5    Experts over huiselijk geweld en familierecht – 96
5.5.6    Verplichte meldcode huiselijk geweld en kindermishandeling – 97

**5.6    Familiedrama's – 99**
5.6.1    Zeist 2013 – 99
5.6.2    Kinderdoding al dan niet gevolgd door zelfdoding – 101

**5.7    Internationale kinderontvoering – 103**
5.7.1    Haags Kinderontvoeringsverdrag – 104
5.7.2    Wetswijziging – 105
5.7.3    Preventie – 106

**5.8    Praktische consequenties – 108**

**5.9    Samenvatting – 109**

## 5.1 Inleiding

In ▶ hoofdstuk 4 is beschreven met welke problemen ouders en kinderen na de scheiding te maken kunnen krijgen. Een ouderlijke scheiding is altijd pijnlijk, maar gaat niet zelden ook gepaard met veel conflicten en geweld. Dit kan zowel lichamelijk als psychologisch geweld zijn en niet alleen de partner, maar ook de kinderen treffen. Als een scheiding zeer conflictueus verloopt – een zogenoemde 'vechtscheiding' –, heeft dat vaak specifieke negatieve gevolgen voor kinderen, zoals loyaliteitsconflicten en afwijzing van een ouder. Een en ander kan samenhangen met huiselijk geweld en kindermishandeling, soms onder invloed van drank- en drugsgebruik. Er kan ook sprake zijn van psychische of psychiatrische problematiek bij (een van) de scheidende of gescheiden ouders.

Ouderlijke conflicten en (lichamelijk en/of psychologisch) geweld komen in scheidingsgezinnen vaker voor dan in intacte gezinnen. De negatieve effecten van gezinsgeweld voor kinderen zijn dikwijls in binnen- en buitenland aangetoond. Uit *Scholieren en Gezinnen* blijkt bijvoorbeeld dat er een sterke samenhang bestaat tussen de mate van ouderlijk conflict en de mate van depressieve gevoelens en agressief gedrag bij kinderen. Opvallend hierbij is dat matige ouderlijke conflicten nog niet zo fnuikend zijn voor kinderen. Aanzienlijk problematischer gaat het met kinderen van wie de ouders veel ernstige conflicten hebben. Onderzoek dat specifiek is gericht op huiselijk geweld tussen ouders (partnergeweld), maakt bovendien vaak melding van lichamelijke en emotionele mishandeling van kinderen (Fosco, DeBoard & Grych, 2007; Holt, Buckley & Whelan, 2008; Lamers-Winkelman e.a., 2007; Van IJzendoorn e.a., 2007). Waartoe ernstige ouderlijke conflicten in het uiterste geval kunnen leiden, blijkt uit de zogenoemde 'familiedrama's' waarbij doden in het gezin vallen. Verheugt (2007) en Liem (2010) deden er onderzoek naar.

Van een andere orde, maar ook complex, is het gegeven dat door het groeiend aantal internationale relaties ook het aantal internationale (echt)scheidingen toeneemt, met soms dramatische gevolgen. Dan ontvoert een ouder de kinderen naar haar of zijn land van herkomst of houdt hen daar vast na afloop van een bezoek.

## 5.2 Maak geen heftige ruzie waar de kinderen bij zijn

❯ Ernstige ruzies tussen vaders en moeders vormen een bedreiging voor de ontwikkeling van hun kinderen. Ouders doen er dan ook goed aan te leren beter met hun conflicten om te gaan en deze te leren beheersen. Maar hoe doe je dat?

Kinderen die er getuige van zijn dat hun ouders tegen elkaar tekeergaan, hebben daar veel last van. Ze voelen zich angstig en ongerust en vaak ook nog verantwoordelijk voor de conflicten, vooral als die over henzelf gaan. En als de ene ouder de andere afkraakt, hebben kinderen – doordat zij zich met hun ouders identificeren – het gevoel dat de kritiek henzelf geldt. Aldus Edward Teyber (2006) in zijn boek voor scheidende en gescheiden ouders. Daarin vertelt hij ook dat hij kinderen van bakkeleiende vaders en moeders altijd de volgende vraag stelt: 'Als ik een toverstokje had en je mocht drie wensen doen, wat zou je dan

◘ **Tabel 5.1**    Gevolgen (schaal 1-10) voor scheidingskinderen naar verschil in de mate van ouderlijke ruzies (n=389, S&G 2013).

| | Welbevinden[1] (p<.01) | Schoolcijfers[1] (p<.05) | Agressief gedrag[2] (p<.05) | Depressieve gevoelens[2] (p<.01) |
|---|---|---|---|---|
| Mate van ouderlijke ruzie: | | | | |
| niet | 8,2 | 7,0 | 5,3 | 5,4 |
| bijna niet | 8,3 | 6,8 | 5,1 | 5,6 |
| soms | 7,6 | 6,8 | 5,5 | 6,9 |
| regelmatig | 7,2 | 6,8 | 5,5 | 7,0 |
| vaak | 7,2 | 6,6 | 5,6 | 7,4 |
| zeer vaak | 6,9 | 6,7 | 5,7 | 7,9 |
| Gemiddeld | 7,5 | 6,7 | 5,5 | 6,8 |

1: hoge score is positief; 2: hoge score is negatief

willen?' Allemaal noemen ze als liefste wens dat hun ouders stoppen met ruziemaken. En vaak is dat ook hun tweede en derde wens.

Openlijke ouderlijke ruzies hebben, vooral als ze chronisch zijn en heftig verlopen, veel negatieve gevolgen voor kinderen. Dat blijkt uit sociaalwetenschappelijk onderzoek naar de gevolgen van scheiding voor kinderen en jongeren, zie ◘ tabel 5.1 (S&G 2013).

De negatieve gevolgen van veel ouderlijke ruzies zijn het duidelijkst zichtbaar bij het welbevinden van kinderen en bij hun depressieve gevoelens. Vergeleken met kinderen uit intacte gezinnen met weinig ruzie, vertonen kinderen van ouders met veel conflicten, allerhande klachten en problemen. Dat geldt in de eerste plaats voor jongens en meisjes in gebroken gezinnen, maar ook in intacte gezinnen gaat het met de kinderen duidelijk slechter als er veel ruzie is.

Wie denkt dat een scheiding aan al die onenigheid een einde maakt, komt bedrogen uit. Onderzoek laat zien dat de ruzies juist zijn toegenomen sinds ouders ook ná een scheiding meestal samen het ouderlijk gezag uitoefenen. Het is dus de hoogste tijd voor voorlichting en andere maatregelen om ouders aan te sporen te leren beter met hun conflicten om te gaan en deze beter te leren beheersen.

■ **Waarom zoveel ruzie?**

Hoe komt het toch dat ouders zich zo kunnen verliezen in hun onderlinge strijd dat zij voorbijgaan aan wat dat met hun kinderen doet? Relatiepsycholoog Jean-Pierre van de Ven (2008):

» Je zou het kunnen zien als een soort gekte die sommigen overvalt. Zij voelen zich tot op het bot gegriefd en vinden het daarom gerechtvaardigd die ander eens flink onderuit te halen. «

Het is volgens Van de Ven bijna een soort negatieve verliefdheid. Zoals je alleen de goede punten ziet van iemand waarop je verliefd bent, zie je nu alleen de kwalijke. Wat ook meespeelt, is dat je waarneming is veranderd: je kijkt anders tegen je partner aan dan voorheen.

Ouders informeren over de funeste effecten van hun ruzies op de kinderen, is volgens Van de Ven op zichzelf een goede zaak. Maar dan nog is het de vraag of ze met zulke verstandelijke overwegingen rekening houden als de vlam in de pan slaat. Sterker nog: op dat moment wordt het rationele deel van je hersenen uitgeschakeld. Je kunt dan volgens Van de Ven niet eens meer verstandige informatie tot je nemen.

■ **Onderhandelen**

Nu is Van de Ven 'in principe helemaal niet tegen ruzies'. Die horen bij het leven en het is niet erg als je kinderen zien dat je een verschil van mening hebt, daarover ruziemaakt én er ook weer uitkomt. Maar ruzies die uitsluitend worden uitgevochten om te winnen, of die escaleren en uit de hand lopen, zijn een ander verhaal. Daar leren kinderen niets nuttigs van, integendeel: die zijn schadelijk en die moet je vermijden, vindt ook Van de Ven. De kern van het probleem is volgens hem dat het mensen in veel gevallen aan onderhandelingsvaardigheden ontbreekt. Wat er daarom moet gebeuren, is dat partners gaan onderhandelen en vaardigheden aanleren om escalatie tegen te gaan. Ze moeten dus wel de confrontatie met elkaar zoeken en elkaar duidelijk zeggen wat ze willen. Maar dan zonder te schreeuwen, elkaar zwart te maken, oude koeien uit de sloot te halen, kortom: zonder al die dingen te doen die olie op het vuur gooien. Van de Ven heeft de spelregels voor 'goed ruziemaken' opgeschreven in een aantal zelfhulpboeken voor wie het (eerst) op eigen kracht wil proberen (Van de Ven, Schrieken & Lange, 2000; Van de Ven, 2005).

Ruziënde partners zijn meestal erg gefixeerd op allerlei onrecht, hun grieven en ook op hinderlijke eigenschappen van elkaar, zegt Van de Ven. ' Zij moeten zich realiseren dat er daarnaast nog een waarde is die ze, ergens diep van binnen, met elkaar delen. En dat is waarschijnlijk het welzijn van hun kinderen. Op dát punt moeten ze elkaar zien te vinden.'

---

**Kader 5.1 Gespreksregels voor scheidende ouders**

— Het is nodig de confrontatie met je (ex-)partner aan te gaan, maar doe dat niet of zo min mogelijk waar de kinderen bij zijn.
— Spreek tijd en plaats af om elkaar te vertellen wat je allemaal dwarszit.
— Zorg dat je beslagen ten ijs komt, dus dat je de belangrijkste punten op papier hebt staan.
— Formuleer je grieven niet als verwijten, maar als wensen. Dat maakt het voor de ander veel gemakkelijker om erop te reageren.
— Val de ander niet steeds in de rede, maar laat elkaar uitspreken. Eerst is de één aan de beurt om te zeggen wat hij op zijn hart heeft, dan de ander.
— Luister goed en vraag zo nodig door. Het gaat erom informatie te zoeken: Waar komt die wens vandaan? Wat bedoel je precies? Dan kom je iets te weten over dingen die onduidelijk voor je waren.
— Maak geen opmerkingen op beschuldigende toon, zoals: 'Dit is weer typisch iets voor jou.'

*Bron: Van de Ven (2005, 2008).*

## 5.3    Kinderen die een ouder afwijzen

Een voor kinderen specifiek gevolg van ouderlijke conflicten en psychologisch geweld in het kader van echtscheiding is het zogeheten *parental alienation syndrome* (PAS), geestes- kind van de Amerikaanse kinderpsychiater Richard Gardner. Het verschijnsel waarbij een kind een ouder afwijst, in het Nederlands ouderverstoting genoemd, wordt gekenmerkt door een pathologische binding tussen ouder en kind met uitsluiting van de andere ouder. Volgens de definitie van Gardner (1998) is dit 'een stoornis bij kinderen die primair op- treedt in het kader van een juridische strijd om het ouderlijk gezag'. Hij onderscheidt drie niveaus van PAS: mild, gematigd en ernstig.

---

**Kader 5.2 Vragen om PAS te kunnen meten**

Johnston (2006) heeft een instrument ontworpen met vijftig items om de mate van vervreemding bij kinderen te meten. Er is een instrument voor kinderen en één voor ouders. Voorbeelden van gehanteerde items zijn:

1. Spreekt het kind alleen maar zeer negatief over de uitwonende ouder?
2. Beschouwt het kind de uitwonende ouder niet als familielid?
3. Heeft het kind argumenten voor de laster tegen de uitwonende ouder?
4. Gelooft het kind alles wat de inwonende ouder zegt?
5. Zegt het kind dat het helemaal zelf de uitwonende ouder afwijst?
6. Zoekt het kind steeds bevestiging bij de inwonende ouder?
7. Voelt het kind zich in het geheel niet schuldig over de afwijzing van de uitwonen- de ouder?
8. Spreekt het kind zichzelf voortdurend tegen?
9. Antwoordt het kind niet spontaan?
10. Wil het kind geen enkel contact met de familie van de andere ouder?
11. Zegt het kind nooit iets over de inwonende ouder tegen de uitwonende ouder?
12. Is het kind erg bang de inwonende ouder te verliezen?
13. Was de band met de uitwonende ouder vóór de scheiding goed?
14. Zegt het kind dat de uitwonende ouder hem ongelukkig maakt?

---

## 5.3.1    PAS volgens Gardner

Dat een kind een ouder afwijst, is geen nieuw verschijnsel. Het werd al in 1949 gesigna- leerd. Maar het was de Amerikaanse kinderpsychiater en hoogleraar Richard Gardner die dit probleem als eerste uitgebreid heeft beschreven en er een naam aan heeft gegeven. Aan de hand van een aantal kenmerken is volgens hem vast te stellen wanneer er sprake is van PAS. Zo is er in een dergelijk geval een lastercampagne gaande tegen de andere (uitwo- nende) ouder en zijn de argumenten waarmee de kinderen de laster verklaren, zwak en absurd. Het ontbreekt hen ook aan ambivalente gevoelens: zij zien de uitwonende ouder als 100 procent slecht en de inwonende – 'programmerende' – ouder als 100 procent goed. Zij steunen deze laatste ouder dan ook krachtig en beweren dat het hun eigen besluit is de uitwonende ouder af te wijzen. Die afwijzing brengen zij in ingestudeerde, niet bij hun

| □ Tabel 5.2 Vaderafwijzing door scheidingskinderen in procenten (schaal 7-35, n=411, S&G 2013). | |
|---|---|
| Niet (gem. score 7) | 32 |
| Bijna niet (gem. score 9) | 24 |
| Mild (gem. score 14) | 21 |
| Gematigd (gem. score 22) | 12 |
| Ernstig (gem. score 31) | 11 |
| Totaal | 100 |

leeftijd passende taal onder woorden. Een kenmerk is ook dat de vijandigheid zich heeft uitgebreid naar de familie van de afgewezen ouder.

Voorwaarde om van PAS te kunnen spreken, is dat dit gedrag niet alleen het resultaat is van indoctrinatie door de inwonende ouder; ook de kinderen leveren volgens Gardner een actieve bijdrage. Zij verzinnen zonder enig blijk van schuldgevoelens de zotste argumenten om duidelijk te maken dat ze geen omgang willen. De inwonende ouder hoort dat onbewogen aan en grijpt niet in. 'Van mij mogen ze naar hun vader (moeder), maar u hoort het, ze willen niet', is dan een veelgemaakte opmerking, aldus Gardner. In de ernstigste gevallen ziet hij dan ook maar één uitweg: toewijzing van het gezag aan de ouder die de dupe is van PAS of overplaatsing van het kind naar deze ouder (de zogeheten paradoxale toewijzing). In andere gevallen is hij er voorstander van de ouder die de omgang blokkeert, te dreigen met een (korte) gevangenisstraf en die straf zo nodig uit te voeren, eventueel in de vorm van huisarrest. Alleen op die manier is PAS volgens Gardner te 'genezen'.

■ **Discussie**

Gardners theorie was en is in wetenschappelijke kringen omstreden. Zo wordt PAS niet als een geldig syndroom beschouwd (zie verder ▶ par. 5.3.2). Ook roepen de door Gardner aanbevolen remedies veel weerstand op. Maar dat afwijzing van een ouder bij vechtscheidingen in meer of mindere mate voorkomt, wordt niet betwist en is ook door Nederlands onderzoek bevestigd. En omdat scheidingskinderen veel vaker bij moeder wonen dan bij vader, is vader dus meestal de afgewezen ouder.

In de meting van 2013 zijn aan de scholieren uit het onderzoek S&G zeven uitspraken voorgelegd over ouderafwijzing, gebaseerd op de ideeën van Johnston (2006). Een paar voorbeelden zijn: 'Mijn vader zorgt voor de meeste problemen in mijn familie'; 'Ik heb geen behoefte aan contact met mijn vader'; 'Ik heb echt geen zin om de familie van mijn vader te zien'. Er zijn vijf antwoordmogelijkheden, lopend van onwaar tot waar. De minimumscore is 7 de maximumscore 35. De resultaten staan vermeld in □ tabel 5.2.

De ideeën van Gardner vinden gehoor bij belangenorganisaties van gescheiden vaders. Die menen ook dat de dwarse moeder stevig onder druk moet worden gezet. Middelen om contact tussen vader en kind te forceren, zoals hulp van politie of deurwaarder, dwangsommen of gijzeling van de onwillige ouder, worden echter (lang) niet altijd door de rechter toegestaan ('niet goed voor de kinderen') of missen hun uitwerking. Wetenschappers zijn dan ook van mening dat het probleem niet juridisch kan worden opgelost omdat het om een sociaal of relationeel verschijnsel gaat. Harde juridische maatregelen leiden slechts tot escalatie. De oplossing ligt in een eerdere fase. Ouders die erover denken te gaan scheiden, moeten leren beter te communiceren en beter met hun conflicten om te gaan.

- ■ **Wat te doen?**

'Er bestaan in feite geen effectueringsinstrumenten', zo schrijft de Leidse hoogleraar jeugdrecht Bruning (2008a). Zij vindt het daarom essentieel om vooral in niet-juridische middelen te investeren als het gaat om begeleiding en stimulering van omgang, zoals BOR (Begeleide OmgangsRegeling) en omgangshuizen.

Intussen signaleert Vos (rechter en redactiesecretaris van juridische tijdschriften; 2013) een opmerkelijke nieuwe trend die in tegenspraak is met het voorgaande. Het strafrecht lijkt nu ook gebruikt te worden om de inwonende ouder (meestal de moeder) te vervolgen als ze niet meewerkt aan contact tussen kind en andere ouder. Wel zijn de uitspraken van de strafrechter in dit soort zaken minder eenduidig dan wanneer het gaat om vaders die hun kind na omgang niet of niet op tijd terugbrengen naar de moeder. In deze laatste gevallen schuwt de strafrechter strenge straffen voor de vaders niet. Het wachten is nu op een uitspraak van de Hoge Raad, aldus Vos. Eerder wees zij erop dat strafrecht een zwaar middel is dat conflictverhogend werkt (Vos, 2009). Strafrechtelijk ingrijpen is volgens haar alleen gerechtvaardigd als bemiddeling en preventieve, dan wel civielrechtelijke middelen niets hebben opgeleverd én het belang van het kind in het concrete geval een strafrechtelijke aanpak noodzakelijk maakt. Strafrecht is en blijft een uiterste middel (zie ook ▶ par. 7.11).

Psycholoog Vincent Duindam, die onderzoek doet naar vaderschap aan de Universiteit Utrecht, ziet vooral op de lange termijn een oplossing voor het probleem. 'Als vaders meer gaan zorgen, wordt ook de band tussen hen en de kinderen sterker. Dan wordt omgang gemakkelijker.' Wat ouders volgens Duindam vooral moeten leren, is de relatie met de kinderen en die met de ex uit elkaar te houden. En wraakgevoelens te laten op de plaats waar ze horen (Duindam & Vroom, 2001).

## 5.3.2  Discussie over 'vervreemding' in de Verenigde Staten en Canada

In de Verenigde Staten en Canada lijkt het label PAS inmiddels zijn langste tijd te hebben gehad. In de eerste plaats is PAS opnieuw niet opgenomen in de laatste versie van de DSM (DSM-V, 2013), het Amerikaanse standaardwerk voor psychiatrische diagnostiek. Ook de grootste beroepsvereniging van familie- en jeugdrechters in de Verenigde Staten – de National Council of Juvenile and Family Court Judges – doet de term in haar richtlijnen in de ban (Dalton, Drozd & Wong, 2006). Een verklaring dat iemand in een gezags- of omgangszaak lijdt aan PAS, mag in een rechtszaak niet meer worden geaccepteerd. Alleen een zorgvuldig op feiten gebaseerd onderzoek kan dienen als rechtsgeldige informatie. Verder lijken ook gezaghebbende Amerikaanse auteurs het begrip PAS niet meer te gebruiken (zie Rand, 2011, hierna onder het kopje Herformulering). Dit alles wil echter niet zeggen dat de verschijnselen die Gardner heeft beschreven, niet bestaan.

Vervreemdingszaken waren rond 2010 ook weer volop in de belangstelling (Fidler & Bala, 2010). Vooral in Canadese media verschenen 'polariserende verhalen vol vooroordelen' over gedragingen van moeders en vaders bij vervreemding. Sommige vaderorganisaties beweren dat moeders kinderen vervreemden van hun vaders uit wraak, waarbij sommige moeders valse aangifte van mishandeling doen. Feministen doen vervreemding af als verzonnen door mannelijke daders van huiselijk geweld en/of kindermishandeling teneinde macht over de moeders en contact met hun kinderen te behouden. Beide beweringen bevatten volgens de auteurs iets van waarheid maar zijn toch vooral fabels die hoe dan ook niet erg helpen om het leven van de betrokken kinderen te verbeteren. Het gaat om uiterst complexe zaken die, aldus Fidler en Bala, niet met dit soort simplistische verklaringen kunnen worden begrepen. De meeste kinderen zoeken volgens de auteurs ook bij vechtscheidingen contact met beide ouders. En terwijl vervreemdend gedrag bij strijdende ouders veel voorkomt, raken toch niet alle kinderen vervreemd. Dat gebeurt volgens hen slechts in een minderheid van 11-15% van de scheidingsgezinnen.

Onderzoek laat verder zien dat vervreemding even vaak bij jongens als meisjes voorkomt en dat adolescenten er gevoeliger voor zijn dan jongere kinderen. Dit blijkt ook uit het onderzoek S&G. En terwijl zowel moeders als vaders vervreemd raken van hun kinderen, treft het vaders meer, omdat zij meestal de uitwonende ouders zijn.

■ **Herformulering**
Rand (2011) signaleert twee hoofdgroepen die beide af willen van de term PAS en het concept van *parental alienation (PA)* in het algemeen. Eén groep bestaat uit critici die de belangen van mishandelde vrouwen en kinderen verdedigen. De andere groep bestaat voornamelijk uit GGZ-professionals, echtscheidingsonderzoekers en anderen die in de 'arena' van het familierecht werken. Tot deze groep behoren ook Kelly en Johnston die eerder een 'herformulering van PAS' dringend nodig achtten in verband met alle verwarring rond, en kritiek op PAS (Kelly & Johnston, 2001). Zij erkennen dat een indoctrinerende ouder kan bijdragen aan vervreemding, maar vinden dat Gardners formulering te veel nadruk legt op het gedrag van deze ouder. En te weinig rekening houdt met de vele andere, even belangrijke factoren die bijdragen aan het probleem, inclusief het gedrag van de afgewezen ouder. Daarom richten zij de aandacht primair op 'het vervreemde (*alienated*) kind in de context van zijn gezinssysteem'. Hun definitie luidt: 'Het vervreemde kind is een kind dat openlijk en voortdurend onredelijk negatieve gevoelens en opvattingen (zoals boosheid, haat, afwijzing en/of angst) over een ouder uit. Terwijl deze gevoelens niet in verhouding staan tot de feitelijke ervaringen van het kind met die ouder.'

## 5.3.3 Alienated of estranged

Het is essentieel vervreemde (*alienated*) kinderen te onderscheiden van kinderen die na een scheiding geen contact willen om realistische redenen, zoals geweld, mishandeling of schadelijk ouderschap. De Amerikaanse literatuur spreekt in dat geval van kinderen die *realistically estranged* zijn of kortweg *estranged*. Verder zijn er ook normale, vanuit ontwikkelingspsychologisch perspectief te verwachten redenen voor bepaald kinderlijk gedrag, zoals een jong kind met tijdelijke verlatingsangst. In dit laatste geval verzet het kind zich niet vanwege de vader, maar omdat het niet bij moeder weg durft. Als een echtscheidingskind omgang weigert of een inwonende ouder de waarde van omgang in twijfel trekt, wordt te vaak aangenomen dat het om vervreemding gaat. Dat is lang niet altijd het geval. Met het oog op effectieve diagnoses en interventies bij een vermoeden van vervreemding, presenteren Kelly en Johnston een systemisch schema (*systems framework*) als hulpmiddel bij de beoordeling van de vele, onderling gerelateerde factoren die de reacties van een echtscheidingskind beïnvloeden. Het gaat om een reeks factoren die vervreemding tussen een kind en een ouder kunnen veroorzaken of consolideren (ernstige huwelijksconflicten, vernederende scheiding, persoonlijkheid en gedrag van beide ouders, ontwikkelingsniveau en temperament van het kind, langdurig procederen en professioneel wanbeleid). Interveniërende factoren (gedrag en opvattingen van ouders, relatie met broertjes en zusjes, kwetsbaarheid van het kind) kunnen de reactie van het kind matigen of juist versterken. De aanwezigheid van vervreemdende processen en vervreemdend ouderlijk gedrag voorspelt niet met zekerheid dat een kind vervreemd raakt. Dit gebeurt zeer waarschijnlijk pas wanneer de processen intensief en langdurig zijn en wanneer de overige ouder- en kindvariabelen bijdragen aan onhoudbare druk op het kind.

▪ **Ingewikkeld probleem**

Nu komen 'pure' vervreemdingszaken volgens Fidler en Bala (2010) veel minder voor dan 'gemengde' zaken, wat een juiste diagnose en passende interventie ontzettend lastig maakt. Zo kan het beschermende gedrag van de voorkeursouder bij realistische vervreemding ook disproportioneel en zelfs emotioneel schadelijk zijn. Onderscheid maken tussen *alienation* (vervreemding) en *estrangement* (realistische vervreemding) is dan ook niet eenvoudig. Dat geldt ook voor een ander noodzakelijk onderscheid dat te weinig aandacht krijgt, namelijk dat tussen gedrag van de afgewezen ouder *als reactie op* de afwijzing van het kind, en gedrag dat *dateert van vóór de afwijzing* en dat dus oorzakelijk is. Complicerend is verder dat bij vechtscheidingen psychopathologie en persoonlijkheidsstoornissen bij ouders nogal eens een rol spelen.

Of kinderen ertoe gebracht moeten worden de relatie met de afgewezen ouder te herstellen, is de vraag. De opvattingen daarover lopen uiteen, aldus Fidler en Bala. Er zijn spontane verzoeningen gerapporteerd, bijvoorbeeld als gevolg van rijping of levensgebeurtenissen. In ernstige gevallen adviseren sommige professionals de afgewezen ouder het maar op te geven en niet meer te proberen de omgang te forceren. Andere zijn daartoe minder geneigd, deels op basis van kwalitatief, retrospectief onderzoek onder volwassen geworden vervreemde kinderen. Sommigen van hen vertelden dat ze als kind hadden gehoopt dat iemand ingreep.

### 5.3.4  Modellen, protocollen en strategieën

Er zijn inmiddels diverse modellen, protocollen en strategieën voor de minder zware gevallen in Amerikaanse vakbladen beschreven. Daaruit komt volgens Fidler en Bala (2010) in grote lijnen naar voren dat vervreemding gezien wordt als een gezinsprobleem met verstoringen in de gezinsstructuur, grenzen en rollen. Wat ook de oorzaken zijn, beide ouders worden verantwoordelijk geacht voor de oplossing. Een systeembenadering is nodig in milde en gematigde gevallen en vereist deelname van de gehele familie in verschillende combinaties. Doelen van dit soort behandelingen kunnen zich richten op meer dan herstel van de relatie met de afgewezen ouder. Denk aan correctie van verstoorde denkbeelden van het kind en het vervangen daarvan door meer realistische, het aanpakken van scheidingsstress, het bevorderen van grenzen in het gezin, leeftijdsadequate zelfstandigheid, herstel van behoorlijk ouderschap enzovoort.

Interventiemodellen variëren van behandeling door een enkele professional tot een team van twee of meer hulpverleners, waarbij de rechtbank een coördinerende rol speelt. Professionals zijn het er overigens niet over eens of en zo ja hoe de rechtbank moet worden betrokken bij vervreemdingszaken. Sommige vinden dat therapeutische verandering alleen kan bij vrijwillige deelname. Maar klinische ervaring en een aantal studies laten zien dat vooral in vervreemdingszaken een familierechter een belangrijke educatieve en aansporende rol kan spelen. Verder is de rechtbank nodig als het gaat om gezagswijziging of wijziging van het hoofdverblijf van het kind – in de ernstigste gevallen wellicht de minst nadelige optie en dus mogelijk gerechtvaardigd. De discussie gaat dan over de vraag hoe je kunt vaststellen welke zaken in feite ernstig genoeg zijn voor een dergelijke (volgens tegenstanders te) drastische ingreep.

- **Wat is effectief?**

De vraag is ook of contact met de afgewezen ouder en dure behandeling wel effectief zijn. En of kinderen bij vechtscheidingen wel baat hebben bij een relatie met beide ouders. Daarnaast is het effect op een kind van het gescheiden worden van zijn inwonende ouder niet bekend. Voorstanders van deze maatregel hebben wel meegemaakt dat kinderen zich snel herstelden toen ze eenmaal uit de invloed van deze ouder waren. Tegenstanders vrezen dat een dergelijke scheiding mogelijk traumatiserend zal zijn, zelfs als er met de inwonende ouder een ongezonde band is waarbij sprake is van *enmeshment* (verstrengeling). Bovendien bestaat het gevaar dat een beoordelingsfout leidt tot toewijzing van het kind aan de afgewezen ouder die het kind mishandelt of verwaarloost of die anderszins ongeschikt is als opvoeder (Jaffe, Ashbourne & Mamo, 2010). Goede studies, die groepen kinderen die wel en die niet gescheiden werden van de inwonende ouder met elkaar vergelijken, zijn er echter niet. De conclusie is in ieder geval dat uiterst zorgvuldig bepaald dient te worden wat het grootste risico is voor dit speciale kind onder deze speciale omstandigheden.

> **Kader 5.3 Behandeling van 'vechtscheidende' ouders en hun kinderen**
> Het Lorentzhuis in Haarlem heeft ruime ervaring opgedaan met behandeling in groepsverband van partnerproblematiek, specifiek voor 'vechtscheidende' ouders en hun kinderen (Van Lawick, 2012). Kinderen lijden onder strijdende ouders, zeker wanneer die strijd doorgaat na de scheiding. En ouders lijden onder de machteloos makende strijd. Gebleken is dat een groepsaanpak bij deze problematiek vaak goed werkt.

*Oudergroep en kindergroep*

Het Lorentzhuis biedt een groepsprogramma aan voor zes ouderparen en hun kinderen. De oudergroep (ex-partners) komt acht keer twee uur bij elkaar. In dezelfde tijd komen ook de kinderen in een groep bij elkaar.

De ouders werken aan het doorbreken van destructieve patronen en aan het vinden van oplossingen voor steeds terugkerende problemen. Het welzijn van de kinderen staat hierin steeds centraal. De groepsleden blijken elkaar goed te kunnen helpen. De twee therapeuten scheppen een omgeving waarin positieve verandering mogelijk is. Zij geven informatie, opdrachten en oefeningen die ouders helpen nieuwe en constructieve stappen te zetten.

De kinderen maken met elkaar films, posters, tekeningen, graffiti, theater en muziek rond het thema 'ouders die strijden'. Zij kunnen hier ook over vertellen, maar dat hoeft niet. De psychotherapeuten van het Lorentzhuis richten zich op de krachten van de kinderen en op het vergroten van hun weerbaarheid.

Aan het eind van het programma wordt geëvalueerd en met ouders en kinderen gekeken of er nog een vervolgtraject nodig is.

*Behandeling in Israël*

In Israël bestudeerden Toren e.a. (2013) het effect van een therapie voor scheidingskinderen en hun ouders bij wie sprake was van oudervervreemding. De interventie bestond uit zestien sessies met parallelgroepen voor ouders en kinderen. Een van de conclusies is dat de ouders, ook in de vervolgstudie na een jaar, beter samenwerkten.

### 5.3.5  Onderzoek naar vervreemding

Onderzoek in de Verenigde Staten en in andere landen, waaronder Nederland, concludeert dat een hoge mate van vervreemding bij ongeveer 10% van de scheidingskinderen voorkomt. Kinderen die een ouder afwijzen, kunnen zowel te maken hebben met een slecht functionerende inwonende ouder als met een slecht functionerende uitwonende ouder. De negatieve houding van het kind treft meestal de vader, omdat dat doorgaans de uitwonende ouder is. Johnston (2006) concludeert dat vervreemde kinderen significant meer risico lopen problemen te ontwikkelen zoals depressie, een laag zelfbeeld en een hoog drugs- en alcoholgebruik.

In *Scholieren en Gezinnen* is op basis van een instrument van Johnston de mate van afwijzing gemeten bij scheidingskinderen (zie ◻ tabel 5.2). Net als in de Verenigde Staten blijkt hier een sterke mate van afwijzing bij ongeveer 10% van de scheidingskinderen voor te komen. Het onderzoek bevestigt eveneens de overige resultaten uit de Verenigde Staten. Hoe sterker de mate van vervreemding, hoe hoger de mate van angst ($r=,17$), depressie ($r=,23$) en agressie ($r=,09$) bij kinderen; r is een correlatiemaat die loopt van $-1$ tot $+1$, uitkomsten$>,10$ worden meestal relevant gevonden.

Een lichte vorm van vervreemding (hoewel zeker niet gunstig) heeft voor kinderen nog niet zo veel negatieve gevolgen, een sterke mate van vervreemding heeft dat echter wel. Overbodig te zeggen dat het verschijnsel hoe dan ook als zeer negatief wordt ervaren door de uitwonende ouder.

■ **Mogelijke maatregelen**

Gardner vindt dreigen met sancties een goed middel om de onwillige, inwonende ouder in het gareel te krijgen (zie ook ► par. 5.3.1). Daarbij kan het gaan om dreigen met boetes, overplaatsing van het kind van de ene naar de andere ouder of eventueel tijdelijk naar elders, of in het uiterste geval gevangenisstraf voor de inwonende ouder. Johnston (2006) betwijfelt of dit voor het kind aanvaardbare oplossingen zijn. Dat heeft immers het meest te lijden van de voortdurende ouderlijke conflicten vóór, tijdens en na de scheiding. Maatregelen die de ouderlijke conflicten versterken, werken voor kinderen averechts. Nauwkeurig onderzoek door ervaren gedragsdeskundigen naar de diverse factoren die bijdragen aan de vervreemding van het kind, is vereist. Het is niet alleen nodig dat het contact tussen kind en ouder wordt hersteld, maar ook dat gezinsgerichte therapie wordt toegepast. Johnston concludeert, net als veel andere onderzoekers, dat het enige wat echt helpt bij vervreemding, vroege preventie van het probleem is.

■ **Afwijzing of niet?**

Ten slotte benadrukt Johnston dat negatieve uitspraken van kinderen over een ouder lang niet altijd vervreemding of afwijzing betekenen. Zij wijst erop dat:

— identificatie met de ene ouder (tijdelijk) kan leiden tot weigering van het verblijf bij de andere ouder;
— een kind zich qua temperament en persoonlijkheid meer thuis kan voelen bij de ene ouder;
— een kind primair gehecht kan zijn aan één ouder;
— er sprake kan zijn van separatieangst;
— verblijf bij de andere ouder volgens het kind ten koste kan gaan van de vriendschappen van het kind;
— het kind zich erg kan vervelen bij de andere ouder;
— het kind moeite kan hebben met aanwezige stiefouder of stiefbroers en -zusjes.

## 5.4 Loyaliteitsconflicten bij kinderen

Vervreemding en afwijzing van een ouder hangen sterk samen met ouderlijke conflicten en kunnen het resultaat zijn van ernstige loyaliteitsconflicten bij scheidingskinderen. Het fenomeen loyaliteit is in Nederland uitvoerig besproken door Else-Marie van den Eerenbeemt (2003), in navolging van de Amerikaans-Hongaarse kinderpsychiater Ivan Boszormenyi-Nagy. Loyaliteit wordt gedefinieerd als de vanzelfsprekende verbondenheid tussen ouders en kinderen die ontstaat bij de geboorte. Volgens de theorie is een kind altijd loyaal aan zijn beide biologische ouders. Elk kind krijgt in de loop van zijn leven met loyaliteitsconflicten te maken. Dat is normaal, want loyaliteit en loyaliteitsproblemen zijn er ook in allerlei niet-scheidingssituaties. Maar in het geval van scheiding is het loyaal blijven aan beide ouders voor een kind vaak niet eenvoudig. Kinderen worden dan nogal eens, bedoeld of onbedoeld, gedwongen te kiezen voor een van beide ouders. Maar het zijn de ouders (of ten minste een van hen) die willen scheiden, niet de kinderen. Volgens de huidige opvattingen, die ook zijn neergelegd in wetgeving, scheiden paren wel als partners, maar niet als ouders. Dat is echter gemakkelijker gezegd dan gedaan. Bij een scheiding zijn ex-partners vaak ook als ouders met elkaar in conflict en dat is zeer nadelig voor kinderen.

### 5.4.1  Onderzoek naar loyaliteitsconflicten

Vervreemding of afwijzing van een ouder betekent dat het kind een ouder volledig afkeurt en niet meer wil zien. Bij loyaliteitsconflicten bestaat het contact met beide ouders nog wel, maar doen alle twee een zwaar, tegengesteld beroep op het kind. In onderzoek worden loyaliteitsconflicten vaak gemeten door vragen te stellen als:
- Heb je vaak het gevoel dat je tussen je beide ouders in staat?
- Voelt het alsof je moet kiezen tussen je beide ouders?

Dat is voor een kind een hopeloze opgave en leidt er vaak toe dat het probeert te schipperen tussen beide ouders. Het kan zijn dat een kind thuiskomt bij moeder van een weekend bij vader en tegen de één zegt dat het erg leuk was en tegen de ander dat het vreselijk vervelend was. Uit onderzoek blijkt dat het voor een kind belangrijk is goedkeuring te krijgen van de ene ouder om het bij de andere ouder fijn te hebben. Conflicten tussen de ouders kunnen echter zo heftig en chronisch zijn dat er voor een kind niets anders op zit dan partij te kiezen. Dat kan betekenen dat het kind een van de ouders afwijst. Volgens Friedlander en Gans Walters (2010) is dat een vermijdende reactie die tot op zekere hoogte adaptief gedrag is. Het lost namelijk een angstig dilemma op. Het kind hoeft op die manier niet langer te navigeren in het emotionele mijnenveld tussen de beide ouders. En het loopt niet het risico de ouder te verliezen die hij het meest nodig denkt te hebben; of de ouder die hem naar zijn gevoel het meest nodig heeft.

In *Scholieren en Gezinnen 2013* is de mate van loyaliteitsconflicten bij scheidingskinderen gemeten en zijn de gevolgen in kaart gebracht (zie ► kader 5.4).

> **Kader 5.4 Gevolgen van loyaliteitsconflicten bij scheidingskinderen**
> Door middel van zeven uitspraken met vijf antwoordcategorieën is gemeten in welke mate kinderen loyaliteitsconflicten ervaren. Er is een vijfdeling gemaakt die oploopt van geen conflicten tot ernstige conflicten. Daarna is gekeken naar het algemeen gevoel van welbevinden, de schoolcijfers, de mate van agressief gedrag en de mate van depressieve gevoelens (zie ▢ tabel 5.3).
>
> Geconcludeerd kan worden dat vooral matige en ernstige loyaliteitsconflicten negatief zijn voor scheidingskinderen. Dit komt overeen met resultaten uit Amerikaans onderzoek. De negatieve gevolgen voor kinderen van ernstige loyaliteitsconflicten zijn vergelijkbaar met de gevolgen van ouderafwijzing. Beide fenomenen hangen sterk samen met de mate van ouderlijke conflicten rond en na de scheiding.
>
> Naast het advies aan gescheiden ouders om te leren hun conflicten te beheersen, zijn er nog andere belangrijke aanbevelingen:
> - Laat je kind duidelijk merken dat het geen schuld heeft aan de scheiding.
> - Geef je kind de ruimte om ook van de andere ouder te houden.
> - Spreek niet negatief over de andere ouder in het bijzijn van je kind.

- Maak wel duidelijk dat de scheiding definitief is.
- Stimuleer contacten van je kind met andere scheidingskinderen, bijvoorbeeld in een cursus of praatgroep.
- Zoek een geschikte vorm om informatie uit te wisselen over je kind met de andere ouder.

## 5.4.2 Casus: 'Mama, laat me met rust!'

> **Na een scheiding lijkt de regel te gelden dat contact met de andere ouder vanzelfsprekend goed is voor een kind. Maar is dat wel altijd zo?**

'Mama, ik heb je al vaker gezegd dat ik géén contact wil. Ik hoop dat je me nu eindelijk goed verstaat. Laat me alsjeblieft met rust!' Aldus een wanhopige Lucas in een uiterste poging zijn moeder via een brief aan haar verstand te brengen dat hij haar echt niet wil zien. 'Dit wil ik allemaal zelf', schrijft hij er nog onder voor het geval zij denkt dat het om een truc van zijn vader gaat. Wantrouwen kan bij gescheiden ouders immers hoogtij vieren, zeker als de omgang in het geding is.

Nu blijven kinderen, anders dan Lucas, meestal bij hun moeder wonen. Het zijn dan ook vooral vaders die hun ex er soms van verdenken het contact met hun kind(eren) onder valse voorwendsels te dwarsbomen. Dat is ook het beeld dat in de samenleving bestaat: de vijandige moeder die haar ex het kind niet gunt. Soms klopt dat beeld inderdaad, maar vaak ook niet. Er zijn net zo goed vaders die het laten afweten. En moeders en kinderen die met geldige redenen contact weigeren, bijvoorbeeld na huiselijk geweld.

Zo voelt Lucas zich onveilig en ongewenst bij zijn moeder, die haar impulsen en agressie niet in bedwang heeft. Door haar snel wisselende stemmingen en onvoorspelbare gedrag moet hij continu op zijn hoede zijn. Het ergste zijn haar plotselinge woede-uitbarstingen, waarmee ze het kind de stuipen op het lijf jaagt. De tengere 12-jarige jongen is doodsbang voor zijn moeder, die vermoedelijk een persoonlijkheidsstoornis heeft maar de hulpverlening uit de weg gaat. Lucas die, net als zijn vader, jarenlang psychisch en fysiek heeft geleden onder haar extreme gedrag, is uiteindelijk bij haar weggelopen.

Hij woont nu bij zijn vader. Die had het Advies- en Meldpunt Kindermishandeling (AMK) al eens te hulp geroepen, maar zonder resultaat: 'Ik werd als gescheiden vader niet serieus genomen.' Lucas heeft het vaste besluit genomen dat hij zijn moeder niet meer wil zien totdat hij 'groot en sterk' is. De raadsonderzoekers die in verband met de door zijn moeder gewenste omgang met hem komen praten, gaan volgens Lucas aan dat besluit voorbij: 'Ze wilden per se dat ik omgang met mama zou hebben en zetten mij onwijs onder druk. Dat bracht me in de war en maakte me boos. Als ze naar mij hadden geluisterd, dan hadden ze wel gesnapt waarom ik geen contact wilde', aldus de jongen, die de rechter later toch wist te overtuigen.

- **Praten met kinderen**

Liesbeth Groenhuijsen, jarenlang gedragsdeskundige bij de Raad voor de Kinderbescherming, verstaat de taal van het kind. Praten met (scheidings)kinderen, zoals zij dat doet,

◻ **Tabel 5.3**   Gevolgen (schalen 1-10) van loyaliteitsconflicten voor scheidingskinderen (n=394, S&G 2013).

| | Welbevinden[1] | Schoolcijfers[1] | Agressief gedrag[2] | Depressieve gevoelens[2] |
|---|---|---|---|---|
| Loyaliteitsconflicten: | | | | |
| niet | 8,1 | 6,9 | 5,3 | 5,8 |
| bijna niet | 7,6 | 6,8 | 5,3 | 6,5 |
| milde | 7,5 | 6,6 | 5,6 | 6,7 |
| matige | 6,9 | 6,8 | 5,5 | 8,2 |
| ernstige | 6,8 | 6,5 | 5,6 | 8,2 |
| *Gemiddeld* | *7,4* | *6,7* | *5,4* | *6,9* |

1: hoge score is positief; 2: hoge score is negatief

levert vaak verhelderende inzichten op. Daarmee kan de omgang soms meteen (weer) op gang worden gebracht. In andere gevallen is daar meer voor nodig. En soms, zoals in de zaak van Lucas, is het beter van niet, al is dat zuur voor de afgewezen ouder. Andere, meer fundamentele behoeften van het kind hebben dan prioriteit, zoals gezondheid en gevoelens van veiligheid en van rust. Anders kan het kind zich niet ontwikkelen, aldus Groenhuijsen, die tijdens haar gesprekken met kinderen vanuit een aantal uitgangspunten werkt. Zo moet het kind worden gehoord in de zin van 'zich begrepen voelen, erkend worden in zijn gevoelens en steun krijgen bij het verwoorden daarvan' (Groenhuijsen, 2006). En dat is precies wat Lucas tijdens de gesprekken die met hem zijn gevoerd, heeft gemist.

**Kader 5.5** *Het ouderschapsonderzoek: een aanpak bij vechtscheidingen* **(Kluwer, 2013)**
Esther Kluwer heeft het 'ouderschapsonderzoek', voorheen aangeduid met de term 'forensische mediation' (Van Leuven & Hoefnagels, 2003), uitgebreid geëvalueerd. Ouderschapsonderzoek is een procesmethode die onderzoek en mediation combineert met een tweeledig doel. Enerzijds om partijen alsnog de gelegenheid te bieden om zelf tot (deel)oplossing van hun geschil te geraken. En anderzijds om de rechter in het kader van het deskundigenbericht de informatie te verschaffen die nodig is om een gerechtelijke beslissing te nemen. De methode wordt toegepast in gezag- en omgangszaken, alsmede in complexe financiële zaken voortvloeiend uit een (echt)scheiding, waarbij de kinderen klem zitten tussen hevig strijdende ouders. Het ouderschapsonderzoek wordt opgelegd door de rechter en wordt gerapporteerd aan de rechter. Een belangrijk verschil met een onderzoek door de Raad voor de Kinderbescherming (zie ▶ kader 5.7) is dat de deskundige zich primair richt op de onderliggende conflicten tussen de ouders. De deskundigen zijn allen geregistreerd bij de Stichting Forensische Mediation.
Kluwer paste in haar onderzoek verschillende methoden toe: een dossierstudie naar 25 dossiers, een rondetafelgesprek met raadsheren en gerechtssecretarissen, en een empirisch onderzoek onder ouders. Dit laatste gebeurde met een ouderschaps-

groep en een controlegroep, en met een voormeting en een nameting. De belangrijkste conclusie is dat bijna de helft van de ouders in de ouderschapsgroep er alsnog in slaagde tot (deel)overeenstemming te komen. Tot een duidelijke verbetering van de relatie tussen de ouders en vermindering van hun conflicten leidde het ouderschapsonderzoek echter niet. Kluwer stelt dat de conflicten tussen de ouders in een vechtscheiding dusdanig geëscaleerd zijn dat ten minste een langdurige therapeutische aanpak nodig is. Maar ook als de ouders geen (gedeeltelijke) overeenstemming bereiken, helpt het verslag van het ouderschapsonderzoek de raadsheren bij het nemen van een beslissing.

Een ouderschapsonderzoek duurt gemiddeld ruim een jaar en de kosten bedragen gemiddeld ruim 3000 euro. Het financieel stimuleren en inhoudelijk en procesmatig verder ontwikkelen van het ouderschapsonderzoek verdient volgens de auteur zeker aanbeveling, maar dit laat onverlet dat tevens moet worden geïnvesteerd in preventie van vechtscheidingen.

## 5.5 Huiselijk geweld en kindermishandeling

Niet alleen loyaliteitsconflicten, vervreemding en afwijzing van een ouder, maar ook huiselijk geweld en kindermishandeling behoren helaas tot de ernstige problemen waarmee scheidingskinderen te maken kunnen krijgen. De grens tussen partnergeweld en kindermishandeling is niet eenvoudig te trekken. In de nota *De kracht van het gezin. Gezinsbeleid 2008* (Programmaministerie voor Jeugd en Gezin, 2008) wordt verwezen naar buitenlands onderzoek. Daaruit komt naar voren dat van de kinderen die getuige zijn van partnergeweld – en dat gebeurt in 80% van de gevallen van partnergeweld –, 30-60% ook direct slachtoffer is van kindermishandeling. Daarnaast kan alleen al het getuige zijn van ouderlijk geweld kinderen ernstig beschadigen (Baeten & Geurts, 2002).

Baartman (2005) stelt dat in vrijwel alle definities van kindermishandeling wordt gerefereerd aan fysiek en emotioneel geweld, seksueel misbruik en fysieke en emotionele verwaarlozing. In Nederland waren volgens de tweede Nationale Prevalentiestudie Mishandeling van kinderen en jeugdigen (NPM-2010) ruim 118.000 kinderen en jongeren van 0 tot 18 jaar (ruim 3% van het totaal) blootgesteld aan een vorm van kindermishandeling (Alink e.a., 2011) Anders gezegd: kindermishandeling treft 34 per 1000 kinderen per jaar.

Kindermishandeling is gedefinieerd als lichamelijke en emotionele mishandeling en verwaarlozing, inclusief verwaarlozing van het onderwijs. Hoe vaak er in al deze gevallen sprake is van echtscheiding is niet precies bekend. Wel blijkt kindermishandeling vaker voor te komen in eenoudergezinnen en in stiefgezinnen. Ander onderzoek laat ook zien dat kindermishandeling en huiselijk geweld relatief vaker voorkomen in scheidingssituaties dan in intacte gezinnen. Meerding (2006) onderscheidt in verschillende situaties diverse risicofactoren, namelijk:

- voor fysieke mishandeling van kinderen: o.a. alleenstaand ouderschap en een slechte relatie tussen de ouders;
- voor verwaarlozing: o.a. gedragsstoornissen bij de vader;
- voor seksueel misbruik: o.a. de aanwezigheid van een stiefvader.

### 5.5.1  Signalen van ex-partners over kindermishandeling

De vader van Lucas (zie ► par. 5.4.2) wendde zich uit wanhoop tot het AMK in zijn woon-plaats. Zijn zoon, die bij zijn ex-vrouw woonde, werd door haar emotioneel en soms ook fysiek mishandeld. Zij lijkt een persoonlijkheidsstoornis te hebben, maar wijst hulpver-lening af. Bij het AMK ving de vader echter bot. Hij voelde zich gewantrouwd en niet begrepen. Het advies om samen met zijn ex-vrouw te komen praten, vond hij absurd en wees hij van de hand.

Volgens Geurts (2009) bestaat er een dubbel beeld van vermoedens van kindermis-handeling bij voormalige partners. Enerzijds wordt de kans op valse beschuldigingen in scheidingssituaties groot geacht, maar anderzijds lijkt de kans groter dat tijdens of na een scheiding daadwerkelijk kindermishandeling optreedt. Vaak wordt er gedacht dat een ex-partner eropuit is de andere ouder zwart te maken. Uit binnen- en buitenlandse literatuur blijkt volgens Geurts echter dat het relatief weinig voorkomt dat ouders opzettelijk een valse melding doen over hun vroegere partner. Tegelijkertijd lijken cijfers erop te wijzen dat er in scheidingssituaties een grotere kans is op geweld tegen volwassenen én kinde-ren. Het behandelen van vermoedens van kindermishandeling door voormalige partners blijkt bij de AMK's een knelpunt te zijn: er is geen eenduidig aannamebeleid en er is geen of onvoldoende hulp voorhanden voor deze problematiek. De (in 2009 afgeronde) Ken-niskring Kindermishandeling heeft zich over deze twee problemen gebogen, aldus Geurts. Gebleken is dat medewerkers van AMK's en de afdeling Toegang van Bureau Jeugdzorg het lastig vinden om met dit soort mededelingen van ex-partners om te gaan. Deze melders zijn bijvoorbeeld vaak hevig geëmotioneerd. Daardoor kunnen medewerkers er moeite mee hebben om te bepalen of iemand oprecht bezorgd is over het betrokken kind of een conflict wil uitvechten met zijn ex. Ook speelt mee dat medewerkers bang zijn om in de strijd betrokken te worden. Verder bevatten meldingen van ex-partners specifieke elemen-ten waardoor ze anders zijn dan andere. Zo is chronische en hevige ouderlijke strijd welis-waar schadelijk voor kinderen, maar is de grens met kindermishandeling niet altijd scherp te trekken. Ook willen of kunnen ouders, zoals de vader van Lucas, vaak niet gezamenlijk een gesprek met de medewerker voeren, terwijl dit wel noodzakelijk is om de informatie open en objectief te behandelen.

De Kenniskring heeft een lijst met aandachtspunten samengesteld voor het behande-len van meldingen van ex-partners. Het is een hulpmiddel bij het objectief onderbouwen van vermoedens van kindermishandeling. Geurts (2009) wijst er echter op dat er meer no-dig is om de problematiek op te lossen, namelijk gespecialiseerde hulp bij complexe schei-dingsproblemen. Want daaraan ontbreekt het volgens de Kenniskring (zie ook ► par. 7.11).

### 5.5.2  Onderzoek

Huiselijk geweld en kindermishandeling komen in veel sociaalwetenschappelijk bevol-kingsonderzoek niet expliciet aan de orde. In kleinschalig onderzoek wordt het vaker vermeld, maar daar zijn de uitkomsten door de kleine aantallen respondenten niet repre-sentatief maar vooral signalerend. In dossieronderzoek met 85 dossiers afkomstig van de

Raad voor de Kinderbescherming in Zwolle (Bischoff & Schaap, 2003; Kremer-Schipper & Van Esch, 2003) komt huiselijk geweld in de vorm van agressief gedrag van vader in ongeveer een derde van de dossiers naar voren. Kindermishandeling en seksueel misbruik door vader worden in ongeveer 15% van de dossiers genoemd. Voor moeders liggen deze cijfers duidelijk lager. Daarentegen komt psychologisch geweld in de vorm van het zwart-maken van de ex-partner vaker voor bij inwonende ouders en dat zijn meestal moeders.

Nederlands onderzoek wijst verder uit dat niet alleen scheiding en alleenstaand ouderschap het risico op kindermishandeling vergroot, maar dat kindermishandeling ook vaker voorkomt in grotere gezinnen en in stiefgezinnen (Van IJzendoorn e.a., 2007, Klein Velderman & Pannebakker, 2008).

■ **Parentificatie**

Diverse Amerikaanse onderzoekers (Bernardini & Jenkins, 2002; Cummings & Davies, 2002) hebben uitgebreid beschreven hoe kinderen te lijden hebben onder ruzies tussen de ouders. Zij concludeerden dat ouderlijke conflicten, met vormen van verbale of fysieke agressie, sterk samenhangen met een laag welbevinden van kinderen. Ouderlijke conflicten kunnen ook leiden tot 'parentificatie' van kinderen, de neiging van ouders om op hun kinderen te leunen voor emotionele ondersteuning in tijden van conflicten en stress. Parentificatie komt ook in intacte gezinnen voor en is aantoonbaar schadelijk voor kinderen.

Het maakt ook verschil waar de ouderlijke conflicten over gaan. Onderzoek toont aan dat vooral ruzies die het kind betreffen meer internaliserende problemen bij kinderen teweegbrengen. Ook is herhaaldelijk gebleken dat ouderlijke conflicten vooral schadelijk zijn voor scheidingskinderen als de ruzies zich voordoen in hun bijzijn en gepaard gaan met fysiek of psychologisch geweld.

---

**Kader 5.6** *De ondertoezichtstelling bij omgangsproblemen* **(Van der Velden, Tegelaar, Wery, Van Zanten, Vegter, Van den Hoven & Broeshart, 2012).**
Als een kind bij een scheiding zo ernstig in de knel komt dat zijn ontwikkeling gevaar loopt, kan de rechter hem op verzoek van de Raad voor de Kinderbescherming onder toezicht stellen van Bureau Jeugdzorg. Dan komt er een gezinsvoogd aan te pas die ervoor moet zorgen dat het kind niet ten onder gaat aan de conflicten tussen de ouders. Daarnaast kan hij, als dat in de rechterlijke beschikking is vastgelegd, de taak krijgen de inwonende ouder en kinderen te begeleiden bij het op gang brengen van omgang met de uitwonende ouder. De aard van de – ernstige – problematiek brengt met zich mee dat veel ouders vervolgens klachten hebben, vooral over partijdigheid van de gezinsvoogd.

 · De Nationale ombudsman en de Kinderombudsman verrichtten naar aanleiding van klachten van ouders en kinderen onderzoek naar de uitvoering van deze ondertoezichtstellingen (Van der Velden e.a., 2012). Als methode van onderzoek is gekozen voor een gemengde aanpak. Er is dossieronderzoek gedaan om de klachten van ouders en de contacten met kinderen te inventariseren. Er zijn gesprekken gevoerd met Bureaus Jeugdzorg, de Raad voor de Kinderbescherming, een aantal deskundigen van het Nederlands Jeugdinstituut en het Nederlands Instituut Forensische Psychiatrie en een aantal kinderrechters.

Een ondertoezichtstelling bij omgangsproblemen wordt pas opgelegd als de problemen ernstig zijn geëscaleerd. De bedoeling is dan in de eerste plaats het kind te beschermen en niet om zonder meer de omgang te stimuleren. De onderzoekers concluderen dat verbeteringen in de werkwijze bij de ondertoezichtstellingen mogelijk zijn. De aanpak vanuit Bureau Jeugdzorg moet krachtig zijn, er moet meer geleerd worden van succesvolle praktijken en er moeten kwaliteitskaders worden gehanteerd. De samenwerking in de keten verschilt nogal per regio en dat zou beter kunnen. Bovendien is het hulpverleningsaanbod voor ouders en kinderen niet landelijk dekkend.

Vrijwel altijd hebben de ouders ernstige conflicten. Inzicht in de ernst van die conflicten kan worden verkregen door de escalatieladder van Glasl (2001) te gebruiken. Deze geeft de ontwikkeling van een conflict weer. Elke stap op de ladder heeft gevolgen voor het gedrag van mensen, voor hun houding en hun manier van denken. Omdat de meeste ouders al op een hoog escalatieniveau zitten, is een oplossing vinden moeilijk. Ouders voelen zich vaak machteloos en gefrustreerd.

Bij de Raad voor de Kinderbescherming constateerden de auteurs een verschuiving in het denken over omgang bij onoplosbare conflicten. De schade daarvan doet de eventuele positieve betekenis van behoud van de relatie met beide ouders teniet. Soms moet een kind uit de strijd worden gehaald door de omgang te stoppen. Het recht op ontwikkeling van het kind gaat dan voor. Kinderrechters zeggen geen algemene uitspraken te kunnen doen over het belang van het kind. Dat hangt steeds af van de situatie van het individuele kind. De rechters lijken echter wat minder afwachtend en voorzichtig te worden. Dat betekent soms dat zij omgang niet in het belang van het kind achten, en soms bijvoorbeeld overgaan tot wijziging van de hoofdverblijfplaats van het kind. Gezinsvoogden ervaren de ondertoezichtstellingen bij complexe echtscheidingen als belastend. Het ontbreekt helaas vaak aan financiën om zaken voldoende goed voor te bereiden en aanvullende hulp te geven zoals bemiddeling en contact in een omgangshuis.

### 5.5.3  Kindermishandeling in Australië en Canada

- **Australië**

Hoe gaat het rechtssysteem in Australië om met beschuldigingen van kindermishandeling in het kader van gezags- en omgangsgeschillen bij stukgelopen huwelijken en andere samenlevingsvormen? Brown en collega's (2001) rapporteren over een onderzoek in Australië. Dat vond plaats bij het in echtscheiding gespecialiseerde Family Court of Australia, een rechtbank met vestigingen door het hele land. De studie moest tweehonderd gevallen (dossiers) analyseren waarin sprake was van beschuldigingen van kindermishandeling. De ouders werden naar rato verdeeld over het volledige scala van beroepen en de diverse etnische groeperingen en rassen in het land. De dossiers bevatten gegevens vanaf het moment dat de beschuldiging werd uitgesproken tot het moment dat het geschil werd bijgelegd of beëindigd door een uitspraak van de rechtbank.

Uit de studie blijkt dat slechts 9% van de beschuldigingen onwaar was. Ander onderzoek en rapportage van de kinderbescherming bevestigen deze uitkomst. Het ging meestal om serieuze mishandeling, vaak bestaande uit een combinatie van diverse vormen. Veel plegers waren familie: vader (40%), moeder (22%), stiefvader (8%), stiefmoeder (2%), grootvader (1%), stief- of halfbroers of zussen (5%) en anderen dan familieleden (22%). De mishandeling gebeurde tegen de achtergrond van gezinsgeweld. De boodschap van de onderzoekers aan professionals luidt: beschuldigingen van kindermishandeling zijn in de context van scheiding niet eerder onwaar dan in andere omstandigheden. Professionals moeten niet uitgaan van misleidende aannames, maar van beproefd onderzoek.

- **Canada**
In Canada is ook onderzoek gedaan naar valse beschuldigingen van kindermishandeling in het kader van gezags- en omgangsgeschillen (Trocmé & Bala, 2005). De onderzoekers maakten daarbij gebruik van de gegevens van de eerste nationale incidentiestudie waarin (ook) het aantal opzettelijk valse beschuldigingen van kindermishandeling, onderzocht door kinderbeschermingsorganisaties in heel Canada, is gedocumenteerd. Trocmé en Bala hadden een steekproef van 7600 dossiers tot hun beschikking. Hun onderzoek spitst zich toe op de kenmerken van (opzettelijk) valse meldingen van kindermishandeling in de context van (echt)scheiding. De studie bestrijkt, in tegenstelling tot de meeste eerdere studies, alle typen kindermishandeling: seksuele en fysieke mishandeling en emotioneel misbruik en verwaarlozing.

In overeenstemming met andere nationale studies over gerapporteerde kindermishandeling, geven de data aan dat ongeveer een derde van de mishandeling niet kon worden aangetoond. Echter, slechts 4% van alle zaken wordt beschouwd als opzettelijk verzonnen. In het deel van de steekproef dat zaken bevat waarin een geschil over gezag- en omgang speelt, is dat aantal hoger: 12%. Beide percentages zijn vergelijkbaar met de uitkomsten van ander onderzoek. Verder blijkt dat valse meldingen veel vaker verwaarlozing betreffen dan mishandeling. Opvallend is het gegeven dat het eerder de niet-gezagdragende ouders, meestal vaders, zijn die hun ex valselijk betichten van kindermishandeling (15%) dan de gezagdragende ouders (2%), meestal moeders. Ten slotte: kinderen zijn zelden de bron van valse beschuldigingen (2%) en in het geval van seksueel misbruik helemaal niet (0%).

Trocmé en Bala concluderen dat (opzettelijke) valse beschuldigingen in de context van (echt)scheiding niet zo vaak voorkomen als sommigen denken. Verder onderzoek naar gerapporteerde kindermishandeling die niet kan worden aangetoond is nodig, zeker in het geval van gezags- en omgangsgeschillen.

## 5.5.4 Kindermishandeling in de Verenigde Staten

Ook in de Verenigde Staten is het probleem van kindermishandeling en seksueel misbruik onderzocht. Volgens Austin (2000) moet de geloofwaardigheid van beschuldigingen worden beoordeeld aan de hand van:
- objectieve verificatie van het geweld (via aangiften en medische dossiers);
- het patroon van de klachten over het geweld;
- bevestiging van het geweld door betrouwbare derden;

— afwezigheid van weerlegging van het geweld door betrouwbare derden;
— het psychologische profiel en gewelddadig verleden van de vermeende dader;
— de psychische toestand van het vermeende slachtoffer.

Austin adviseert de aanbevelingen in termen van kansen en voorwaarden aan de rechtbank te presenteren, in plaats van te melden of er wel of geen sprake was van geweld.

Ook Johnston en Girdner (1998) proberen de risico's op geweld en ontvoering in kaart te brengen. Zij construeren zes profielen van mogelijke daders en wijzen op het belang van counseling en mediation en de evaluatie van bezoekregelingen. Bij het gebruiken van beslisregels is het onvermijdelijk dat bij het trekken van conclusies over de geloofwaardigheid van de beschuldigingen, fouten worden gemaakt. Daarbij gaat het dan zowel om het ten onrechte voor waar aannemen van valse beschuldigingen als om het ten onrechte verwerpen van ware beschuldigingen. In het algemeen heeft een onterechte beschuldiging minder ernstige gevolgen voor het kind dan een onterechte vrijspraak van de beschuldigde.

■   **Typen partnergeweld**

Meer recente literatuur laat zien dat in toenemende mate gezocht wordt naar meer differentiatie en maatwerk. Zo ook Jaffe en collega's (2008) die zich bezighouden met beschuldigingen van huiselijk geweld en kindermishandeling bij (echt)scheiding. Zij benadrukken dat huiselijk geweld een breed begrip is dat veel soorten mishandeling omvat, variërend van één geïsoleerde gebeurtenis tot ware terreur. Er is groeiende consensus dat er vier typen partnergeweld zijn te onderscheiden:

1. intieme terreur (geweld met doorgaand patroon van machtsuitoefening, meestal door mannen);
2. situationeel geweld (door beide partners ten gevolge van beperkte vaardigheden om conflicten op te lossen);
3. gewelddadig verzet (ter verdediging, meestal door vrouwen);
4. geweld ten gevolge van stress bij en na scheiding (door man of vrouw na een verder geweldloze relatie).

Hoe is huiselijk geweld relevant voor contactregelingen tussen ouder en kind na scheiding? De auteurs noemen een groot aantal punten om rekening mee te houden. Een greep hieruit:

— Daders zijn vaker slechte, zo niet mishandelende ouders en slechte rolmodellen voor kinderen.
— Partnergeweld eindigt niet noodzakelijkerwijs als partners uit elkaar gaan.
— Het komt vaak voor dat de opvoedingskwaliteiten van slachtoffers te lijden hebben onder hun fysieke en emotionele uitputting. Deze ouders maken een minder goede indruk tijdens de rechtszaak dan later, als alles tot rust is gekomen.
— Het gedrag van een slachtoffer in een gewelddadige relatie en tijdens de nasleep van een slopende scheiding mag een beslissing over gezag- en omgang niet negatief beïnvloeden.

— Slachtoffers die in angst leven, zijn niet paranoïde. Zij hebben reden om hun ex te mijden en te weigeren de kinderen naar hem toe te laten gaan.

Er zijn (nog) geen instrumenten om betrouwbaar te differentiëren tussen typen geweld en hoe deze zich verhouden tot ouderschap. Er schijnen wel studies te zijn die erop wijzen dat het risico van kindermishandeling bij type 1 (terreur) erg hoog is. Hoe dat zit met de andere typen is nog onbekend (Kelly & Johnston, 2008). Jaffe e.a. stellen de zogeheten PPP-screening die zich op de volgende drie basisfactoren richt:
1. *potency* (ernst en risico met het oog op veiligheidsmaatregelen);
2. *pattern* (de mate waarin het geweld onderdeel is van een patroon van dwingende controle en dominantie, een cruciale indicator van de hoeveelheid stress en trauma waaronder de slachtoffers hebben geleden en van de kans op toekomstig geweld);
3. *primary perpetrator* (wie is de primaire dader van wie de omgang aan banden moet worden gelegd en wie kan waarschijnlijk een geweldloos thuis bieden).

Een dergelijke PPP-screening voorziet professionals (bijvoorbeeld rechters, psychologen, maatschappelijk werkers, mits getraind en beschikkend over relevante feiten) van een werkhypothese over het type geweld waar ze mee te maken krijgen. Gaat het om een definitieve conclusie of het doen van aanbevelingen, dan is dat een taak voor een gekwalificeerde GGZ-professional met een gespecialiseerde training in huiselijk geweld.

- **Betrouwbare aanwijzingen**

Maar hoe kom je aan betrouwbare aanwijzingen in de wirwar van beschuldigingen? Jaffe e.a. (2008) citeren Austin (2000) – zie het begin van deze paragraaf – en voegen aan zijn 'checklist' nog een aantal beoordelingspunten toe. Zo kan de timing van de beschuldiging verband houden met de fase waarin de rechtszaak zich bevindt. Er *kan* eigenbelang in het spel zijn, bijvoorbeeld als de beschuldiging dient om een verzoek om gezag kracht bij te zetten. Maar er zijn ook andere – valide – redenen die uitgezocht moeten worden. In ieder geval geven zowel klinische observaties als empirische studies aan dat slechts een klein aantal ongegronde aantijgingen te maken heeft met opzettelijke of kwaadaardig bedoelde verzinsels. Veel vaker komt het voor dat de beschuldigende ouder oprecht, maar abusievelijk gelooft in mishandeling of misbruik. Valse beschuldigingen komen veel minder vaak voor dan situaties waarin echte slachtoffers de mishandeling niet melden en daders massaal ontkennen en bagatelliseren.

De auteurs benoemen principes voor het maken van gedifferentieerde ouderschapsregelingen en het oplossen van strijdige prioriteiten. Een voorbeeld van dit laatste: het kind moet veilig zijn maar omgang met de dader is in principe ook gewenst want heilzaam. Er moet een risico-winstanalyse van verschillende regelingen gemaakt worden. Van elk plan moeten de doelen worden opgesteld in een volgorde naar prioriteit. De strategie houdt in dat je mikt op het behalen van alle (vijf) doelen en de dilemma's wegneemt door de laagste prioriteiten los te laten. Het eerste doel – het kind beschermen – heeft de hoogste prioriteit waaraan niet getornd mag worden.

De doelen volgens prioriteit:

1. Bescherm kinderen direct tegen geweld, misbruik en verwaarlozing.
2. Zorg voor veiligheid voor en steun aan de ouder die slachtoffer is (aannemende dat deze dan beter in staat is het kind te beschermen).
3. Respecteer en bevorder dat de ouder die slachtoffer is eigen beslissingen neemt (binnen de beperkingen die de staat kan opleggen).
4. Houd daders verantwoordelijk voor hun gedrag in het verleden en in de toekomst (dat wil zeggen: laat hen in de context van de familierechtelijke procedure het probleem erkennen en neem maatregelen om gewelddadig gedrag te corrigeren).
5. Stimuleer de minst restrictieve omgangsregeling *waar het kind baat bij heeft* en houd daarbij zo veel mogelijk rekening met de wederzijdse rechten van de ouders.

### ▪ Verschillende ouderschapsregelingen

Om professionals behulpzaam te zijn bij het opstellen van ouderschapsregelingen op maat, presenteren de auteurs een overzichtelijk en zorgvuldig uitgewerkt schema met vijf verschillende ouderschapsregelingen voor gezinnen na scheiding waarin eerder heftige conflicten en geweld hebben plaatsgevonden. Het gedetailleerde schema, gebaseerd op literatuurstudie en praktijkervaring – en daarom 'voorlopig' genoemd –, bevat definities, criteria voor het gebruik (waaronder de scores in de PPP-screening) en bijzondere voorwaarden bij elke regeling. De vijf modellen, variërend van relatief vrij tot zeer restrictief, hebben de volgende namen:

1. co-ouderschap;
2. parallel ouderschap;
3. begeleide overdracht;
4. begeleide omgang;
5. geen omgang.

De meeste namen spreken voor zichzelf en behelzen regelingen die, in ieder geval qua naam, ook in Nederland bekend zijn. Dat geldt waarschijnlijk minder voor 'parallel ouderschap', een vorm waarin beide ouders betrokken zijn bij de zorg voor het kind maar nauwelijks contact met elkaar (mogen) hebben. Hoe dat precies moet, staat in het model beschreven, net als wanneer dit wel of niet toepasbaar is. Zo zijn baby's en heel jonge kinderen of kinderen met *special needs* bijvoorbeeld niet gebaat bij deze constructie. Parallel ouderschap kan (in het geval van oudere kinderen) waarschijnlijk wel worden toegepast bij geweldstype 4 (ten gevolge van stress bij en na scheiding na een geweldloze relatie). Dit type komt in principe ook in aanmerking voor co-ouderschap.

Het juridisch kader wordt eveneens besproken. Bij parallel ouderschap kan het gaan om gezamenlijk of eenhoofdig gezag. Meestal wordt de beslissingsbevoegdheid voor belangrijke besluiten in dit soort gevallen toegewezen aan één ouder. Ook zal het kind waarschijnlijk meer tijd doorbrengen bij deze ouder, bij wie hij ook zijn hoofdverblijf heeft, maar dat hoeft niet altijd zo te zijn. Helaas is er, aldus de auteurs, een diepe kloof tussen het ideale plan dat een gezin nodig heeft en de beschikbare diensten en middelen in de gemeenschap.

## Kader 5.7 De rol van de Raad voor de Kinderbescherming bij scheiding

De Raad voor de Kinderbescherming speelt een belangrijke rol bij scheidingen van ouders die het niet eens kunnen worden over afspraken over hun kind(eren). Soms zijn de problemen heel ernstig, zoals bij huiselijk geweld, psychiatrische klachten of verslaving. Overleg tussen de partners kan in zulke gevallen onmogelijk zijn, waardoor de rechter eraan te pas moet komen. Die kan zich dan door de raad laten adviseren. Dat betekent dat er eerst een onderzoek moet komen. Hierbij gaat het om de vraag welke regeling – ook op langere termijn – voor het kind de beste is. De raadsonderzoeker spreekt met ouders én kinderen en heeft ook gesprekken met mensen uit hun directe omgeving. Daarbij valt te denken aan een leerkracht of betrokken hulpverlener. Het kind wordt nadrukkelijk geïnformeerd over de gang van zaken en mag zijn mening geven. Een kind dat te jong is voor een gesprek, wordt door de raadsonderzoeker geobserveerd. In 2012 heeft de raad 5249 van dergelijke gezags- en omgangsonderzoeken uitgevoerd; voor 2011, 2010 en 2009 waren deze cijfers respectievelijk 4800, 4867 en 4672. Het gaat hierbij steeds om kindzaken. Het aantal (echt)scheidingen waarop die 5249 kindzaken in 2012 betrekking hadden, bedroeg ongeveer 3300.

Binnen de raad krijgt de raadsonderzoeker ondersteuning van een gedragsdeskundige en eventueel een juridisch deskundige. Daarnaast kan de gedragsdeskundige een deelonderzoek doen, zoals een interactieobservatie tussen ouder en kind. De raadsonderzoeker beslist dus nooit alleen over het advies en is ook niet de eindverantwoordelijke. Dat is zijn leidinggevende, de teamleider. De raadsonderzoeker rondt het onderzoek af met een rapport, waarin hij verslag doet van het verloop van het onderzoek. Ook beschrijft hij de ontwikkeling en de situatie van het kind. Verder geeft hij de mening van de ouders, het kind en eventuele andere betrokkenen weer.

*Advisering*

Er volgt een onderbouwd advies aan de rechter. Daarin staat bijvoorbeeld bij welke ouder de kinderen het best kunnen wonen en/of hoe de verdeling van de zorg- en opvoedingstaken moet worden geregeld. Het voorlopige rapport wordt met de ouders en het kind besproken. Onjuist weergegeven feiten kunnen worden gewijzigd, andere opmerkingen worden als bijlage aan het definitieve rapport toegevoegd. Dit gaat hierna naar de rechter. De ouders ontvangen ook een exemplaar. Na ontvangst van het rapport met het advies van de raad, behandelt de rechter de zaak op een zitting in aanwezigheid van de ouders (en eventuele advocaten). De rechter luistert naar wat alle betrokkenen te vertellen hebben. Kinderen van twaalf jaar en ouder – en soms jonger – kunnen ook hun verhaal doen, maar dat gebeurt zonder dat de ouders erbij zijn. De rechter neemt vervolgens een beslissing over een regeling voor de kinderen op basis van zijn eigen afweging. Hij is niet verplicht om het advies van de raad te volgen.

Medewerkers van de raad laten zich bij hun dagelijks werk leiden door richtlijnen van de minister van Veiligheid en Justitie (het zogeheten Kwaliteitskader). Daarnaast wordt gewerkt met specifieke protocollen, zoals het protocol Gezag en omgang na scheiding. Kwaliteitskader en protocol(len) zijn te raadplegen via ▶ www.kinderbescherming.nl.

*Bron:* ▶ www.kinderbescherming.nl.

## 5.5.5   Experts over huiselijk geweld en familierecht

In januari 2008 hield het Verwey-Jonker Instituut een expertmeeting over de rol van het familierecht in geval van geweld in het gezin. Deze bijeenkomst werd voorafgegaan door een notitie en gevolgd door een verslag. Beide zijn gebundeld in de publicatie *Familierecht en huiselijk geweld, een wereld van verschil?* (Lünnemann, Drost & De Boer, 2008).

De belangrijkste thema's:

— Geweld tussen partners kan aanleiding zijn voor een echtscheiding. Maar echtscheiding garandeert niet dat het geweld stopt. Als er kinderen zijn, moeten gezag en omgang worden geregeld. Wat is wijsheid in dergelijke situaties?

— De Wet bevordering voortgezet ouderschap en zorgvuldige scheiding gaat ervan uit dat ouders samen verantwoordelijk blijven voor de kinderen. En dat de contacten tussen kinderen en ouders zo veel mogelijk blijven bestaan. Door alle nadruk op deze uitgangspunten, wordt er volgens wetenschappers voorbijgegaan aan het feit dat contact niet altijd in het belang van het kind is.

— Heeft het familierecht wel voldoende aandacht voor huiselijk geweld? Welke knelpunten zijn er in de aansluiting tussen de aanpak van huiselijk geweld en het familierecht? Zijn er maatregelen nodig om de veiligheid van de kinderen en de verzorgende ouder rond omgang en gezag beter te waarborgen?

De belangrijkste uitkomsten van de discussie:

— Partnergeweld is een relevante factor bij de besluitvorming over omgang en gezag, maar er is weinig kennis van de omvang en aard van het probleem. Er is nader onderzoek nodig om antwoorden te krijgen op vragen zoals: hoe vaak is partnergeweld of kindermishandeling de reden om omgang af te wijzen? Hoe wegen professionals geweldsaspecten mee in beslissingen rond omgang en gezag?

— Gezamenlijk gezag na echtscheiding is een juist uitgangspunt. Jurisprudentie van de Hoge Raad laat echter weinig ruimte voor afwijking van deze norm in de vorm van eenhoofdig gezag. Er moet vanuit het belang van het kind vrijer worden omgegaan met uitzonderingssituaties. Het moet niet zo zijn dat de omgang wordt ontzegd, maar het gezamenlijk gezag blijft bestaan. Die maatregelen moeten worden gekoppeld: als er reden is om de omgang te ontzeggen, dan is er ook reden voor eenhoofdig gezag.

— Er is behoefte aan een risicotaxatie-instrument dat helpt bij het beantwoorden van vragen zoals: welk gevaar loopt een kind bij gezamenlijk gezag of een omgangsregeling?

— Er zijn te weinig mogelijkheden voor begeleide omgang, een belangrijke tussenvorm tussen geen omgang en een omgangsregeling. Dit is een groot knelpunt.

Wat nog meer naar voren kwam:

— Partnergeweld treft niet alleen de volwassenen: kinderen die getuige zijn van geweld tegen een ouder, kunnen ook ernstige (psychische) schade oplopen.

— Bij geweld tegen de moeder is de kans groter dat het kind ook wordt mishandeld.

— Gezamenlijk ouderschap is niet altijd in het belang van het kind.

— De inwonende ouder frustreert soms de omgangsregeling door geweld als argument aan te voeren.

— De uitwonende ouder misbruikt soms de omgang om macht te blijven uitoefenen.

– Ouders die geweld plegen (lichamelijk en emotioneel), moeten verplicht kunnen worden deel te nemen aan ouderprogramma's.
– Slachtoffers van geweld moeten niet tot contact met de geweldpleger worden gedwongen.

## 5.5.6  Verplichte meldcode huiselijk geweld en kindermishandeling

Veel beroepskrachten voelen zich onzeker als zij huiselijk geweld of kindermishandeling vermoeden of signaleren. Klopt hun vermoeden wel? En zo ja, wat is dan de volgende stap? Om hen te helpen alert en adequaat te reageren bij signalen is op 1 juli 2013 de 'verplichte meldcode huiselijk geweld en kindermishandeling' in werking getreden. Sindsdien moet elke organisatie waar professionals met kinderen en/of ouders werken over een meldcode beschikken en het gebruik ervan bij de medewerkers bevorderen. De verplichting is ook van toepassing op zelfstandigen en geldt voor de volgende sectoren: gezondheidszorg, onderwijs, kinderopvang, maatschappelijke ondersteuning, jeugdzorg en justitie. De overheid hoopt met de invoering van de nieuwe regel een bijdrage te leveren aan een effectieve aanpak van huiselijk geweld en kindermishandeling.

Een meldcode is een protocol of stappenplan waarin is neergelegd hoe beroepskrachten moeten omgaan met vermoedens van kindermishandeling. Wie zo'n model gaat opstellen, kan daarvoor het 'Basismodel meldcode huiselijk geweld en kindermishandeling' van de overheid als startpunt gebruiken. Dit is een document dat de nodige achtergrondinformatie en toelichting op de vereiste stappen biedt en ook een voorbeeld meldcode presenteert. Het document is te vinden via een link op ▶ www.meldcode.nl. Op deze website wordt tevens verwezen naar de 'toolkit Meldcode huiselijk geweld en kindermishandeling' die meer hulpmiddelen voor het invoeren van een meldcode bevat.

---

**Kader 5.8 Meldcode huiselijk geweld en kindermishandeling**
Een meldcode moet in ieder geval de volgende vijf stappen (instructies) bevatten:
1. Breng de signalen in kaart.
2. Overleg met collega's en raadpleeg eventueel het Steunpunt huiselijk geweld (SHG), het Advies- en Meldpunt Kindermishandeling (AMK) of een deskundige op het gebied van letselduiding.
3. Praat met ouders en/of kind.
4. Weeg de aard en de ernst van de situatie. Bij twijfel: vraag advies aan het AMK of het SHG.
5. Beslis: zelf hulp organiseren of melden.

De volgorde van de stappen is niet dwingend. Het gaat erom dat de beroepskracht alle stappen heeft doorlopen, voordat hij eventueel besluit een melding te doen.
    Naast de vijf verplichte stappen geldt nog een aantal minimumeisen. Elke meldcode moet:
– expliciet omschrijven wie de verschillende stappen moeten doorlopen en wie er eindverantwoordelijk is voor het besluit al dan niet te melden;
– aandacht besteden aan specifieke vormen van geweld en welke kennis en vaardigheden hiervoor nodig zijn;

— in het geval van organisaties die werken met de Verwijsindex Risicojongeren (VIR), ingaan op de overweging om een melding aan de VIR te doen;
— als het gaat om organisaties die werken met volwassenen, instructies bevatten voor het uitvoeren van een 'kindcheck'. Dit houdt in dat artsen en andere (zorg) professionals moeten nagaan of een cliënt kinderen heeft en zo ja of die veilig zijn bij hem. Denk aan cliënten met bepaalde vormen van psychische problematiek of drugs- of alcoholverslaving.

Een organisatie is er niet met het opstellen van een stappenplan. Een actief beleid houdt volgens Wolzak (2012) ook in dat de instelling er steeds voor moet zorgen dat het onderwerp leeft onder haar medewerkers. Dat kan met voorlichtingsbijeenkomsten, cursussen en studiedagen. Vooral trainingen in signaleren en het voeren van gesprekken met kinderen of ouders zijn van belang. Het gaat daarbij namelijk om vaardigheden die in de beroepsopleidingen meestal niet zoveel aandacht krijgen. Ook het Basismodel meldcode noemt allerlei randvoorwaarden die organisaties moeten scheppen 'voor een veilig werk- en meldklimaat'.

De verschillende inspecties houden toezicht op de meldcode. Voor de sectoren maatschappelijke ondersteuning en kinderopvang is dat een (nieuwe) gemeentelijke taak.

Uit onderzoek is gebleken dat beroepskrachten die met een meldcode werken, drie keer zo vaak ingrijpen als collega's die niet met een meldcode werken.

### Meldcode, meldplicht, meldrecht
Meld*code* en meld*plicht* moeten niet met elkaar worden verward. Het gebruik van een meldcode is verplicht, maar het is niet verplicht om een melding te doen. Het gaat er uiteindelijk om dat kind en ouders goed geholpen worden, zonder of met melding. Ervaringen met meldplicht in het buitenland zijn niet zo gunstig. Professionals melden dan wel vaker, maar ook veel vaker ten onrechte – met alle gevolgen van dien.

Een meld*recht* houdt in dat beroepskrachten met een beroepsgeheim (vermoedens) van huiselijk geweld en kindermishandeling kunnen melden bij het AMK en het SHG. Dat kan ook zonder toestemming van de betrokkenen.

### Advies- en meldpunt huiselijk geweld en kindermishandeling
Met de inwerkingtreding van de verplichte meldcode is het Steunpunt Huiselijk Geweld (SHG) een formeel meldpunt geworden met bijbehorende bevoegdheden. Samenwerking tussen het Advies- en Meldpunt Kindermishandeling (AMK) en het SHG is verplicht. Zo moeten zij elkaar informeren over meldingen van huiselijk geweld in gezinnen met kinderen. Het is de bedoeling dat beide organisatie in 2015 worden samengevoegd tot Advies- en Meldpunt Geweld en Kindermishandeling AMGK (Factsheet Landelijke ontwikkelingen aanpak kindermishandeling en huiselijk geweld, 2013 via ▶ www.voordejeugd.nl of ▶ www.huiselijkgeweld.nl).

*Meer informatie:* ▶ www.meldcode.nl; ▶ www.tijdschriftkindermishandeling.nl *(online tijdschrift kindermishandeling, afleveringen over de meldcode);* Wolzak (2012).

## 5.6 Familiedrama's

Nederland wordt af en toe opgeschrikt door wat in de media een familiedrama wordt genoemd. Dan heeft een ouder zijn of haar kind(eren) en soms ook de (ex)partner en/of zichzelf gedood. Het kan een extreem uitvloeisel zijn van ernstige conflicten na een verbroken relatie. Een dergelijke calamiteit roept altijd veel vragen op. Wat bezielt zo'n ouder? Had de hulpverlening dit niet kunnen voorkomen? Waren er geen signalen?

### 5.6.1 Zeist 2013

De zaak van de broertjes uit Zeist was zo'n familiedrama. Uit de relatie tussen beide ouders zijn in 2003 en 2005 twee jongens geboren. Eind 2008 gingen de ouders uit elkaar. Zij spraken co-ouderschap af, maar konden hun conflicten niet stoppen. De vader doodde de kinderen en zichzelf in 2013. De inspectie Jeugdzorg en de Inspectie voor de Gezondheidszorg (2013) deden er onderzoek naar. Ze zochten antwoord op de vraag of de hulpverlening aan het gezin, vanaf de eerste melding bij het AMK in 2009, voldoende gericht was geweest op een veilige en gezonde ontwikkeling van de kinderen. Uit het onderzoeksrapport blijkt dat het antwoord bevestigend is. De betrokken jeugdzorg- en gezondheidszorginstellingen hebben navolgbaar en adequaat gehandeld. Zij werkten volgens bestaande wet- en regelgeving, protocollen en afspraken, zoals verantwoorde zorg dat van hen vraagt. De bij het gezin betrokken hulpverleners wisselden tijdig en volledig informatie met elkaar en met de ouders uit.

Het rapport maakt verder duidelijk hoe de problematische scheiding invloed had op het hele gezin: met de jongens ging het niet zo goed; de moeder maakte zich naar aanleiding van dreigementen van de vader constant zorgen dat hij de jongens iets aan zou doen; de vader was bang dat moeder het doel had de kinderen bij hem weg te houden. De signalen van moeder zijn volgens de inspecties steeds serieus genomen en onderzocht. Ze konden echter nooit bevestigd worden. De vader toonde zich in de contacten met de instellingen betrokken, redelijk en meewerkend. Ook maatschappelijk gezien functioneerde hij goed. Beide ouders wilden het beste voor hun kinderen en op momenten was er ook verbetering zichtbaar.

De inspecties doen minutieus verslag van de vele stappen die in het lange traject gezet zijn. Daaruit blijkt ook dat de strijd tussen de ouders in 2012 weer was opgelaaid, wat begin 2013 leidde tot een onderzoek door de Raad voor de Kinderbescherming. Deze vroeg zich af of de bestaande zorgverdeling in de vorm van co-ouderschap wel in het belang van de broers was. De raad vond dat zij rust en stabiliteit nodig hadden en besloot de kinderrechter te vragen de jongens onder toezicht te stellen van Bureau Jeugdzorg. Daarnaast adviseerde de raad de ouderlijke taken zo te verdelen dat de kinderen hun hoofdverblijf bij hun moeder zouden hebben met een tweewekelijkse omgang met hun vader in het weekend. Die omgang moest dan wel plaatsvinden op de dagen/tijdstippen dat de kinderen van de nieuwe partner van vader daar niet zouden zijn. Moeder woonde in het oorspronkelijke ouderlijk huis en de broers gingen in de buurt daarvan naar school.

Uit het onderzoek komt naar voren dat beide ouders zich soms onvoldoende gehoord hebben gevoeld door de hulpverlening. Dit had heel veel spanning tot gevolg. Moeder voelde zich niet serieus genomen doordat de instellingen haar zorgen niet bevestigden. Vader voelde zich door de signalen die moeder steeds afgaf, beschuldigd terwijl hij niet bij machte was die signalen te ontkrachten. Dat gevoel van machteloosheid heeft hij ook uitgesproken. Verder klaagde hij dat hij steeds weer informatie achteraf of uit de tweede hand kreeg, wat een aantal keren inderdaad zo was.

De inspecties formuleren ook een paar verbeterpunten voor de betrokken instanties. Deze punten hebben te maken met de communicatie met ouders over onderzoek, besluit en advies van de Raad voor de Kinderbescherming en de inzet van Signs of Safety (zie ook ▶ par. 7.18) door Bureau Jeugdzorg en Timon, een organisatie voor jeugdzorg en (jong)volwassenenzorg.

■ **Beperkingen hulpverlening**
In een nabeschouwing doen de inspecties enige algemene uitspraken over de preventie en bestrijding van problematische scheidingen. Zij wijzen er in de eerste plaats op dat bij familiedrama's als vanzelf wordt gekeken naar de rol van jeugdzorg en gezondheidszorg. Het is echter de vraag of dit in het geval van een problematische scheiding terecht is. In de eerste plaats zijn er namelijk te weinig effectieve methoden voorhanden om een impasse te doorbreken bij gezinnen die in een (echt)scheidingsstrijd zijn verwikkeld. In de tweede plaats liggen de meeste factoren die er beduidend toe bijdragen dat de problemen in stand worden gehouden, buiten de invloedsfeer van jeugdzorg en gezondheidszorg. Het gaat dan om de juridische strijd tussen de ouders, de financiële gevolgen van een scheiding en de verschillen in visie tussen de ouders over wat in het belang van de kinderen is.

De inspecties achten een maatschappelijke discussie over de noodzaak van en de mogelijkheden tot het doorbreken van een dergelijke impasse tussen strijdende ouders dringend nodig. Dit laatste vereist de aanpak van meerdere risicofactoren tegelijk. Zo vinden de inspecties het essentieel de verbinding te maken tussen de juridische strijd van de ouders enerzijds en de effectiviteit van de geboden hulpverlening anderzijds. Hoe lang en in hoeverre mag de juridische strijd bijvoorbeeld effectieve hulpverlening dwarsbomen? En wanneer en hoe moet ingegrepen worden als de juridische strijd niet in het belang van de kinderen is? Ouders blijven soms jarenlang tegen elkaar procederen, in bepaalde gevallen aangewakkerd door advocaten. Voor de belangen van de kinderen is hierbij nauwelijks of geen aandacht.

Verder kennen de inspecties voorlichting en preventie een belangrijke rol toe. Ouders moeten in een vroeg stadium weten hoe funest het voor de kinderen is als zij chronisch ruzie maken. Effectieve en laagdrempelige hulpverleningsprogramma's voor kinderen moeten ruimschoots beschikbaar zijn en tijdig worden ingezet. Verder vinden de inspecties nader onderzoek naar de effecten van co-ouderschap op kinderen gewenst. Daar is nog weinig over bekend, maar tijdens het onderzoek hebben vrijwel alle betrokkenen verklaard dat co-ouderschap alleen kans van slagen heeft als de ouders goed kunnen samenwerken. Anders geeft deze vorm van ouderschap veel aanleiding en gelegenheid tot strijd, met alle gevolgen van dien.

Aan het eind van hun rapport pleiten de inspecties ervoor dat alle betrokken partijen – overheid, hulpverlening, rechtspraak, advocaten en belangenverenigingen voor gescheiden ouders – gezamenlijk richtlijnen ontwikkelen voor het handelen bij een problematische scheiding waarbij minderjarige kinderen zijn betrokken.

- **Suggesties uit de praktijk**

Het rapport van de inspecties bevat ook een bijlage met suggesties en ideeën die tijdens het onderzoek door professionals en familie zijn genoemd. Een greep uit een lange lijst:
- Co-ouderschap kan alleen als ouders het belang van hun kinderen voorop kunnen stellen en goed kunnen samenwerken, communiceren en afspraken maken. Nu wordt soms te lang gekeken naar de belangen van de ouders in plaats van naar die van de kinderen.
- Bij het opstellen van een ouderschapsplan is preventief meer aandacht nodig voor uitleg aan ouders over de schade van een problematische scheiding voor kinderen.
- Hulpverleners zouden het helpend vinden om duidelijke termijnen te stellen. Bijvoorbeeld: na een jaar co-ouderschap moet een eventuele strijd tussen de ouders opgelost zijn. Zo niet, dan zou een onderzoek Gezag & Omgang door de Raad voor de Kinderbescherming geïndiceerd zijn.
- Een integrale aanpak is nodig. De hulpverlening bij problematische scheidingen dient zicht te hebben op alle factoren die een rol spelen bij de scheiding, zoals de juridische procedures en de financiële gevolgen.
- Bij een problematische scheiding moeten instellingen extra alert zijn op het uniform en gelijktijdig verstrekken van informatie aan beide ouders. Daarnaast moeten hulpverleners zich onpartijdig opstellen en de visie van beide ouders evenwichtig in rapportages verwoorden. Specifieke richtlijnen voor medewerkers op dit gebied zijn nodig.
- De familie en het netwerk van strijdende ouders moeten alert zijn op het belang van de kinderen en signaleren als kinderen in de knel komen. Zij moeten ouders aanspreken op hun aandeel in de strijd. Bij de inzet van hulpverlening dient het netwerk betrokken te worden en kan het netwerk als hulpbron dienen om de focus op het belang van de kinderen te houden.
- Psychologisch onderzoek van beide ouders kan een meerwaarde hebben omdat ouders elkaar vaak betichten van psychiatrische problemen of verstandelijke beperkingen. Het komt ook vaak voor dat ouders elkaar ten onrechte beschuldigen. Het zou helpen als een systeem- of persoonlijkheidsonderzoek opgelegd zou kunnen worden in het belang van de kinderen. Hiervoor zou geen financiële drempel moeten bestaan.

## 5.6.2 Kinderdoding al dan niet gevolgd door zelfdoding

Over kinderdoding en familiedoding, soms ook nog gevolgd door zelfdoding, is in Nederland weinig bekend. In de afgelopen jaren zagen echter twee proefschriften het licht. Het ene onderzocht kinderdoding (door ouders) met nadruk op de persoon van de dader. Het andere gaat over doding gevolgd door zelfdoding, een verschijnsel dat zich vooral binnen gezinnen voordoet en dat een aantal subgroepen omvat waaronder kinderdoding-zelfdoding en familiedoding-zelfdoding. In deze paragraaf presenteren we kort de meest opvallende bevindingen.

■ **Proefschrift 'Moordouders'**
Klinisch en forensisch psycholoog en psychoanalyticus Toon Verheugt (2007) heeft in zijn onderzoek vooral naar de persoon van de kinderdoder gekeken. Hij nam onder meer 53 gevallen van kinderdoding in Nederland tussen 1994 en 2003 onder de loep op basis van justitiële gegevens. Kinderdoding komt in die periode gemiddeld tien tot vijftien keer per jaar aan het licht. Er zijn geen aanwijzingen dat dit aantal toeneemt.

Verheugt onderscheidt drie groepen daders op basis van de leeftijd van het kind. De eerste groep (neonaticideplegers) bestaat geheel uit vrouwen die hun pasgeboren baby ombrengen. De tweede groep (infanticideplegers), voor twee derde vrouwen, doodt het kind binnen een jaar na de geboorte. De derde groep (filicideplegers) doodt kinderen die ouder zijn dan een jaar. Dit zijn even vaak vrouwen als mannen.

Daders hebben een aantal kenmerken gemeen. Zo zijn ze vrijwel allen onveilig gehecht aan hun ouders die emotioneel weinig beschikbaar waren. Hun jeugd is gekenmerkt door trauma's zoals fysieke en psychische mishandeling en verlies van één of meer dierbaren (bijvoorbeeld ouder, broer of zus). De meeste daders lijden aan een psychiatrische en/of persoonlijkheidsstoornis. Maar ondanks de 'ernstig getroebleerde binnenkant' is aan de 'buitenkant' van de dader vaak weinig opvallends merkbaar. Dat valt op te maken uit bijvoorbeeld de relatieve afwezigheid van een justitiële voorgeschiedenis, middelengebruik of arbeidsproblematiek. Ook buurtgenoten zijn meestal verbijsterd door de onverwachte gebeurtenis.

Voorafgaand aan de kinderdoding heeft de dader met veel spanningen te maken ten gevolge van een (dreigend) nieuw verlies, verlating door, of overlijden van een belangrijke ander. Ook kan een gevoel ontstaan zijn, te hebben gefaald als ouder. Bij (sommige van) deze ouders kan de mix van factoren tot een 'ontploffing' leiden in de vorm van het doden van hun kind(eren). Waarom de één het wel doet en de ander niet, is onbekend. Mannen blijken de kinderen vooral te doden vanuit gevoelens van wraak, jaloezie en straf. Bij vrouwen heeft het vaker te maken met ongewenstheid van het kind en psychose.

Een opvallend gegeven is ten slotte dat bijna 40% van de kinderdoders (de neonaticideplegers niet meegerekend) vooraf een duidelijk signaal afgeeft: 20% aan de familie, 20% aan de hulpverlening. De potentiële dader kondigt daarin aan zichzelf of de kinderen iets te zullen aandoen. In de groep filicideplegers zijn het er meer, zeker de helft. Verheugt beveelt de hulpverlening in eerste en tweede lijn aan dergelijke uitspraken zeer serieus te nemen en ernaar te handelen.

■ **Proefschrift 'Zelfdoding na doding'**
Criminologe Marieke Liem (2010) gebruikt de term 'doding-zelfdoding' als de dader eerst anderen – meestal de (ex)partner en/of kinderen – ombrengt en daarna suïcide pleegt. Doding gevolgd door zelfdoding blijkt in de periode 1992-2006 ongeveer zeven keer per jaar (negen slachtoffers) voor te komen en dat aantal is tamelijk constant. In dit soort

zaken zijn, overeenkomstig bevindingen in andere landen, vrouwen en kinderen de meest voorkomende slachtoffers en mannen de meest voorkomende daders. Een groot deel van hen lijdt aan depressies, al dan niet in combinatie met psychose. Ook is de doding-zelfdoding in meerderheid gepland en zijn er niet zelden waarschuwingssignalen.

Liem onderscheidt drie typen doding-zelfdoding:

- Bij de eerste groep is het doden van de ander primair (die wordt schuldig geacht aan het ervaren probleem) en de suïcide is een reactie daarop. Deze komt voort uit gevoelens van schuld of spijt, maar vooral uit de wens met het slachtoffer herenigd te worden.
- Bij de tweede groep is de eigen dood primair en neemt de dader zijn slachtoffer(s) daarin mee om zo de relatie voort te zetten.
- Uit het onderzoek komt nog een nieuwe en derde categorie naar voren waartoe de meeste daders behoren. De doding-zelfdoding vindt plaats vanuit de overtuiging dat er geen alternatieven zijn en wordt gezien als 'totaaloplossing'. Alleen het slachtoffer doden of zichzelf, wordt niet overwogen. De dader hoopt op deze manier de relatie met het slachtoffer tot in en liefst na de dood voort te zetten. Dit type dodingen kan worden verklaard door factoren als behoud van controle en interpersoonlijke afhankelijkheid, gekoppeld aan een dreiging van verlies van identiteit. Interpersoonlijke afhankelijkheid is overigens ook leidend in de andere twee categorieën.

Liem beschrijft ook een subgroep van daders die hun kinderen doden en daarna zichzelf. Deze groep bestaat uit wanhopige, gedeprimeerde ouders die niet eerder agressief waren tegen hun kinderen. Wel geven zij, in tegenstelling tot niet-suïcidale doders, vaak signalen af waarin zij waarschuwen dat zij de kinderen iets zullen aandoen. Deze gegevens zijn in overeenstemming met eerder, buitenlands onderzoek. Verder lijkt (echt) scheiding hier een grote rol te spelen. Deze veroorzaakt enerzijds wanhoop en anderzijds woede. De dader voelt zich vernederd door afwijzing, scheiding of geschillen over ouderlijk gezag. Gedreven door narcistische impulsen doodt deze ouder de kinderen uit wraak.

Omdat daders van doding-zelfdoding overlijden, is er nauwelijks informatie beschikbaar over motieven en andere achtergrondfactoren. Om dit tekort te overwinnen, maakte Liem (ook) gebruik van 77 goed vergelijkbare casussen van verdachten die na de doding een serieuze poging tot zelfdoding deden maar overleefden. Bij de analyses kon zij beschikken over gedragskundige rapportages pro Justitia. Zij vergeleek de 77 dodingen gevolgd door bijna-zelfdodingen met 430 dodingen en 161 bijna-zelfdodingen.

## 5.7   Internationale kinderontvoering

Door het groeiende aantal internationale relaties neemt ook het aantal internationale (echt)scheidingen toe, met soms dramatische gevolgen. Het komt voor dat een ouder de kinderen ontvoert naar haar of zijn land van herkomst of hen daar vasthoudt na afloop van een bezoek. De Hart (2002) noemt kinderontvoering liever kindermeename om het verschijnsel uit de criminele sfeer te halen. Kindermeename is volgens haar 'geen regel maar uitzondering'. In het tv-programma Een Vandaag (15 juli 2013) bevestigt Els Prins, directeur Centrum Internationale Kinderontvoering (IKO), dat het aantal gevallen relatief klein is: jaarlijks nemen zo'n 170 ouders hun kinderen buiten medeweten of zonder toestemming van de andere ouder mee. Bij elkaar gaat het om een kleine 300 kinderen. De aantallen mogen dan niet groot zijn, de consequenties van zo'n gebeurtenis zijn dat meestal wel.

In het verleden waren het vooral (niet-westerse) vaders die hun kinderen tijdens de omgang vanuit Nederland meenamen naar hun vaderland. Tegenwoordig zijn het vaker moeders die na een relatiebreuk in het buitenland met de kinderen terugkeren naar Nederland. Het gaat meestal om 'fulltime moeders' zonder inkomen die na het stuklopen van hun relatie in het buitenland geen kant op kunnen door gebrek aan financiële, emotionele en juridische steun. Vaak zit er niets anders op dan met de kinderen terug te keren naar (de familie in) Nederland. Dat zij daarmee de wet overtreden, merken zij pas als zij – eenmaal in Nederland – te horen krijgen dat de in het buitenland achtergebleven vader een 'verzoek tot teruggeleiding' van de kinderen heeft ingediend. Dat kan op grond van het Haags Kinderontvoeringsverdrag (HKOV).

### 5.7.1 Haags Kinderontvoeringsverdrag

Het Haags Kinderontvoeringsverdrag (HKOV) heeft als uitgangspunt dat ontvoerde kinderen zo snel mogelijk terugkeren naar het land waar zij vóór de ontvoering verbleven. Het is de bevoegdheid van de rechter aldaar om te beslissen over het ouderlijk gezag en de zorg- of omgangsregeling. Knelpunt is dat het verdrag, in 1980 opgesteld met het oog op een andere doelgroep (zie ▶ par. 5.7), ook wordt toegepast op de in de vorige paragraaf beschreven moeders. Bovendien lijkt niemand zich te bekommeren om wat er na de teruggeleiding met de kinderen gebeurt. Deze zijn namelijk hun verzorgende ouder kwijt. Zij kan zich in het buitenland zonder woonruimte en inkomen meestal niet staande houden, terwijl de vader werkt en de opvoeding grotendeels aan anderen moet overlaten. De moeder kan haar kinderen vaak niet eens begeleiden op de terugreis omdat zij de kans loopt bij aankomst te worden opgepakt als ontvoerder. Critici wijzen er ook nog op dat de uitleg van het verdrag moeders kan belemmeren in hun mogelijkheden om met hun kinderen aan een mishandelende partner te ontkomen. In eigen land kan zo'n vrouw haar toevlucht zoeken in een opvanghuis, maar als zij om dezelfde reden het land ontvlucht, kan zij worden beticht van kinderontvoering (De Hart, 2002).

Van ontvoering in de zin van het verdrag is sprake als een ouder een kind tot 16 jaar 'ongeoorloofd' overbrengt naar of vasthoudt in een ander land. 'Ongeoorloofd' betekent: in strijd met het gezagsrecht van het land waar het kind vóór de ontvoering woonde. Het Centrum IKO benadrukt dat het HKOV alleen in werking treedt als ouders samen niet tot een oplossing komen én de achtergebleven ouder een verzoek tot teruggeleiding van het kind indient. Dit gebeurt bij de zogeheten Centrale Autoriteit (CA), die door elke bij het verdrag aangesloten staat wordt aangewezen. Deze instantie, in Nederland onderdeel van het ministerie van Veiligheid en Justitie, ziet toe op naleving van het verdrag. De CA werkt samen met centrale autoriteiten in het buitenland en is verantwoordelijk voor het beoordelen, doorgeleiden en monitoren van formele verzoeken tot teruggeleiding van een kind. Landen die niet zijn aangesloten bij het HKOV hebben geen CA. In dat geval schakelt de Nederlandse CA het ministerie van Buitenlandse Zaken in, dat zal proberen langs diplomatieke weg een oplossing te vinden.

## 5.7.2 Wetswijziging

Er is steeds veel kritiek geweest op de gang van zaken bij een verzoek tot teruggeleiding van kinderen vanuit Nederland naar het buitenland. Een aantal recente wijzigingen in de Uitvoeringswet internationale kinderontvoering beoogt verbetering te brengen. Zo is er per 1 januari 2012 een eind gekomen aan de als onrechtvaardig ervaren dubbelrol van de Nederlandse CA. Deze trad voorheen eerst op als bemiddelaar tussen de ouders, om vervolgens als procesvertegenwoordiger de in het buitenland achtergebleven ouder kosteloos bij te staan. In de nieuwe situatie kan dit laatste niet meer en moet ook deze ouder zelf een advocaat inschakelen. Een andere verandering is dat de behandeling van teruggeleidingszaken nu geconcentreerd is bij de rechtbank en het gerechtshof in Den Haag waar veel specialistische kennis aanwezig is. Ook heeft de uitspraak van de rechtbank in principe schorsende werking in hoger beroep. Dit betekent dat het kind niet meteen terug hoeft, maar de uitkomst van het hoger beroep in Nederland kan afwachten. Verder is de teruggeleidingsprocedure, die in het verleden soms meerdere jaren kon voortslepen, drastisch ingekort. De nieuwe *pressure cooker-* methode is nu aan strikte termijnen gebonden met een maximale doorlooptijd van achttien weken.

- **Crossborder mediation**

Bovendien heeft *crossborder mediation* een belangrijke plaats gekregen. 'Crossborder' geeft aan dat de ouders in twee verschillende landen wonen of willen gaan wonen. Door in een vroeg stadium na een kinderontvoering mediation in te zetten, is er kans dat ouders al in het voortraject van de procedure samen tot overeenstemming komen over de verblijfplaats van de kinderen en het contact met de andere ouder. Als dat lukt, hoeft de rechter er niet meer aan te pas te komen. De mediation wordt uitgevoerd door twee gespecialiseerde mediators met respectievelijk een juridische en een gedragswetenschappelijke achtergrond.

Crossborder mediation kent verder een zogeheten kindgesprek met een kinderpsycholoog. Het verslag daarvan is bedoeld om ook het kind een stem in het geheel te geven. Vindt er geen mediation plaats of leidt deze niet tot volledige overeenstemming, dan gaat de juridische procedure lopen en komt er een zogeheten regiezitting (zie ook ▶ kader 6.5). De regierechter zal opnieuw proberen de partijen tot mediation te bewegen, voordat er een tweede rechtszitting plaatsvindt bij de meervoudige kamer van de rechtbank. Die moet dan beslissen over de teruggeleiding waarna voor de ouders nog hoger beroep openstaat.

### 5.7.3  Preventie

De hiervoor genoemde wijzigingen worden gezien als een verbetering van de positie van de direct betrokkenen bij kinderontvoering. Nog beter zou het zijn als de rechter de norm 'direct terug' uit het HKOV soepeler kan toepassen waardoor hij meer rekening kan houden met de belangen van het individuele kind. Het allerbest zou zijn als kan worden voorkomen dat kindermeename plaatsvindt. Voorlichting kan daarbij een cruciale rol spelen. (Toekomstige) ouders dienen tijdig op de hoogte te zijn van het bestaan en de werking van het HKOV. Welingelichte beroepskrachten kunnen hun die kennis verschaffen of hen naar het Centrum IKO verwijzen, bij voorkeur voordat ze in het buitenland gaan wonen. Gewapend met de nodige knowhow zal een ouder mogelijk minder geneigd zijn zonder toestemming van de andere ouder met de kinderen de grens over te gaan (Demarré, 2010).

Beroepskrachten kunnen ook te maken krijgen met een ouder die bang is voor kinderontvoering door de partner. Deze angst komt voornamelijk voor in bi-culturele relaties en heeft volgens Demarré uiteenlopende oorzaken. Daarvan behoren relatieproblemen tot de belangrijkste. Het is zaak de angst altijd te erkennen en bespreekbaar te maken. Wel dient te worden onderzocht in hoeverre deze terecht is. Er zijn preventiemaatregelen mogelijk maar die moeten wel passen bij het reële risico van ontvoering, dus niet zwaarder dan nodig, maar ook niet lichter.

Ontvoeringen kunnen verder voorkomen worden door ouders te helpen bij de uitwerking van een degelijke omgangsregeling voordat ouder en kind(eren) naar het buitenland verhuizen, aldus Demarré. Uit een statistische analyse van de aanvragen binnen het HKOV is jaren geleden al aan het licht gekomen dat een substantieel deel van de aanvragen tot terugkeer eigenlijk een vraag tot het respecteren van het omgangsrecht inhield.

Een preventiemaatregel van een andere orde is de verscherpte grensbewaking door de Koninklijke Marechaussee van (vooral alleenreizende) ouders met kinderen op Schiphol en andere plaatsen (zie ▶ par. 6.11.4).

Wie in zijn persoonlijke of professionele omgeving in aanraking komt met (dreigende) internationale kinderontvoering, kan voor actuele informatie, advies en begeleiding terecht bij Centrum Internationale Kinderontvoering (Centrum IKO), ▶ www.kinderontvoering.org.

*Bronnen: Bruning (2008b); Demarré (2010), Heida (2012a); Ministerie van Veiligheid en Justitie (2013); Rechtbank Den Haag, Team familie en internationale kinderbescherming (2013), Van der Stroom-Willemsen (2011).*

***

**Kader 5.9 Scheiden in het buitenland**
Bij een dreigende scheiding in het buitenland gelden de volgende adviezen voor ouders:
- Zet bij relatieproblemen alles op alles om goed te blijven communiceren met je partner. Schakel zo nodig een mediator in.
- Vertrek nooit halsoverkop met de kinderen naar Nederland. Er kunnen regelingen gelden waardoor terugkeer met de kinderen naar Nederland niet zomaar kan.

- Informeer je uitvoerig over de werking van het Haags Kinderontvoeringsverdrag.
- Zoek uit of je naar het recht van het land waar je op dat moment met de kinderen woont wel zelfstandig hun verblijfplaats mag bepalen.
- Bezoek de website van het Centrum Internationale Kinderontvoering (IKO) waar veel informatie is te vinden. Het is ook mogelijk vanuit het buitenland telefonisch advies in te winnen bij het Centrum. Zie ▶ www.kinderontvoering.org.

*Voorbeeld uit de praktijk: Spanje*
Een Nederlands stel woont ongehuwd samen en heeft drie kinderen. Alleen de moeder heeft ouderlijk gezag. Na tien jaar in Nederland verhuist het gezin naar Spanje. Twee jaar later loopt de relatie spaak en besluiten de ouders uit elkaar te gaan. De man wil in Spanje blijven, maar de vrouw wil met de kinderen terug naar Nederland. Zij heeft daarvoor de toestemming van haar man of vervangende toestemming van de rechter nodig – dit ondanks het feit dat zij naar Nederlands recht het volledig gezag heeft en mag beslissen wat de woonplaats van de kinderen is. Dit komt doordat het gezin in Spanje woont en daar andere rechtsregels gelden waaraan de man en de vrouw gebonden zijn.

*Voorbeeld uit de praktijk: Thailand*
Een vrouw neemt contact op met het Centrum IKO. Zij vertelt dat ze ongehuwd samenwoont met een Thaise man en zeven maanden zwanger is. De toekomstige ouders willen na de geboorte van hun kind naar Thailand verhuizen. De vrouw vraagt zich af wat er gebeurt als de relatie geen stand houdt. Kan ze zomaar terug naar Nederland met het kind?

Het Centrum informeert haar over de juridische mogelijkheden van erkennen en gezag aanvragen door de vader. Verder legt het Centrum uit dat haar rechtspositie wijzigt als zij zich in Thailand vestigt. Daar moeten zij en haar partner zich aan de Thaise gezagswetgeving houden. Voor meer informatie verwijst het Centrum naar de Thaise ambassade in Nederland en een contactadvocaat in Thailand. Het is belangrijk dat de toekomstige moeder zich realiseert dat zij later niet zomaar alleen met het kind naar Nederland kan teruggaan, mocht zij dat willen. Zij moet dan rekening houden met het buitenlandse gezagsrecht. Als de vader naar Thais recht zeggenschap heeft over de woonplaats van het kind, mag de moeder niet zonder zijn toestemming met het kind naar Nederland verhuizen. Als zij dat toch zou doen, kan ze zich schuldig maken aan internationale kinderontvoering op basis van het Haags Kinderontvoeringsverdrag. Thailand en Nederland zijn beide aangesloten bij dat verdrag, wat inhoudt dat de vader een verzoek tot teruggeleiding van het kind naar Thailand kan indienen. Het Centrum vertelt verder dat het in sommige rechtssystemen mogelijk is de rechter toestemming te vragen voor vertrek naar Nederland. De uitkomst van een dergelijke procedure is ongewis.

Naar aanleiding van het contact met het Centrum IKO geeft de vrouw aan zich te gaan beraden. De relatie tussen haar en haar partner is nu goed en zij heeft vertrouwen in de toekomst. Maar ze is zich nu wel meer bewust van de mogelijke risico's.
*Bron: Centrum IKO, Jaarverslag 2012.*

## 5.8    Praktische consequenties

Vooral een scheiding met veel ruzies betekent (ook) voor de kinderen een moeilijke periode met veel spanning en verdriet. Ouders hebben nauwelijks aandacht voor hun kroost en de aandacht die er is, is vaak negatief. Kinderen hebben last van allerlei kleine en grote problemen, maar die verschillen nogal per kind. Zo blijken meisjes iets gevoeliger voor het ontwikkelen van loyaliteitsconflicten en ouderafwijzing. De gevolgen van deze laatste twee problemen zijn ernstig en vaak langdurig. Jonge kinderen reageren anders, maar niet minder dan oudere.

Uit onderzoek blijkt duidelijk dat het goed uitwerkt als kinderen een luisterend oor vinden bij een buitenstaander. Dit geldt echter niet als die buitenstaander een rechter is of een advocaat. Kinderen hebben meer behoefte aan het praten met iemand uit hun eigen omgeving, bijvoorbeeld een tante, iemand uit de buurt of iemand op school. Het kan ook heel goed een hulpverlener zijn die getraind is in het luisteren naar kinderen.

Het is soms moeilijk, maar wel belangrijk om de signalen van kinderen goed te herkennen. De Centra voor Jeugd en Gezin vormen een belangrijke plek voor informatie en advies. Ook kunnen scheidingskinderen in steeds meer plaatsen een programma volgen samen met andere kinderen die in een soortgelijke situatie verkeren. Dergelijke programma's zijn er ook voor ouders, maar er is vaak drempelvrees om ernaar toe te gaan. Op steeds meer scholen wordt aandacht besteed aan de problematiek van scheidingskinderen en wordt gewerkt aan en met een scheidingsprotocol.

Het is ook belangrijk ouders te ondersteunen bij het moeizame proces van een conflictueuze scheiding. Als ouders leren of geleerd wordt om beter met hun conflicten om te gaan, verdwijnt de voedingsbodem voor veel scheidingsproblematiek. Wanneer de heftige conflicten en/of het geweld echter niet ophouden, moet het kind worden beschermd. Het contact met de uitwonende ouder kan dan soms beter worden beëindigd. Maar dan moet het niet zo zijn dat het gezamenlijk gezag blijft bestaan. Als er reden is om een ouder het contact met zijn kind te ontzeggen, is er immers ook reden voor eenhoofdig gezag voor de andere ouder.

Familiaal geweld en kindermishandeling komen in scheidingssituaties vaker voor dan in intacte gezinnen. Veel kinderen die getuige zijn van huiselijk of familiaal geweld zijn ook slachtoffer van kindermishandeling. Op 1 juli 2013 is de verplichte meldcode huiselijk geweld en kindermishandeling in werking getreden als leidraad voor professionals die daardoor sneller kunnen ingrijpen.

Beroepskrachten kunnen ook te maken krijgen met ouders die bang zijn voor kinderontvoering. Het is belangrijk die angst te erkennen en bespreekbaar te maken. Ouders die (overwegen) naar het buitenland (te) verhuizen, zijn gebaat bij informatie over het bestaan en de werking van het Haags Kinderontvoeringsverdrag.

> **Kader 5.10 Om te onthouden: ernstige problemen bij scheiding**
> — Ouderlijke conflicten en (lichamelijk en/of emotioneel) geweld komen in scheidingsgezinnen vaker voor dan in intacte gezinnen.
> — Het is niet te vermijden de confrontatie met de (ex-)partner aan te gaan, maar dat moet niet of in elk geval zo min mogelijk gebeuren waar de kinderen bij zijn.

- Partnergeweld gaat vaak samen met kindermishandeling. Ook het getuige zijn van geweld tegen een ouder kan een kind ernstige (psychische) schade toebrengen.
- Ouderlijke conflicten zijn vooral schadelijk voor scheidingskinderen als de ruzies zich voordoen in het bijzijn van de kinderen en gepaard gaan met fysiek of psychologisch geweld.
- Oudervervreemding of ouderafwijzing zijn zeer nadelig voor kinderen. De negatieve gevolgen ervan zijn ernstig en vaak langdurig. Datzelfde geldt voor ernstige loyaliteitsconflicten bij scheidingskinderen.
- Vermoedens en beschuldigingen van zowel lichamelijke als emotionele kindermishandeling moeten in ieder geval serieus worden genomen. Dit geldt ook voor signalen van ouders die duiden op het overwegen van een wanhoopsdaad.
- In het belang van het kind moet soepeler worden omgegaan met de norm van gezamenlijk gezag.
- Co-ouderschap is alleen in het belang van kinderen als ouders goed kunnen samenwerken, communiceren en afspraken maken.
- Het doet kinderen veel goed als ze een luisterend oor vinden bij iemand uit de eigen omgeving (tante, buurtgenoot, school) of bij een hulpverlener die getraind is in het luisteren naar kinderen.
- Het helpt als kinderen van scheidende en gescheiden ouders contact hebben met andere scheidingskinderen, bijvoorbeeld in een cursus of praatgroep.
- De Centra voor Jeugd en Gezin zijn een belangrijke plaats voor informatie en advies.
- Bij relatieproblemen in het buitenland is het belangrijk alles op alles te zetten om goed te blijven communiceren met de partner, zo nodig met hulp van een mediator.
- Ouders moeten nooit halsoverkop met de kinderen naar Nederland terugkeren. Er kunnen regelingen gelden waardoor dat niet zomaar kan. Het Centrum IKO biedt advies en steun.

## 5.9 Samenvatting

Naar schatting gaat ongeveer 10% van de ouderlijke scheidingen gepaard met ernstige conflicten. In dat geval maken ouders vaak gebruik van lichamelijk of psychisch geweld. Niet zelden worden ook de kinderen daarbij betrokken. In het uiterste geval kan een dergelijke vechtscheiding resulteren in een familiedrama. Hiervoor vragen de inspecties Jeugdzorg en Gezondheidszorg extra aandacht.

De negatieve effecten van deze zeer conflictueuze scheidingen – vechtscheidingen – zijn voor kinderen aanzienlijk. Zij hebben meer last van externaliserende en internaliserende problemen, riskante gewoonten, slechtere schoolprestaties en relationele problemen. Maar ook lopen zij een grote kans op ernstige loyaliteitsconflicten, vervreemding en ouderafwijzing en lichamelijke en psychische mishandeling. Vervreemding en het afwijzen van een ouder zijn vaak het resultaat van een vechtscheiding. Het voorkomen ervan moet beginnen bij vroege preventieve maatregelen en bekendheid met het fenomeen.

Scheiding vormt een extra risico voor kindermishandeling: in eenoudergezinnen en stiefgezinnen komt mishandeling vaker voor dan in intacte gezinnen. Met de inwerkingtreding van de verplichte meldcode is het Steunpunt Huiselijk Geweld een formeel meldpunt geworden met bijbehorende bevoegdheden.

Zowel aan ernstige loyaliteitsconflicten, ouderafwijzing en kindermishandeling liggen hevige en chronische ouderlijke conflicten ten grondslag. Indien dit aan de orde is, verdient het aanbeveling de algemene norm van 'gezamenlijk gezag' soepeler toe te passen in het belang van het kind.

Het is belangrijk dat hulpverleners alert zijn op het gelijktijdig en uniform verstrekken van informatie aan beide ouders. Bovendien dienen hulpverleners zich zo onpartijdig mogelijk op te stellen.

Door het groeiende aantal internationale relaties neemt ook het aantal internationale (echt)scheidingen toe, met soms dramatische gevolgen. Dan ontvoert een ouder de kinderen naar haar of zijn land van herkomst of houdt hen daar vast na afloop van een bezoek. Het aantal gevallen is weliswaar relatief klein – jaarlijks bijna 300 kinderen – maar de consequenties van zo'n gebeurtenis zijn meestal groot.

---

**Kader 5.11 Boekbespreking:** *Heen en weer. Als je ouders apart wonen* (Marja Baseler, 2011).

Waarom gaan mijn ouders uit elkaar? Wat gaat er allemaal veranderen? Is het normaal dat ik me zó boos en verdrietig voel? Als ouders gaan scheiden, zitten hun kinderen vol vragen waarop ze vaak geen duidelijk antwoord krijgen of die ze niet eens durven te stellen. Dan kan een boek waarin 'alles wat je weten wilt als je ouders uit elkaar gaan' goed van pas komen. *Heen en weer* is speciaal geschreven om kinderen van ongeveer 8 tot 12 jaar door deze moeilijke tijd heen te helpen. Maar het bevat ook voor (stief)ouders, familie, leerkrachten en hulpverleners waardevolle informatie.

Wat meteen opvalt aan het boek, is de vrolijke, speelse lay-out. Geen bladzijden vol tekst maar overzichtelijke kolommetjes met uitleg, afgewisseld met wetenswaardigheden, tips, citaten van kinderen met scheidingservaring en vooral veel doe-opdrachten. De bladzijden zien eruit als kleurige collages van teksten in diverse lettertypes, foto's, plaatjes en ander beeldmateriaal. Kortom: een aantrekkelijk boek dat uitnodigt om in te grasduinen. Het is niet per se nodig om alles te lezen, aldus de schrijfster in haar voorwoord. Het kind kan ook (eerst) die hoofdstukken kiezen die op hem van toepassing zijn. De inhoudsopgave laat zien dat het boek in zes hoofdstukken de chronologische loop van een scheiding volgt: Uit elkaar, Je gevoelens, De omgangsregeling, Heen en Weer en ten slotte Het stiefgezin en Hoe het verder gaat.

*Heen en weer* biedt in de eerste plaats veel uitleg over wat zich zoal afspeelt bij een scheiding en wat dat bij kinderen oproept. Dat gebeurt in korte, heldere zinnen waaruit blijkt dat de schrijfster zich goed kan inleven in de gemoedstoestand van de jonge lezer. Tegelijkertijd weet zij wat het kind nodig heeft. Zo toont zij zich weliswaar meelevend ('als je zoiets ergs overkomt, doet dat pijn') maar zij plaatst het kind nadrukkelijk niet in de slachtofferrol. Integendeel, steeds gaat de schrijfster uit van de eigen kracht van het kind en die probeert zij te versterken. Zij stelt gerust ('het is in elk geval niet jouw schuld dat je ouders gaan scheiden') en moedigt aan ('wees niet bang om vragen te stellen') maar biedt vooral ook doe-opdrachten. Deze helpen het kind bij het actief verwerken van de scheiding. Bijvoorbeeld door na te denken over wat bij hem het beste helpt om zich beter te voelen als hij verdrietig is of moeite heeft met het wennen in het andere huis. Ter inspiratie is een lijstje toegevoegd met dingen die bij andere kinderen goed werken. Een volgend taakje spoort het kind aan er iets over te zeggen wanneer de ouders blijven ruziemaken in zijn aanwezigheid. Er worden een paar voorbeeldzinnen aangereikt waaruit hij kan kiezen welke het best bij zijn situatie passen. Maar er is ook ruimte om andere zelfbedachte zinnen toe te voegen.

De schrijfster is erin geslaagd de verschillende manieren van steun goed te doseren. Empathie, uitleg en bemoediging worden afgewisseld met relativerende opmerkingen en het bieden van perspectief: 'het blijft niet altijd zo', 'de meeste kinderen wennen aan hun nieuwe leven' en 'je leert ook veel van een scheiding'. Een scheiding heeft soms zelfs voordelen, vindt de 13-jarige Job: 'Als je niet altijd bij je vader of moeder bent, is het juist extra leuk als je elkaar weer ziet.'

# Wetgeving en gevolgen voor scheidingskinderen

## In vogelvlucht

Hoofdstuk 6 gaat vooral over juridische kwesties, zoals de belangrijke wetswijzigingen van 1998 en 2009 met hun onvermoede effecten op diverse gebieden. Overzichtelijke tabellen met uitkomsten uit het onderzoek S&G geven de cijfermatige onderbouwing. Daarnaast krijgen gangbare maar soms verwarrende juridische begrippen en regelingen de nodige aandacht. Net als de diverse stappen in het scheidingsproces en essentiële kennis over het (opstellen van het) ouderschapsplan. Belangrijk zijn verder de buitengerechtelijke methoden gericht op de-escalatie van het scheidingsproces. Maar ook de recente ontwikkelingen binnen de rechterlijke macht zelf zijn gericht op het verminderen van de conflicten. Het hoofdstuk eindigt met de moeizame juridische positie van stiefouders en de bespreking van een verhelderend boek over stiefouderschap dat ook helpt bij het maken van een 'stiefplan'.

6.1     Inleiding – 115

6.2     Korte terugblik op de wetgeving in Nederland – 115

6.3     De wet sinds 1 maart 2009 – 116

6.4     Het scheidingsproces in stappen – 120

6.5     Het ouderschapsplan – 122
6.5.1   Uit elkaar … En de kinderen dan? – 124

6.6     Ontwikkelingen in andere landen – 126

6.7     Gelijkwaardig ouderschap leidt tot meer conflicten – 128

6.8     Effecten van wetgeving: contact met uitwonende ouder – 130

6.9     Kinderen en het contact en de band met hun uitwonende
        vader – 132

**6.10**      **Effecten van wetgeving: welbevinden van kinderen – 132**

**6.11**      **Effecten van wetgeving: dubbele toestemming nodig – 137**
6.11.1      Medische of psychologische hulp – 138
6.11.2      Advies beroepsverenigingen NIP en NVO – 138
6.11.3      Antwoord op Kamervragen over dubbele toestemming – 139
6.11.4      Reizen met kinderen – 140
6.11.5      Verhuizen met kinderen – 140
6.11.6      Verhuisclausule in het ouderschapsplan – 141

**6.12**      **Mediation en mediators – 142**

**6.13**      **De overlegscheiding en de verschillen met mediation – 143**

**6.14**      **Als er geen ouderlijke overeenstemming is – 146**

**6.15**      **Raadsonderzoek onderzocht – 148**

**6.16**      **Getrouwde of samenwonende ouders – 148**

**6.17**      **De juridische positie van stiefouders – 150**

**6.18**      **Praktische consequenties – 151**

**6.19**      **Samenvatting – 153**

## 6.1 Inleiding

Er is altijd een wederzijdse beïnvloeding van ontwikkelingen in de samenleving en de wetgeving. Zo heeft de roep om meer gelijkwaardige rechten voor vaders na scheiding geleid tot veranderingen in de wetgeving. Die wetgeving heeft dan weer gevolgen voor de situatie van gescheiden gezinnen. Problemen van scheidingskinderen worden dus ook beïnvloed door de wet. Meer liberale wetgeving kan leiden tot stijging van de echtscheidingscijfers en daardoor tot andere gevolgen voor kinderen, maar liberale wetgeving kan ook het gevolg zijn van hogere scheidingscijfers (Dronkers, Kalmijn & Wagener, 2006). Gruber (2004) vroeg zich op basis van een uitgebreide analyse van veertig jaar volkstellinggegevens in de Verenigde Staten af of het wettelijk eenvoudiger maken van echtscheiding slecht is geweest voor kinderen. Het antwoord is bevestigend. Kinderen en volwassenen van wie de ouders gescheiden zijn onder minder strenge wetgeving, scoren duidelijk minder goed op diverse vormen van welbevinden. Belangrijke vraag is dus of de veranderingen in de wetgeving in Nederland van de laatste jaren hebben geleid tot verbetering van de positie van kinderen. En vervolgens hoe binnen de huidige wetgeving in de praktijk het best kan worden omgegaan met de belangen van kinderen.

In dit hoofdstuk staan we eerst stil bij de scheidingswetgeving in Nederland. Op 1 maart 2009 is een nieuwe wet van kracht geworden, waarvan we de meest relevante punten bespreken. De belangrijkste termen worden toegelicht, evenals de vraag hoe een scheiding in de praktijk moet worden geregeld: het scheidingsproces. Opvallend nieuw aspect van de huidige wetgeving is het verplichte ouderschapsplan. Daar gaan we nader op in. Verder bespreken we de effecten van die veranderde wetgeving in 2009. Vervolgens kijken we even over de grens: hoe is de scheidingswetgeving geregeld in een aantal andere landen?

Als er geen ouderlijke overeenstemming is, kan de rechter naar bemiddeling (mediation) verwijzen of de Raad voor de Kinderbescherming om advies vragen. Soms kan een nieuwe methode – de overlegscheiding of de regierechter – een oplossing bieden voor de meningsverschillen. Ook kan in vastgelopen situaties een ouderschapsonderzoek worden gelast.

Ten slotte bespreken we de juridische positie van stiefouders, die in iets meer dan de helft van de eenoudergezinnen hun intrede doen. We sluiten weer af met een paragraaf praktische consequenties, tips en een samenvatting.

## 6.2 Korte terugblik op de wetgeving in Nederland

De wetgeving rond echtscheiding is sterk in beweging. Voor de huidige situatie is het rapport *Anders scheiden* van de Commissie Herziening Scheidingsprocedure (1996) van groot belang geweest. De commissie wilde aansluiten bij de algemene maatschappelijke ontwikkeling om de verantwoordelijkheid voor het handelen vooral bij de mensen zelf te leggen. Ook waar het gaat om scheidingsconflicten, worden mensen zelf verantwoordelijk geacht voor de consequenties van hun handelen. Mede daarom benadrukt het rapport onder andere de betekenis van bemiddeling (tegenwoordig vooral mediation genoemd) als nieuwe vorm van conflictbeslechting.

In de toenmalige situatie – de eerste helft van de jaren negentig van de vorige eeuw – werden de meeste echtscheidingen op eenzijdig verzoek aangevraagd. Meestal werd de moeder als verzorgende ouder belast met het ouderlijk gezag en kreeg de vader recht op omgang, en later ook op informatie en consultatie (zie ook ▶ par. 3.7). De commissie constateerde dat die toenmalige regeling de tegenstellingen tussen de ouders nodeloos groter maakte en dat de situatie vaak niet duurzaam was. Het belang van scheidingsbemiddeling en het voortduren van het gezamenlijk ouderlijk gezag werden beklemtoond.

■ **1998**

Dit alles leidde ertoe dat op 1 januari 1998 in de wet werd opgenomen dat na de scheiding het gezamenlijk ouderlijk gezag in principe bleef voortduren. Uit cijfers van het CBS blijkt dat sinds 1998 het gezamenlijk ouderlijk gezag na scheiding aanvankelijk in ongeveer 90% van de scheidingen gehandhaafd bleef en tegenwoordig in ongeveer 94%. Om eenhoofdig gezag te kunnen verkrijgen, is uitvoerige motivatie nodig. Als het wordt toegekend, is dat in driekwart van de gevallen aan de moeder. Ook het pleidooi voor scheidingsbemiddeling is succesvol gebleken. De meerderheid van de scheidingen, ongeveer 6 van de 10, wordt tegenwoordig geregeld met behulp van een gezamenlijke advocaat-mediator.

De discussie over het echtscheidingsrecht is na 1998 echter niet verstomd. Maatschappelijke actiegroepen van vaders en wetenschappelijk onderzoek toonden aan dat ongeveer een kwart van de vaders na de scheiding geen contact meer had met de kinderen. Het omgangsrecht stond mede daarom voortdurend ter discussie. Na verschillende wetsvoorstellen leidde dit alles uiteindelijk in 2009 tot nieuwe wetgeving.

## 6.3    De wet sinds 1 maart 2009

Op 1 maart 2009 is de Wet bevordering voortgezet ouderschap en zorgvuldige scheiding in werking getreden. Jarenlang is er over deze wet en eerdere voorstellen gepraat. De wet beoogt vooral een bijdrage te leveren aan de vermindering van problemen rond scheiding en omgang. Hier volgen de belangrijkste punten in vogelvlucht:

■ **Ouderschapsplan**

Ouders (van minderjarige kinderen) moeten aan hun verzoek tot echtscheiding of tot beëindiging van geregistreerd partnerschap een ouderschapsplan toevoegen. Ook samenwonende ouders met gezamenlijk gezag zijn verplicht een ouderschapsplan te maken als zij uit elkaar gaan.

In dat plan moeten in ieder geval drie wettelijk verplichte afspraken komen te staan. Deze gaan over de zorgverdeling, de kinderalimentatie en de uitwisseling van informatie over de kinderen. Ouders kunnen daarnaast ook andere afspraken vastleggen (zie ▶ par. 6.5.1).

De wet bepaalt dat ouders hun kinderen betrekken bij het opstellen van het ouderschapsplan, voor zover dit tenminste mogelijk is gezien leeftijd en ontwikkeling. In het verzoek tot echtscheiding of beëindiging van geregistreerd partnerschap moet vermeld zijn hoe dit is gebeurd.

Soms zullen ouders, ondanks de hulp van een mediator of advocaat, geen overeenstemming kunnen bereiken over een ouderschapsplan. Dan heeft een ouder nog de mogelijkheid om *alleen* een verzoekschrift in te dienen. Daarin moet hij of zij wel aangeven waarom het niet is gelukt samen een ouderschapsplan op te stellen. Ook moet deze ouder vermelden welke afspraken er volgens hem of haar in het ouderschapsplan moeten komen te staan. De andere ouder kan dan eventueel verweer voeren met hulp van een eigen advocaat.

De rechter kan de ouders ook naar een mediator verwijzen als het verzoekschrift of de behandeling op de zitting daartoe aanleiding geeft. Doel daarvan is alsnog te bereiken dat de ouders in onderling overleg afspraken maken over een of meer gevolgen van de scheiding.

- **Gelijkwaardig ouderschap**

De wet spreekt verder van gelijkwaardig ouderschap na scheiding (zie ▶ kader 6.1). Ook is een (gezagdragende) ouder verplicht de band van het kind met de andere ouder te bevorderen.

In geval van gezamenlijke uitoefening van het gezag, kunnen geschillen hierover op verzoek van (een van) de ouders aan de rechter worden voorgelegd.

Gezamenlijk gezag na scheiding is de norm, eenhoofdig gezag behoort tot de uitzonderingen. De rechter kan op verzoek van (een van) de ouders bepalen dat het gezag over een kind aan een van hen toekomt. Dat kan volgens de wettekst onder meer 'als er een onaanvaardbaar risico is dat het kind klem of verloren raakt tussen de ouders en niet is te verwachten dat hierin binnen afzienbare tijd voldoende verbetering komt, of wijziging van het gezag anderszins in het belang van het kind noodzakelijk is'.

De niet met het gezag belaste ouder heeft het recht op en de verplichting tot omgang met zijn kind.

- **Problemen van het kind**

Soms is het beter voor een kind als het geen contact of omgang heeft met de andere ouder. De rechter kan op verzoek van een ouder de andere gezagdragende ouder het contact met het kind ontzeggen, maar alleen tijdelijk. Als de situatie verandert of anders na een jaar kan deze laatste de rechter vragen de zaak opnieuw te beoordelen. Heeft de andere ouder geen gezag, dan betreft de ontzegging de omgang. Ontzegging vindt plaats als:

- omgang ernstig nadeel zou opleveren voor de geestelijke of lichamelijke ontwikkeling van het kind, *of*
- de betreffende ouder kennelijk ongeschikt of niet in staat moet worden geacht tot omgang met het kind, *of*
- het kind van 12 jaar of ouder zelf grote bezwaren heeft tegen omgang met de andere ouder, *of*
- omgang anderszins in strijd is met zwaarwegende belangen van het kind.

- **Flitsscheiding**

De flitsscheiding is in 2009 afgeschaft. Die hield in: omzetting van het huwelijk in een geregistreerd partnerschap, dat vervolgens via de ambtenaar van de burgerlijke stand werd ontbonden. Dat kan dus niet meer. Ook het geregistreerd partnerschap van mensen met kinderen kan nu alleen nog, net als het huwelijk, door de rechter worden beëindigd. Daarvoor is overigens lang niet altijd een zitting op de rechtbank nodig. Als de ouders het eens zijn geworden, kunnen zij een gemeenschappelijk verzoek tot scheiding of tot beëindiging van geregistreerd partnerschap indienen, met een ouderschapsplan erbij. Een advocaat kan de zaak dan verder afhandelen. In december 2013 heeft de staatssecretaris van Veiligheid en Justitie echter een wetsvoorstel naar de Tweede Kamer gestuurd dat echtparen vanaf 2015 de mogelijkheid biedt te scheiden via de ambtenaar van de burgerlijke stand. Voorwaarde is dat zij geen minderjarige kinderen hebben en het onderling eens zijn – een nieuw soort flitsscheiding dus. De regeling geldt overigens ook voor geregistreerde partners zonder kinderen, maar voor hen betreft het slechts een vereenvoudiging van de bestaande praktijk die al voorziet in scheiden via de burgerlijke stand.

*Bronnen: Ministerie van Veiligheid en Justitie (2011; 2012; 2013); Ministerie van Volksgezondheid, Welzijn en Sport (2009);* ▶ http://wetten.overheid.nl/BWBR0002656.

---

### Kader 6.1 Toelichting op veelgebruikte termen

*Gezag*
Wie gezag heeft over een kind, is verantwoordelijk voor hem of haar en heeft het recht en de plicht het kind te verzorgen en op te voeden. Meestal hebben ouders het gezag over hun kind(eren). Dat heet dan ouderlijk gezag. Hebben beide ouders het gezag, dan is er sprake van gezamenlijk (ouderlijk) gezag, in tegenstelling tot eenhoofdig gezag. Gezamenlijk gezag blijft bestaan als gehuwde of geregistreerde ouders scheiden of als samenwonende partners met gezamenlijk gezag uit elkaar gaan. Tenzij de rechter het gezag op verzoek van een of beide ouders aan een van hen toewijst. Dan moet er wel heel wat aan de hand zijn. Gezamenlijk gezag is niet hetzelfde als co-ouderschap.

*Co-ouderschap*
Co-ouderschap is – in tegenstelling tot gezamenlijk gezag – geen juridisch begrip. Het betekent dat de ouders de dagelijkse zorg voor hun kroost om beurten voor hun rekening nemen. Meestal wordt over co-ouderschap gesproken als de verdeling van de zorg- en opvoedingstaken min of meer gelijk is. Kinderen zijn dan bijvoorbeeld drie dagen bij de ene en vier dagen bij de andere ouder, of ze wisselen per week. Maar ook andere verdelingen zijn mogelijk.

*Gelijkwaardig ouderschap*
De wet spreekt van gelijkwaardig ouderschap na scheiding. Dit betekent dat beide ouders het recht en de plicht hebben om het kind te verzorgen en op te voeden. Dat wil echter niet zeggen dat de dagelijkse zorg- en opvoedingstaken gelijk moeten worden verdeeld. Wie wat doet en wanneer, kunnen de ouders in onderling overleg afspreken en vastleggen in een ouderschapsplan. Hoe dat uitpakt, heeft met verschillende factoren te maken, zoals: hoe de zorg vóór de scheiding was verdeeld, de werktijden van de ouders en de leeftijd van het kind.

*Voogdij*
Gezag uitgeoefend door een ander dan een ouder van een kind, heet voogdij. Deze term wordt vaak ten onrechte gebruikt als het om ouderlijk gezag gaat.

*Omgangsregeling of zorgregeling*
De meeste kinderen van gescheiden ouders wonen bij hun moeder en hebben een omgangsregeling met hun vader. Sinds 1 maart 2009 is de term 'omgangsregeling' echter gereserveerd voor ouders zonder gezag. Bij ouders met gezamenlijk gezag wordt gesproken van verdeling van de zorg- en opvoedingstaken, ook wel afgekort tot zorgregeling of contact. Een zorgregeling kan inhoudelijk veel lijken op een omgangsregeling. In dit boek wordt gemakshalve nog de meer gangbare term omgang(sregeling) gebruikt, ongeacht de gezagssituatie.

- **Juridisch ouderschap en (gezamenlijk) ouderlijk gezag**

In het dagelijks leven bedoelen we meestal de biologische ouders als we het over 'ouders' hebben. Maar wettelijk gezien gaat het vooral om de juridische ouders. Heel vaak zijn de biologische ouders tegelijk ook de juridische, maar niet altijd. Hoe zit dat en wat is het verschil tussen juridisch ouderschap en ouderlijk gezag?

Aan juridisch ouderschap zijn bepaalde rechtsgevolgen verbonden. Zo erft het kind van de ouder en kan het diens achternaam en nationaliteit krijgen. Verder heeft juridisch ouderschap gevolgen voor de mogelijkheid om ouderlijk gezag te krijgen. Dit laatste houdt in dat de ouder wettelijk vertegenwoordiger is van het kind en beslissingen mag nemen over diens opvoeding en verzorging. Sinds 2009 omvat het gezag ook de plicht om de band van het kind met de andere ouder te bevorderen. Juridisch ouderschap en gezag hebben dus verschillende rechtsgevolgen en zijn niet op één lijn te stellen (Memorie van antwoord bij wetsvoorstel 33 032, 11 april 2013).

- **Hoe ontstaat juridisch ouderschap?**

De biologische moeder is automatisch ook de juridische moeder. Verder kan een vrouw door adoptie juridisch moeder worden. Voor mannen is dat ingewikkelder. Is een man getrouwd met de moeder bij de geboorte van het kind, dan is hij automatisch de juridische vader (ook als hij niet de biologische vader is). Is de biologische vader niet getrouwd met de moeder, dan kan hij juridisch vader worden door erkenning van het kind. Er ontstaat dan een juridische band tussen vader en kind: de familierechtelijke betrekking. Hiervoor is toestemming van de moeder vereist. Juridisch vaderschap kan ook door gerechtelijke vaststelling van het vaderschap of door adoptie ontstaan. Dan moet de rechter eraan te pas komen.

- **Welke (juridische) ouders hebben gezag?**

Het moederschap omvat doorgaans automatisch het gezag. Is het kind binnen een huwelijk geboren, dan heeft ook de vader vanzelf gezag over het kind. Dat geldt eveneens als het kind binnen een geregistreerd partnerschap is geboren, maar dan moet het wel door de vader erkend zijn. Als de (juridische) ouders niet getrouwd zijn en geen geregistreerd partnerschap hebben, kunnen zij bij de rechtbank het gezamenlijk gezag over hun kind aanvragen. Als alles in orde is, komt er een aantekening in het gezagsregister. Sinds juli 2013 kan zo'n aanvraag ook via het Digitale loket rechtspraak worden gedaan (▶ https://loket.rechtspraak.nl). Daarmee is de procedure gemakkelijker en goedkoper geworden. Zo kunnen ouders hun verzoek vanuit huis doen met behulp van hun DigiD en hoeven zij geen schriftelijke bewijsstukken meer in te dienen.

Had voorheen elke rechtbank een eigen gezagsregister, sinds september 2012 zijn alle rechtbanken aangesloten op het Centraal Gezagsregister. Daarin wordt bijgehouden wie het gezag uitoefent als dat afwijkt van gezag dat 'van rechtswege' bestaat (dit laatste is bijvoorbeeld het geval bij gezag van moeders, gezag van ouders tijdens huwelijk of gezamenlijk gezag na echtscheiding). In het register is dus onder meer te vinden of nog maar één ouder het gezag heeft, twee niet-gehuwde ouders samen het gezag uitoefenen, of dat het kind onder toezicht is gesteld. Het Centraal Gezagsregister is openbaar. Belanghebbenden kunnen bij elke rechtbank terecht om gegevens uit dit register in te zien of – tegen betaling – een uittreksel aan te vragen.

## 6.4    Het scheidingsproces in stappen

Getrouwde ouders en geregistreerde partners met kinderen kunnen niet zomaar uit elkaar gaan. Alleen de rechtbank kan deze samenlevingsvormen beëindigen en wel bij 'duurzame ontwrichting' van de relatie. In de praktijk is scheiden mogelijk als een van de twee dat wil. Daar is de hulp van een advocaat voor nodig. Dit geldt niet voor samenwonende ouders. Maar welke vorm de relatie ook heeft, als ouders uit elkaar gaan, moeten zij veel regelen. Daarbij hebben zij een aantal keuzes. Zo kunnen zij samen afspraken maken of een (scheidings)mediator inschakelen die hen daarbij helpt. Getrouwde en geregistreerde partners kunnen vervolgens besluiten samen één (familierecht)advocaat te nemen of elk een eigen advocaat. Als de ingeschakelde mediator tevens advocaat is, kan deze de scheiding verder zelf afhandelen. Hier volgen de verschillende stappen en mogelijkheden.

**▪ 1 Scheidingsmelding**
Ouders die hun relatie willen beëindigen, moeten dit duidelijk aan hun partner laten weten. Dit wordt de scheidingsmelding genoemd, die noodzakelijk wordt geacht voor een beter verloop van de scheiding. De melding kan heftige emoties oproepen. De meeste partners hebben dan ook een paar weken of langer nodig om die (enigszins) te verwerken en het onvermijdelijke te accepteren. Pas daarna wordt het mogelijk de scheiding te gaan regelen.

**▪ 2 Zo nodig een mediator inschakelen**
Als praten met elkaar niet goed wil lukken, kunnen partners het best zo snel mogelijk een (familie)mediator inschakelen. Een mediator is een neutrale bemiddelaar die de communicatie tussen de partners weer op gang brengt en hen steunt bij het vinden van oplossingen die voor beiden aanvaardbaar zijn. (Meer over mediation en mediators in ▶ par. 6.12.)

**▪ 3 Eventueel voorlopige afspraken maken**
Soms zijn er zaken die niet kunnen wachten, zoals het gebruik van de gezamenlijke woning of geld voor het levensonderhoud van een partner die geen of weinig inkomen heeft. Daarvoor kunnen ouders onderling een tijdelijke regeling treffen, eventueel met hulp van

een mediator. Gaat dat niet, dan kunnen zij de rechter om 'voorlopige voorzieningen' vragen. Daar is een advocaat voor nodig.

- **4 De kinderen en de school/kinderopvang informeren**

Op zeker moment is het nodig dat de ouders hun kinderen vertellen wat er staat te gebeuren en hen betrekken bij dingen die hen direct aangaan. Er zijn vuistregels die aangeven wanneer en hoe dat het best kan (zie ▶ kader 4.1). Ook is bekend wat voor reacties ouders zoal kunnen verwachten (zie ▶ kader 4.2). Verder is het belangrijk dat ouders ook de school en/of de kinderopvang op de hoogte brengen van de situatie thuis. Dan kunnen leerkrachten en leidsters er rekening mee houden, mocht het kind zich anders (drukker, stiller) gaan gedragen dan voorheen.

- **5 De kinderen en het ouderschapsplan**

Een scheiding betekent crisis in het gezin. Het is dan allereerst nodig dat ouders zo veel mogelijk rust rondom de kinderen creëren en snel beginnen met het maken van afspraken over de invulling van het ouderschap als ze eenmaal uit elkaar zijn. Kinderen moeten niet te lang in onzekerheid verkeren. Die afspraken kunnen ouders samen maken of met hulp van een mediator. Ze moeten worden vastgelegd in een ouderschapsplan waarbij ook de kinderen worden betrokken, mits ze niet al te jong zijn. Wat in het ouderschapsplan moet en kan komen te staan, is te vinden in ▶ par. 6.5. Vervolgens moeten ouders het ook eens zien te worden over de andere zaken, zoals het huis, de gezamenlijke bezittingen en de financiën.

- **6 Samen één advocaat**

Als (gehuwde of geregistreerde) ouders – al dan niet na mediation – tot overeenstemming zijn gekomen, kunnen zij volstaan met inschakeling van één (familierecht)advocaat. Die zorgt voor het vastleggen van de afspraken in een zogeheten convenant, waaraan ook het ouderschapsplan moet worden toegevoegd. De advocaat dient het convenant bij de rechtbank in, tegelijk met het gemeenschappelijk verzoek om echtscheiding of beëindiging van het geregistreerd partnerschap. Er komt dan geen rechtszitting. De rechter beslist op basis van de stukken. Die beslissing wordt vastgelegd in een (echt)scheidingsbeschikking, waarin ook het convenant kan worden opgenomen. Op die manier kan een ouder zo nodig afdwingen dat de andere ouder de afspraken nakomt.

- **7 Allebei een eigen advocaat**

Als ouders het niet eens kunnen worden, is er kans dat het met mediation wel lukt. Als dat niet zo is, zit er niets anders op dan dat beiden een eigen (familierecht)advocaat in de arm nemen. Ze kunnen dan nog wel proberen alsnog tot overeenstemming te komen in een zogeheten viergesprek (beide ouders met hun advocaten). Een andere mogelijkheid is de zogeheten *collaborative divorce*, in Nederland ook wel 'overlegscheiding' genoemd (zie verder ▶ par. 6.13). Advocaten hebben daar een speciale opleiding voor nodig.

Als er toch geen overeenstemming wordt bereikt, moet de rechter eraan te pas komen. Dan is er sprake van 'scheiden op tegenspraak'. Eén ouder vraagt de scheiding aan en de ander voert verweer. Er komt een zitting op de rechtbank. De rechter kan zelf een regeling vaststellen of de ouders eerst nog naar een mediator verwijzen. Ook kan hij de Raad voor de Kinderbescherming om advies vragen als de ouders het niet eens zijn over wat er met de kinderen moet gebeuren. Bij een scheiding op tegenspraak kan de toch al verstoorde relatie tussen de ouders ontaarden in echte vijandigheid. Dat bemoeilijkt het gezamenlijk ouderschap na de scheiding. Ook is er meer onzekerheid over de uitkomst van de procedure, duurt het langer voor de scheiding rond is en zijn de kosten hoger.

Een scheiding is overigens pas definitief als deze is ingeschreven in de registers van de burgerlijke stand. Dit moet binnen zes maanden na de datum van de scheidingsbeschikking.

- **8 Kinderen en de rechter**

Als ouders een scheidingsverzoek hebben ingediend bij de rechtbank, krijgt een kind van 12 jaar of ouder een uitnodigingsbrief van de rechter om zijn mening te geven. Dit laatste kan per brief of in een gesprek met de rechter. Die zal – als het goed is – zorgvuldig lezen of naar het kind luisteren en bij zijn beslissing met diens oordeel rekening houden. Een kind is overigens niet verplicht zijn mening te geven.

De rechter kan een kind jonger dan 12 jaar ook uitnodigen voor een gesprek als het kind per brief of telefoon heeft laten weten dat graag te willen. De rechter kan dit ook ambtshalve doen als hij vindt dat uit het scheidingsverzoek niet duidelijk wordt hoe een kind bij het maken van het ouderschapsplan is betrokken.

Kinderen kunnen de rechter ook op eigen initiatief een brief schrijven of opbellen. Bijvoorbeeld om hem te vragen een omgangsregeling vast te stellen of te veranderen of om het gezamenlijk gezag te veranderen in gezag voor één ouder. De rechter bepaalt of er een procedure nodig is.

Dat een 12-jarige mag kiezen bij welke ouder hij wil wonen, is een wijdverbreid misverstand: het zijn de ouders die dit bepalen. Als zij er niet uitkomen, dan beslist de rechter, al zal deze, zoals gezegd, de wens van het kind laten meetellen bij zijn overwegingen.

*Bronnen: Ministerie van Veiligheid en Justitie (2012); Ministerie van Volksgezondheid, Welzijn en Sport (2009).*

## 6.5   Het ouderschapsplan

Een belangrijk element in de Wet bevordering voortgezet ouderschap en zorgvuldige scheiding, die op 1 maart 2009 in werking trad, is dat ouders (van minderjarige kinderen) aan hun verzoek tot echtscheiding of beëindiging geregistreerd partnerschap een ouderschapsplan moeten toevoegen. De achterliggende bedoeling van het verplichte ouderschapsplan is de problemen van kinderen na een scheiding te voorkomen of helpen verminderen. Verder is de maatregel bedoeld om het ouderschap van beide ouders na scheiding te stimuleren. 'Je scheidt als partners maar niet als ouders.' Ook samenwonende ouders met gezamenlijk gezag zijn verplicht een ouderschapsplan te maken als zij uit elkaar gaan. In het onderzoek *Scholieren en Gezinnen* is in 2013 een aantal vragen opgenomen over het ouderschapsplan. In ▶ par. 6.8, ▶ par. 6.10 en ▶ par. 6.11 gaan we in op de gevolgen voor kinderen van de invoering van de wet van 2009.

**◘ Tabel 6.1** Een omgangsregeling of een ouderschapsplan voor verschillende groepen scheidingskinderen in procenten (S&G 2013).

| Is er een ouderschapsplan of omgangsregeling? | Ouders gescheiden in: | | |
|---|---|---|---|
| | '98–'03 (n = 153) groep 1 | '04–'08 (n = 169) groep 2 | '09–'13 (n = 113) groep 3 |
| Ja, een ouderschapsplan | 5,2 | 10,5 | 23,4 |
| Ja, een omgangsregeling | 13,1 | 19,8 | 15,3 |
| Ja, ik weet niet precies welke | 9,8 | 17,9 | 24,3 |
| Weet ik niet | 52,6 | 41,9 | 27,9 |
| Nee | 18,3 | 9,9 | 9,0 |
| *Indien 'ja', heb je hierover meegepraat?* | | | |
| ja | 27,9 | 42,3 | 61,4 |
| nee | 62,8 | 44,9 | 31,4 |
| ander antwoord | 9,3 | 12,8 | 7,2 |
| *Indien 'ja', ben je tevreden met ouderschapsplan/omgangsregeling?* | | | |
| ja | 51,2 | 53,8 | 50,0 |
| een beetje | 30,2 | 35,9 | 32,9 |
| nee | 11,6 | 6,4 | 14,3 |
| ander antwoord | 7,0 | 3,8 | 2,9 |
| *Indien 'ja', houdt iedereen zich eraan?* | | | |
| ja | 78,6 | 79,2 | 71,4 |
| nee, mijn moeder (meestal) niet | 4,8 | 5,2 | 5,7 |
| nee, mijn vader (meestal) niet | 7,1 | 5,2 | 8.6 |
| ander antwoord | 9,5 | 10,4 | 14,3 |

■ **Empirische gegevens**

◘ Tabel 6.1 bevat een weergave van de antwoorden op de vragen over de omgangsregeling en het ouderschapsplan uit de meting 2013 van het onderzoek S&G. Hierbij werd eerst aan de scholieren gevraagd of er een omgangsregeling of ouderschapsplan is en indien ja, of zij hierover meegepraat hebben, of zij tevreden zijn met deze regeling of dit plan, en of iedereen zich eraan houdt. De antwoorden zijn uitgesplitst naar de groep scholieren van wie de ouders lang geleden zijn gescheiden (groep 1), in de vijf jaren vóór de invoering van het ouderschapsplan zijn gescheiden (groep 2), en vanaf de invoering van dat plan zijn gescheiden (groep 3) (n=438).

Uit ◘ tabel 6.1 blijkt duidelijk dat er volgens de scholieren in groep 3 vaker sprake is van een ouderschapsplan of omgangsregeling dan in groep 2 en veel vaker dan in groep 1. Maar voor de scholieren in groep 1 is de scheiding natuurlijk al lang geleden. Uit de antwoorden blijkt wel dat scholieren in veel gevallen geen verschil lijken te weten tussen een ouderschapsplan en een omgangsregeling. Verder is te zien dat scholieren in groep 3 duidelijk vaker hebben meegepraat over de regeling. De mate van tevredenheid met de regeling verschilt nauwelijks tussen de drie groepen; ditzelfde geldt voor de mate waarin iedereen zich houdt aan de regeling.

### 6.5.1   Uit elkaar ... En de kinderen dan?

Sinds 1 maart 2009 moeten ouders als ze willen scheiden een ouderschapsplan opstellen. Daarin leggen zij hun afspraken over de kinderen vast. Wat er minimaal in moet staan, is wettelijk vastgelegd (zie ▶ par. 6.3). Daaraan kunnen ouders nog toevoegen wat ze belangrijk vinden voor hun kinderen. Denk aan regels voor bedtijden, het maken van huiswerk, opvattingen over straffen of wat er moet gebeuren als ouders het onderling niet eens zijn over iets. Het is van belang dat een dergelijk plan maatwerk is en goed past bij de betrokken kinderen en hun ouders. Dat betekent ook dat het plan in de loop van de tijd een aantal keren zal moeten worden bijgesteld. Kinderen ontwikkelen zich immers en situaties kunnen veranderen. Wat op een bepaald moment passend is, voldoet een half jaar later misschien niet meer. Het advies aan ouders is dan ook het plan als 'groeimodel' te zien en erin vast te leggen hoe zij daarmee willen omgaan. Zij kunnen bijvoorbeeld op vaste tijden afspreken om met elkaar, of met iemand erbij, te bekijken hoe het loopt en of er iets moet worden veranderd.

Het voorgaande is ontleend aan de brochure *Uit elkaar ... En de kinderen dan?* van het ministerie van Volksgezondheid, Welzijn en Sport (2009). Daarin is naast een lijst met aandachtspunten ook een aantal algemene suggesties opgenomen waarmee ouders die zo'n plan moeten maken, hun voordeel kunnen doen. Hierna een overzicht:

- **Rekening houden met de behoeften van het kind**

Het kan nodig zijn ouders erop te wijzen dat ze zich beter flexibel kunnen opstellen als het gaat om hoe vaak en hoe lang de kinderen bij ieder van hen zijn. Er moet immers rekening worden gehouden met de behoeften van de kinderen en die sluiten op dat moment misschien niet aan bij wat een ouder graag zou willen. Zo kan het de eerste tijd na de scheiding nodig zijn de zorg net zo te regelen als de kinderen gewend waren vóór de scheiding.

Verder is het zaak bij het maken van een passende regeling rekening te houden met leeftijd en ontwikkelingsniveau van het kind. Bij een kind dat tijdens de scheiding heel jong is, kan het noodzakelijk zijn de zorg erg ongelijk te verdelen. Een baby of peuter kan nog niet te vaak of te lang weg bij de inwonende ouder. Ook hebben jonge kinderen veel behoefte aan een stabiele, vertrouwde thuissituatie. Voor de jongsten is het dan ook beter wat vaker en korter contact met de andere ouder te hebben (bijvoorbeeld een paar keer per week) dan af en toe een lang contact. Er komen vanzelf meer mogelijkheden naarmate het kind groter wordt en zich verder ontwikkelt.

- **Niet te veel veranderen**

Bij een scheiding verandert er meestal veel. Ouders doen er goed aan, zeker de eerste tijd, geen veranderingen door te voeren die niet echt nodig zijn. Want veel veranderingen tegelijkertijd of kort na elkaar kunnen een kind te zwaar belasten.

Ook is het aan te bevelen dat de contacten van de kinderen met beide families zo veel mogelijk blijven bestaan. Het ouderschapsplan kan daar ook afspraken over bevatten. Onderzoek laat zien dat kinderen die tijdens en na de scheiding een hechtere band met hun grootouders onderhouden, minder aanpassingsproblemen vertonen (zie ook ▶ par. 3.11 en ▶ kader 6.2).

- **Duidelijke afspraken**

Ouders leggen ook wel concrete, gedetailleerde afspraken vast over dagelijkse dingen, zoals kappersbezoek, kleding en bijvoorbeeld piercings. Dat lijkt misschien overdreven, maar het kan hooglopende ruzies voorkomen. In ieder geval blijkt uit de praktijk dat geen of vage afspraken maken vaak tot misverstanden en conflicten leidt.

- **Kinderen betrekken bij het ouderschapsplan**

Ouders zijn verplicht het ouderschapsplan voor zover mogelijk met hun kinderen te bespreken. Deskundigen wijzen erop dat kinderen al heel jong – vanaf een jaar of vijf, zes – in staat zijn om hun belangen duidelijk te maken. Daarbij is het wel nodig dat de kinderen weten dat er met hun mening rekening wordt gehouden, maar dat ze niet hoeven te beslissen. Dat doen hun ouders.

- **Als afspraken maken niet goed lukt**

Als het niet wil vlotten met het maken van afspraken, doen ouders er goed aan er iemand bij te vragen, zoals een (neutraal) familielid, gezamenlijke vriend of anders een (familie) mediator. Soms is het aan te bevelen een (ortho)pedagoog of kinderpsycholoog in te schakelen. Deze kan verhelderen wat het kind nodig heeft. Hij of zij luistert niet alleen naar de ouders, maar heeft ook zelf contact met het kind.

*Bron: Ministerie van Volksgezondheid, Welzijn en Sport (2009).*

---

**Kader 6.2 Het belang van grootouders**

In buitenlands onderzoek is regelmatig aangetoond dat opa's en oma's veel kunnen betekenen voor hun kleinkinderen tijdens en na de scheiding (zie ▶ par. 3.11). Ook in *Scholieren en Gezinnen 2009* zijn het contact en de band tussen kinderen en grootouders aan de orde gesteld. Aan de scheidingskinderen van 9 tot en met 13 jaar is gevraagd welk cijfer tussen 1 en 10 zij geven aan de band met hun verschillende oma's en opa's.

De hoogste score behalen de oma's van moeders kant (8,4), direct gevolgd door de vader van moeder (8,3). De ouders van vaders krijgen een iets minder hoge score (7,9), maar dat is niet verwonderlijk gezien het feit dat de kinderen met die grootouders vaak wat minder contact hebben.

Gemiddeld zien de kinderen hun grootouders van moeders kant bijna vier keer per maand en die van vaders kant bijna drie keer. Ook in dit onderzoek blijkt dat er een duidelijke samenhang is tussen het welbevinden van kinderen en de mate van contact met hun grootouders. Hoe vaker zij hun grootouders zien – vooral die van moeders kant, maar ook die van vaders kant – hoe minder angstgevoelens kinderen hebben en hoe beter zij zich voelen.

Kinderen van gescheiden ouders hebben dus over het algemeen veel baat bij de contacten met hun grootouders Maar juist bij scheiding lopen zij soms ook kans deze contacten te verliezen.

*Grootouders en de rechter*
Indien herstel van de relatie niet op eigen kracht lukt, rest de betreffende grootouders weinig anders dan de gang naar de rechter. Een volgens Vlaardingerbroek (2013) onzekere weg die niet alleen veel financiële schade kan opleveren maar ook tot een verdere verwijdering van de (kinderen en) kleinkinderen kan leiden. Dat heeft te maken met de zwakke rechtspositie van grootouders in Nederland, waardoor zij alles uit de kast moeten halen om hun doel te bereiken. Zij hebben namelijk geen wettelijk recht op omgang, zoals in de buurlanden wel het geval is. Het betekent dat zij bij een rechtszaak allereerst aan de ontvankelijkheidseis moeten voldoen. Dat wil zeggen dat zij aannemelijk moeten maken dat er tussen hen en het kleinkind een nauwe persoonlijke betrekking (*family life*) bestaat. Dat hangt af van 'feiten en omstandigheden' en is geen eenvoudige opgave. 'Regelmatig contact en af en toe bij oma en opa op bezoek komen of logeren blijkt niet voldoende te zijn', aldus Vlaardingerbroek. Het gaat om 'concrete bewijzen van gezinsleven'.

Het is dus heel goed mogelijk dat grootouders meteen al stranden bij de eerste 'hobbel' die zij moeten nemen. Maar ook als het lukt *family life* aan te tonen en de grootouders ontvankelijk worden verklaard in hun verzoek, zijn ze er nog niet. Dan volgt behandeling van de zaak waarbij de rechter moet bepalen of het belang van het kind zich tegen toewijzing van een omgangsregeling verzet. En of het betreffende kind, als het twaalf jaar of ouder is, bezwaar maakt.

Vlaardingerbroek concludeert dat uit de jurisprudentie een 'casuïstisch beeld' naar voren komt waarin grootouders de ene keer wel en de andere keer niet ontvankelijk worden verklaard. Hij pleit ervoor de betreffende wetgeving zodanig aan te passen dat grootouders – net als in onze buurlanden het geval is – in beginsel ontvankelijk zijn in hun verzoek tot omgang met hun kleinkinderen. Verder acht hij het gewenst dat scheidende ouders in hun ouderschapsplan ook aandacht besteden aan de contacten van het kind met de grootouders na de scheiding. Het belemmeren en/of onthouden van het contact tussen kleinkinderen en hun grootouders, vindt Vlaardingerbroek – als er tenminste geen objectieve bezwaren zijn tegen die omgang –, op zijn zachtst gezegd verwerpelijk.

*Bronnen: Spruijt (2010); S&G 2009; Vlaardingerbroek (2013).*

## 6.6     Ontwikkelingen in andere landen

Douglas (2006a) bespreekt in een overzichtsstudie de situatie rond ouderschapsplannen in de Verenigde Staten. In 2005 werd in 26 staten geadviseerd om een ouderschapsplan te maken, terwijl het in 12 staten voor alle scheidende gezinnen *verplicht* was. In nog eens 4 staten was het alleen verplicht als ouders het niet eens waren over het gezag en ten slotte was het plan in 3 staten verplicht in het geval van gezamenlijk gezag. Er is in de Verenigde Staten nog weinig onderzoek beschikbaar over de effectiviteit van al dan niet verplichte ouderschapsplannen. Douglas beveelt dergelijk onderzoek dan ook van harte aan. Intussen is de auteur van mening dat interventies voor alle scheidingsgezinnen verplicht zouden moeten worden. In de eerste plaats omdat projecten op basis van vrijwilligheid alleen de meest gemotiveerde ouders trekken. In de tweede plaats omdat verplichtingen helpen om waarden en normen te stimuleren die het leven van scheidingskinderen kunnen verbeteren.

Kelly (2006) noemt als voordeel van de discussie over ouderschapsplannen dat de veel gehanteerde bezoekregeling van een weekend per veertien dagen ter discussie wordt gesteld. Meer variatie in regelingen sluit beter aan bij de ontwikkelingsbehoeften van kinderen.

Naast de echtscheidingsprocedure via de rechter is de administratieve scheiding internationaal volop in discussie. In vier landen van de Europese Unie – Denemarken, Portugal, Estland en Nederland – is deze (in ieder geval in 2006) in een of andere vorm mogelijk (Boele-Woelki & Mom, 2006). Douglas (2006a) bespreekt het beleid met betrekking tot scheiding in de Verenigde Staten op basis van een groot aantal onderzoekingen en publicaties. Op grond daarvan beveelt zij aan niet te vergeten dat het belang van het kind en niet dat van de ouders, het overheersende criterium moet blijven bij alle gezagsbeslissingen. Gilmore (2008) deelt die opvattingen in een overzichtsartikel over wetgeving in Engeland, Wales, Australië en Nieuw-Zeeland. Hij waarschuwt ervoor om in het geval van ernstige ouderlijke conflicten en geweld het belang van het kind niet ondergeschikt te maken aan het recht op contact van de ouders.

- **Empirische ondersteuning?**

De echtscheidingswetgeving is volgens Van Peer (2007) in Europa in de loop der jaren sterk versoepeld omdat scheiding sociaal gezien steeds meer wordt aanvaard. Ouderschap en verblijfsregeling voor kinderen zijn daarbij ook onderwerp van veranderde wetgeving: gezamenlijk ouderlijk gezag na scheiding is regel geworden (Boele-Woelki e.a., 2007). De onderliggende gedachte is dat blijvende, gelijk verdeelde ouderlijke verantwoordelijkheid het beste is voor kinderen, ook na een scheiding. Het is echter de vraag of deze gedachte ook empirisch wordt ondersteund. Jeppesen de Boer (2008) bepleit in haar proefschrift over Denemarken en Nederland voor beide landen een terugkeer naar de wetgeving waarin de inwonende ouder de hoofdverantwoordelijkheid krijgt toegewezen. Sinds 1998 blijft in Nederland het gezamenlijk ouderlijk gezag na de scheiding in principe bestaan. Dit gebeurt nu na ruim 94% van de scheidingen (CBS, 2012). In de wet van 2009 is gelijkwaardig ouderschap het uitgangspunt en is het opstellen van een ouderschapsplan verplicht. In Denemarken en België is soortgelijke wetgeving van kracht. In België is bilocatie (co-ouderschap) als norm in de wet vastgelegd. De rechter onderzoekt wel of het verblijfsco-ouderschap in de praktijk haalbaar is en kan daarvan afwijken (Jeppesen de Boer, 2008; Van Peer, 2007).

In Denemarken is de situatie intussen enigszins gewijzigd. Daar is op 20 juni 2012 een stap teruggezet wat betreft de norm van gezamenlijk gezag na echtscheiding (Jeppesen de Boer, 2013; zie verder ▶ par. 6.7).

## 6.7    Gelijkwaardig ouderschap leidt tot meer conflicten

In Nederland is sinds 1998 gezamenlijk ouderlijk gezag na scheiding de norm. En sinds 2009 is er in de wet sprake van 'gelijkwaardig ouderschap na scheiding'. Hoe dit uitgelegd moet worden, maakt een arrest van de Hoge Raad in mei 2010 duidelijk: gelijkwaardigheid van de ouders is uitgangspunt, maar de wet schrijft niet een gelijke (50/50) verdeling voor van de tijd die het kind bij elke ouder doorbrengt (Antokolskaia, 2011). Ouders moeten samen afspreken hoe zij het gaan regelen met de kinderen en dat vastleggen in een ouderschapsplan.

Inmiddels is gebleken dat genoemde wetswijzigingen niet tot de beoogde verbetering hebben geleid, maar eerder tot een verslechtering (zie ▶ par. 6.10). Zo zijn de conflicten tussen scheidende ouders alleen maar toegenomen, wat erg schadelijk is voor kinderen. De wetgeving biedt volgens deskundigen onvoldoende steun om in te grijpen. Zo acht Jan-Dirk Sprokkereef, vice-voorzitter van Jeugdzorg Nederland, het voor kinderen van vechtende ouders beter dat het gezag bij een van hen berust, terwijl de ander een omgangsregeling heeft. De rechter moet dan wel meer ruimte krijgen om hiertoe te kunnen besluiten (Sprokkereef, 2013b). Ook de Leidse hoogleraar jeugdrecht, Mariëlle Bruning, meent dat de uitzonderingsvoorwaarden om eenhoofdig gezag in te stellen ruimer mogen zijn (Bruning, 2013). Kinderrechter Lous van Son (2013) denkt er net zo over en motiveert dat als volgt: 'Je vermindert de strijd door niet twee kapiteins op één schip te hebben.'

Christina Jeppesen de Boer, docent aan de universiteit Utrecht, gaat nog een stap verder. Zij baarde al in 2008 opzien door bij haar promotie te pleiten voor terugkeer naar de situatie van vóór 1998, toen gezamenlijk gezag na scheiding alleen werd toegekend op verzoek van de ouders. Zij vindt eenhoofdig gezag bij onenigheid tussen de ouders een duidelijk uitgangspunt. Het kind woont bij de ouder met het eenhoofdig gezag, terwijl het recht op omgang met de andere ouder blijft bestaan. Tenzij dat niet in het belang van het kind is. De situatie in Nederland vergelijkt Jeppesen de Boer met die in Denemarken, waar na een wetswijziging die gezamenlijk gezag na scheiding tot norm verhief, het aantal procedures verdubbelde. Er is daar ook geprobeerd om ouders en kinderen te helpen met (gratis) mediation, begeleiding, omgangshuizen enzovoort. Maar het werd niet beter, wel slechter: er volgden meer en langere procedures dan in de tijd van het eenhoofdig gezag als norm. Denemarken heeft intussen de wet over het gezamenlijk gezag op 20 juni 2012 aangepast. Voorheen was het zo dat ouders na scheiding gezamenlijk gezag kregen, tenzij er belangrijke tegenargumenten waren. Sinds genoemde datum gaat het anders. Als een van beide ouders geen gezamenlijk gezag wil en de rechter wil dat toch toekennen, dan moet hij uitgebreid motiveren waarom dat gezamenlijk gezag in het belang van het kind zou zijn (Jeppesen de Boer, 2013).

- **Continuïteitsregel**

Op een veelgehoord verwijt dat kinderen vooral aan de moeder toegewezen worden, reageert oud-kinderrechter Quik-Schuijt (2013) als volgt: 'Als kinderen voor de scheiding grotendeels door de moeder verzorgd werden, is het logisch dat ze na de scheiding ook bij de moeder blijven.' Sprokkereef (2013a) stelt dat de zorgverdeling tussen de ouders vóór de scheiding een belangrijke overweging is bij het bepalen van de zorgregeling erna. In de Verenigde Staten wordt sinds een paar jaar gediscussieerd over deze denkwijze, maar dan als hoofdregel, de zogeheten *approximation rule* (hierna continuïteitsregel genoemd). Deze houdt in dat als ouders het onderling niet eens kunnen worden, de verdeling van ouderlijke taken na de scheiding die van vóór de scheiding zo veel mogelijk moet benaderen. De regel, oorspronkelijk bedacht door hoogleraar Elizabeth Scott (1992), is door het American Law Institute (ALI) voorgesteld ter vervanging van het traditionele, hevig bekritiseerde criterium van *the best interests of the child* (Melli, 2004). Rechters moeten dit laatste (doorslaggevende) criterium hanteren bij beslissingen over gezag en omgang, maar klagen dat het met zijn vage formulering weinig houvast biedt. Critici menen ook dat dit criterium conflict aanwakkert en dat rechtbanken veel te afhankelijk zijn van de zogenoemde *custody evaluators* – deskundigen, meestal psychologen, die zaken beoordelen en de rechter adviseren (Emery, 2007; O'Connell, 2007).

- **American Law Institute**

Het American Law Institute (ALI) is een prestigieus orgaan dat veel invloed heeft op de ontwikkeling van de Amerikaanse wetgeving. De door dit instituut voorgestelde continuïteitsregel krijgt dan ook de nodige aandacht in de literatuur. Volgens bedenker Scott en het ALI bevordert de regel continuïteit en stabiliteit voor het kind en gaat toepassing ervan met minder conflicten gepaard. De regel vereist een minder breed (en dus minder duur) en meer kwantitatief onderzoek, dan wanneer moet worden uitgezocht welke gezags- of zorgregeling het meest in het belang van het kind is. Met de continuïteitsregel wordt de uitkomst van de rechterlijke beslissing bovendien meer voorspelbaar, wat veel onzekerheid – en daarmee conflicten – bij ouders wegneemt. Uitgangspunt is de hoeveelheid tijd die een ouder in het intacte gezin besteedde aan zorg- en opvoedingstaken. Deze informatie dient nadrukkelijk niet om de ene ouder te verkiezen boven de andere; het gaat om de verdeling van tijd en beslissingsbevoegdheid tussen de ouders terwijl beiden in principe hun voormalige ouderlijke rol behouden.

De verschuiving van 'onderzoek naar wie de beste ouder is' naar 'een kwantitatief oordeel over deelname aan zorg en opvoeding in het verleden', neemt volgens Scott ook een aantal bezwaren weg dat het traditionele criterium met zich meebrengt. Zo zullen ouders zich onder de continuïteitsregel minder aangewakkerd voelen elkaar te diskwalificeren. Verder is er minder kans dat persoonlijke normen en vooroordelen een rol spelen in de rechterlijke beslissing. Ook is de kans op fouten bij toepassing van de continuïteitsregel veel kleiner omdat het om een kwantitatief en retrospectief oordeel gaat. Er hoeven geen speculatieve voorspellingen voor de toekomst te worden gedaan. De regel geldt niet als er in het intacte gezin sprake was van ernstig ouderlijk falen zoals mishandeling en verwaarlozing.

■ **Voor- en tegenstanders**

Tegenstanders van het voorstel werpen tegen dat de continuïteitsregel procederende ouders een nieuw twistpunt biedt, het meten van zorgtijd in het verleden moeilijk is en de hoeveelheid zorgtijd niets zegt over de kwaliteit van de zorg (Lamb, 2007; Warshak, 2007, 2011). Riggs (2005) is bang dat met de continuïteitsregel emotionele of psychologische mishandeling door ouders niet als schadelijk zou worden (h)erkend. Op hun beurt krijgen deze tegenstanders het verwijt de tekortkomingen van de nieuwe regel (te) breed uit te meten terwijl ze voorbijgaan aan de ernstige gebreken van het huidige, 'onwerkbare' criterium van *the best interests of the child* (O'Connell, 2007).

De voorstanders van de continuïteitsregel nemen een praktisch standpunt in: een nieuwe duidelijke regel is hard nodig; de continuïteitsregel is ook niet perfect maar kan altijd verbeterd worden; dat kinderen gedijen bij stabiliteit en continuïteit, is een algemeen geaccepteerde aanname die klopt met de hechtingstheorie (Atwood, 2007; Kelly & Ward, 2002); verder bevoordeelt de regel noch moeders noch vaders wat wel het geval is bij de twee alternatieve maatstaven: die van voorkeur voor de primaire verzorger of van standaard een een fiftyfifty-verdeling. Eerstgenoemde maatstaf zou moeders bevoordelen en gaat voorbij aan hedendaagse rolverdelingen; de tweede zou vaders bevoordelen, is logistiek onpraktisch en schaadt kinderen als er veel ruzie is – juist de zaken waarin rechters moeten beslissen (Emery, 2007). De continuïteitsregel volgt de ouderlijke rolverdeling in het verleden en biedt ouders daardoor maatwerk. De regel weerspiegelt ook de zich ontwikkelende normen in het gezinsleven, waaronder een grotere deelname van vaders aan de zorg voor kinderen (Atwood, 2007). Emery (2007) pleit voor 'proefdraaien' met de regel in de praktijk. Inmiddels lijkt dat te gebeuren. 'De continuïteitsregel wint terrein. Het is te merken in de rechtbanken', aldus (tegenstander) Warshak (2011). Volgens Atwood (2007) is het uiteindelijk ook denkbaar dat staten de regel niet in hun wetgeving opnemen, maar dat rechters hem gebruiken als een van hun overwegingen bij het oplossen van conflicten over gezag en zorg.

## 6.8    Effecten van wetgeving: contact met uitwonende ouder

Belangrijke veranderingen in de wetgeving vonden plaats in 1998 en in 2009. Dit gebeurde mede omdat maatschappelijke actiegroepen van vaders en wetenschappelijk onderzoek hadden aangetoond dat veel scheidingskinderen (ongeveer een kwart) geen enkel contact meer hadden met hun vader. Na 1998 is gezamenlijk gezag na scheiding mede daarom regel geworden en is eenoudergezag alleen nog aan de orde indien een of beide ouders hierom vragen en dit in het belang van het kind is. De ouders zullen dat gemotiveerd moeten aantonen (Vlaardingerbroek, 2006). Wanneer de rechtbank eenhoofdig gezag toekent, is dat in minstens driekwart van de gevallen aan de moeder.

Een echtscheiding werd tot 1998 door de grote meerderheid van de partners geregeld met behulp van twee advocaten: een voor de vrouw en een voor de man. In 2000 is een omslagpunt zichtbaar: vanaf dat jaar worden meer scheidingen afgehandeld op gemeenschappelijk verzoek met behulp van één advocaat/bemiddelaar. Tegenwoordig geldt dat voor ongeveer zes van de tien echtscheidingen (CBS, 2012).

| ◘ Tabel 6.2 Kenmerken van scholieren van wie de ouders vóór 2009 (groep 1) en vanaf 2009 (groep 2) zijn gescheiden in procenten (n=438) (S&G2013). | | |
|---|---|---|
| | Groep 1 (n=325) | Groep 2 (n=113) |
| *Kenmerk:* | | |
| meisjes | 51,4 | 54,0 |
| autochtone scholieren | 86,4 | 87,6 |
| gemiddelde leeftijd scholieren | 13,8 | 13,7 |
| *Schooltype scholieren:* | | |
| vmbo | 42,5 | 44,2 |
| havo | 27,2 | 26,5 |
| vwo/gymnasium | 20,2 | 29,2 |
| *Woonsituatie na scheiding:* | | |
| moedergezin | 66,4 | 66,4 |
| co-oudergezinnen | 26,7 | 27,4 |
| vadergezin | 6,9 | 6,2 |

■ **2009**

In 2009 is de wet opnieuw veranderd, met als doel vooral de problemen rond scheiding en omgang te verminderen. De wet gaat daarom uit van 'gelijkwaardig ouderschap' en stelt het opstellen van een ouderschapsplan verplicht bij het verzoek tot echtscheiding of beëindiging van een geregistreerd partnerschap. De maatregelen zijn bedoeld om het ouderschap na scheiding van beide ouders te stimuleren. Ook samenwonende ouders met gezamenlijk gezag zijn verplicht een ouderschapsplan te maken als zij uit elkaar gaan. Belangrijke vragen zijn welke effecten de invoering van deze wet van 2009 heeft op de kinderen en of het contact met de uitwonende ouder is toegenomen.

Over deze laatste vraag levert het onderzoek *Scholieren en Gezinnen 2013* de nodige gegevens. In ◘ Tabel 6.2 staat allereerst een aantal kenmerken vermeld van de groep scholieren van wie de ouders zijn gescheiden vóór 2009 (groep 1) en de groep scholieren van wie de ouders zijn gescheiden vanaf 2009 tot 2013 (groep 2), dus vanaf de invoering van het verplichte ouderschapsplan.

In ◘ tabel 6.2 is te zien dat de genoemde kenmerken van scholieren niet belangrijk verschillen tussen de twee groepen. Dat betekent dat die twee groepen verder kunnen worden vergeleken zonder dat er rekening hoeft te worden gehouden met belangrijke achtergrondkenmerken.

Vervolgens komt de vraag aan de orde of de mate van het contact met de uitwonende ouder na de wetswijziging van 2009 is toegenomen. In ▶ par. 3.9 is al vermeld dat uit de meting van 2013 is gebleken dat het percentage scheidingskinderen dat helemaal geen contact heeft met de uitwonende ouder is gedaald tot ongeveer 10%. Verdelen we de scholieren dan weer in twee groepen (zie ◘ tabel 6.2), dan blijkt dat voor de scholieren van groep 1 geldt dat ongeveer 12% geen contact meer heeft met de uitwonende ouder en van groep 2 ongeveer 5% (gemiddeld is dat dan 10%).

De meeste uitwonende ouders zijn vaders, en kinderen wonen dan in een moedergezin. Voor de kinderen uit moedergezinnen geldt dat 15% geen contact meer heeft met de uitwonende vader. Maar van de kinderen uit groep 2 (ouders gescheiden vanaf 2009) is dat percentage ongeveer 7 (zie ▶ tabel 4.6). De conclusie kan dan ook luiden dat kinderen van ouders die gescheiden zijn vanaf 2009, meer contact hebben met hun uitwonende ouder (vooral vaders), vergeleken met kinderen van ouders die vóór 2009 zijn gescheiden (S&G 2013).

## 6.9    Kinderen en het contact en de band met hun uitwonende vader

De frequentie van het contact tussen kind en uitwonende vader (de omgangsregeling) is al jaren – begrijpelijk – een heikel punt. Het adagium is – het is al vaker genoemd –: mensen scheiden als partners, maar niet als ouders. In een reeks van onderzoekingen is gerapporteerd over de samenhang tussen het welbevinden van kinderen en de mate van contact met hun uitwonende ouder (vader). In het algemeen is de conclusie dat er geen duidelijk verband is. Ook uit de meting van 2013 van het S&G-onderzoek blijkt dat het met kinderen niet beter of slechter gaat als zij meer of minder contact met hun uitwonende ouder hebben. Maar behalve de frequentie van contact, is ook de band tussen kind en vader een belangrijk onderwerp van onderzoek. In de meting van 2013 is hier ook weer naar gekeken en zijn de onderlinge verbanden bestudeerd. In de eerste plaats blijkt dat er weliswaar een duidelijke samenhang bestaat tussen de band met vader en de mate van contact na de scheiding (.38), maar dat die samenhang lang niet volledig is. Dat betekent dat er veel kinderen zijn met regelmatig contact, maar niet zo'n sterke band. En omgekeerd zijn er ook veel kinderen met weinig contact, maar wel een sterke band. In de tweede plaats blijkt dat er wel een (significante) samenhang is tussen de band met vader en het welbevinden van kinderen, maar niet tussen welbevinden en mate van contact. De sterkte van de band is dus belangrijker dan de frequentie van het contact.

Voor de praktijk betekent dit dat er minder nadruk zou moeten worden gelegd op de frequentie van het contact met vader na de scheiding. Voor de kinderen is de band met vader van veel groter belang. Dan is het natuurlijk wel nodig dat die band vóór de scheiding is opgebouwd. Als die band er is, wordt het contact na de scheiding ook veel minder vaak verbroken, zo blijkt uit onderzoek.

## 6.10    Effecten van wetgeving: welbevinden van kinderen

Sinds de wetswijziging van 2009 is de mate van het contact tussen kind en uitwonende ouder (lees: vader) dus toegenomen. De volgende vraag is dan of het met scheidingskinderen en met hun gescheiden ouders ook beter gaat na een scheiding vanaf 2009. We hebben de scholieren uit het onderzoek van 2013 opnieuw verdeeld in drie groepen, zoals in ◘ tabel 6.1. Dat zijn dus scholieren van wie de ouders gescheiden zijn: lang geleden

**◘ Tabel 6.3**  Kenmerken ouders en kinderen voor verschillende groepen scholieren naar scheidingsjaar ouders (S&G 2013).

| | Ouders gescheiden in: | | |
|---|---|---|---|
| | '98–'03 (n=151) groep 1 | '04–'08 (n=168) groep 2 | '09–'13 (n=112) groep 3 |
| *Kenmerken ouders:* | | | |
| ruzie vóór de scheiding (1–5) | 2,62 | 2,62 | 2,61 |
| ruzie nu (1–5)* | 2,31 | 2,28 | 2,70 |
| welbevinden vader (1–10)* | 7,2 | 7,4 | 6,6 |
| welbevinden moeder (1–10)* | 7,1 | 7,5 | 6,8 |
| band met vader (1–40)* | 29,6 | 32,7 | 30,4 |
| band met moeder (1–40)* | 32,0 | 33,6 | 33,3 |
| *Kenmerken scholieren:* | | | |
| welbevinden (1–10)* | 7,4 | 7,8 | 7,1 |
| schoolcijfers (1–10) | 6,6 | 6,8 | 6,7 |
| agressief gedrag (1–10) | 5,5 | 5,4 | 5,4 |
| depressieve gevoelens (1–10)* | 7,1 | 6,6 | 7,2 |
| loyaliteitsconflicten (1–10)* | 6,6 | 6,8 | 8,0 |

\* significant p<.05

(groep 1), in de vijf jaren vóór de invoering van de wet van 2009 (groep 2) en vanaf 2009 (groep 3) (n=431).

In ◘ tabel 6.3 is duidelijk te zien dat ouderlijke ruzies nu meer voorkomen in groep 3 (gescheiden vanaf 2009: 2,70). Vóór de scheiding verschillen de ruziescores tussen de drie groepen niet, zodat geconcludeerd kan worden dat de ruzies vanaf 2009 zeker niet minder, maar eerder meer zijn geworden. Het blijkt zelfs dat in groep 3 de ruziescore nu (2,70) hoger is dan de ruziescore vóór de scheiding (2,61), terwijl die bij de andere twee groepen duidelijk is afgenomen. Opvallend lager is de mate van welbevinden van vaders en moeders in groep 3 (gescheiden vanaf 2009). In groep 3 hebben scholieren eveneens het laagste welbevinden en hebben ze veel last van loyaliteitsconflicten. De wetgeving van 2009 heeft dus duidelijk niet geleid tot verbetering van de omstandigheden van zowel kinderen, moeders als vaders.

De verslechtering van de resultaten van kinderen en ouders in groep 3 kan te maken hebben met het feit dat de scheiding recent heeft plaatsgevonden, terwijl de scheiding voor de groepen 1 en 2 langer geleden is. Het aantal jaren sinds de scheiding kan van invloed zijn op de uitkomsten. In het onderzoek *Scholieren en Gezinnen* kunnen we hiervoor controleren. Daarom vergelijken we resultaten van de kinderen van groep 3 (recent gescheiden ouders 2009-2013) met de kinderen met toen eveneens recent gescheiden ouders (2002-2006) uit de meting van 2006 (zie ◘ tabel 6.4).

**▣ Tabel 6.4**   Kenmerken ouders en kinderen bij recente scheidingen (niet langer dan 5 jaar tevoren) gemeten in 2006 en in 2013 (S&G).

| | Meting 2006 (n = 82) gescheiden in 2002-2006 groep 4 | Meting 2013 (n = 112) gescheiden in 2009-2013 groep 3 |
|---|---|---|
| *Kenmerken ouders:* | | |
| ruzie vóór de scheiding (1–5) | 2,79 | 2,61 |
| ruzie nu (1–5)* | 2,44 | 2,70 |
| welbevinden vader (1–10) | 6,8 | 6,6 |
| welbevinden moeder (1–10)* | 7,2 | 6,8 |
| band met vader (1–40) | 29,4 | 30,4 |
| band met moeder (1–40)* | 32,1 | 33,3 |
| *Kenmerken scholieren:* | | |
| welbevinden (1–10) | 7,4 | 7,1 |
| schoolcijfers (1–10) | 6,4 | 6,7 |
| agressief gedrag (1–10)* | 5,8 | 5,4 |
| depressieve gevoelens (1–10)* | 5,9 | 7,2 |
| angstgevoelens (1–10) | 6,0 | 6,2 |
| *significant p<.10 | | |

De resultaten uit ▣ tabel 6.4 ondersteunen die uit ▣ tabel 6.3. De ouderlijke ruzies zijn hoger in groep 3 (2,70) vergeleken met die in groep 4 (2,44). Met de kinderen en de ouders gaat het dan ook niet beter in groep 3 dan met die in groep 4. Ook uit deze tabel kan dus worden geconcludeerd dat de wetgeving van 2009 tegen de verwachting in niet heeft geleid tot verbetering van de omstandigheden van zowel kinderen, moeders als vaders.

Ook Metz en Schulze (2007) concludeerden al eerder dat de wetswijziging in 1998 (invoering van het gezamenlijk ouderlijk gezag na scheiding), anders dan bedoeld en verwacht, geen verbetering van de kwaliteit van de ouder-kindrelatie tot gevolg heeft gehad.

## Kader 6.3 Recht op informatie

Derden kunnen beroepshalve over informatie over kinderen beschikken. Denk aan leraren, artsen of andere hulpverleners. Zij zijn wettelijk verplicht een gescheiden ouder belangrijke informatie over zijn kind te verstrekken, óók als die geen gezag heeft (zie ook hierna). Wel moet de ouder zonder gezag om die informatie vragen. Er zijn een paar uitzonderingen. Er hoeft geen informatie te worden verschaft als die niet ook aan de andere ouder zou worden gegeven, bijvoorbeeld in verband met het beroepsgeheim van een arts. Het hoeft ook niet als het verstrekken van informatie in strijd zou zijn met het belang van het kind. Of als er een rechterlijke beschikking kan worden getoond waarin het recht op informatie van een ouder wordt beperkt.

Een beroepsorganisatie als de Koninklijke Nederlandse Maatschappij voor Genees-kunde (KNMG) heeft over de kwestie een richtlijn voor haar leden opgesteld. Maar het zijn toch de scholen die het meest te maken krijgen met vragen om informatie van ouders. De Landelijke Klachtencommissie Onderwijs heeft scholen aanbevolen een protocol voor de informatieverstrekking aan gescheiden ouders op te stellen. Dat kan bijvoorbeeld in de schoolgids worden opgenomen. Van sommige scholen is zo'n pro-tocol op internet te vinden. Daaruit blijkt onder meer dat de ene school zich aanzien-lijk soepeler opstelt dan de andere (zie ook ▶ kader 3.3).

Nu is het natuurlijk het gemakkelijkst wanneer ouders elkaar op de hoogte hou-den, wat trouwens ook wettelijk verplicht is. Zij dienen elkaar te informeren en te con-sulteren en in hun ouderschapsplan moet staan hoe dat gebeurt. Maar ook een ouder zonder gezag heeft recht op informatie van en consultatie door de gezagdragende ouder. Dat wil zeggen dat deze hem of haar op de hoogte moet houden van belang-rijke zaken die de kinderen betreffen, zoals schoolprestaties en gezondheid. Ook moet deze ouder bij belangrijke beslissingen naar de mening van de andere ouder vragen. Het is echter de gezagdragende ouder die uiteindelijk beslist.

Het gebeurt dat door verstoorde communicatie tussen gescheiden ouders de in-formatie- en consultatieplicht niet wordt nageleefd. Of sterker: dat een ouder probeert te verhinderen dat derden informatie geven aan de andere ouder. Scholen worden door gescheiden ouders wel onder druk gezet of 'valselijk geïnformeerd'. Verzet van de ene ouder mag voor een school echter nooit aanleiding zijn informatie aan de andere te weigeren, zo blijkt uit jurisprudentie. De school heeft een zelfstandige informatie-plicht en kan zich niet verschuilen achter de ouderlijke informatieplicht. Als een derde partij weigert informatie te verstrekken, kan een ouder zich tot de rechter wenden of tot de klachtencommissie als het een school betreft.

Er zijn diverse landelijke klachtencommissies (LKC's) voor scholen, waarvan de eerdergenoemde LKC Onderwijs de grootste is, die openstaat voor het gehele onder-wijsveld. De commissie behandelt zaken die niet op schoolniveau opgelost konden worden. In gevallen die zich daartoe lenen, wordt mediation aangeboden. Bij een formele klachtafhandeling doet de commissie zo nodig ook aanbevelingen aan het bevoegd gezag van de school in kwestie. Uitspraken uit de laatste jaren laten zien dat bepaalde thema's vaker terugkomen. Een daarvan is de hiervoor besproken informatie aan gescheiden ouders met gezamenlijk gezag. De commissie stelt zich op het stand-punt dat de school in beginsel beide ouders actief dient te informeren over het kind. Alleen wanneer de school weet dat de ouders elkaar op de hoogte houden van de schoolaangelegenheden, mag zij volstaan met het verstrekken van alle informatie aan slechts een van hen.

Gescheiden ouders dienen op hun beurt de school tijdig en volledig op de hoogte te houden over hun afspraken, zeker wanneer de verhoudingen ingewikkeld en deli-caat zijn. Geeft een ouder aan onder geen beding het oudergesprek op school samen met de andere ouder te kunnen voeren, dan behoort de school de mogelijkheid te bie-den voor een afzonderlijk gesprek. Zijn er veel gescheiden ouders op een school, dan kan dit reden zijn om de contactmomenten met deze ouders te reguleren. Dit mag er echter niet toe leiden dat de school de informatie die zij aan beide ouders dient te ver-strekken slechts aan een van hen aanbiedt. Verder beveelt de commissie de school aan bij aanmelding van leerlingen structureel in kaart te brengen hoe het zit met zaken als gezag, omgang en informatievoorziening als de ouders gescheiden zijn. Ook doet de school er goed aan op het aanmeldingsformulier standaard naar de namen en adressen van beide ouders te vragen.

Terugkerend onderwerp bij scheidingskwesties is verder de klacht dat de school zich onvoldoende neutraal heeft opgesteld. De commissie gaf in dergelijke gevallen als aanbeveling dat de school alleen informatie verstrekt over aangelegenheden die met de school te maken hebben. Het is volgens de commissie niet verenigbaar met de neutraliteit van de school als deze informatie verstrekt over een ouder zonder diens toestemming. En zeker niet als het gaat om informatie aan de advocaat van de ex-partner, bestemd voor een procedure over een omgangsregeling. De school mag in principe wel ingaan op verzoeken om informatie van de Raad voor de Kinderbescherming, Bureau Jeugdzorg of het Advies- en Meldpunt Kindermishandeling (AMK). Dat kan zonder de ouders om toestemming te vragen. De commissie acht het in beginsel wel raadzaam de ouders over deze contacten te informeren.

*Bronnen: Koens & Van der Linden (2010);* ▶ www.onderwijsgeschillen.nl/klachten.

**6**

## Kader 6.4 Wat kan de school doen bij scheiding?

Veel scholen beschikken over protocollen voor het handelen wanneer een kind iets bijzonders overkomt, zoals ernstige ziekte of overlijden van een ouder. Een scheidingsprotocol is echter nog geen vanzelfsprekende zaak op de gemiddelde school. Op het internet zijn een paar voorbeelden te vinden, maar die beperken zich meestal tot regels over de informatieverstrekking. Een scheidingsprotocol kan echter veel meer omvatten.

Voor kinderen van wie de ouders gaan scheiden, is de school als veilige haven en continue factor extra belangrijk. Daarom moet deze zo veel mogelijk op de hoogte zijn van de situatie thuis. Er zijn vragenlijsten beschikbaar waarmee de informatie over (de ouders van) het kind overzichtelijk kan worden vastgelegd. Belangrijk is vooral dat de leerkracht registreert dat er met een kind iets aan de hand is. De volgende signalen kunnen wijzen op problemen zoals een scheiding:

- Het kind trekt zich terug, is stil, afwezig en angstig.
- Of het tegenovergestelde: het kind is overactief, te druk.
- Het kind is agressief en prikkelbaar.
- Of het tegenovergestelde: het kind is introvert en ongeïnteresseerd.
- De schoolprestaties zijn minder.
- Het kind is overgevoelig, huilt snel en is bedroefd.
- Er is een terugval in ontwikkeling (duimzuigen, stotteren, niet langer zindelijk).
- De lichamelijk conditie is slechter (slaapproblemen, kwaaltjes).
- Het kind blijft achter in de klas.

Probeer bij een of meer signalen een gesprek aan te gaan met het kind, maar laat ruimte om een andere keer te praten. Bespreek de situatie met collega's. Maak een afspraak met de ouders, bij voorkeur op school. Het is aan hen te beslissen om samen of apart te komen. Geef hun ook ruimte om wel of niet expliciet over de scheiding te praten. Probeer samen afspraken te maken over hoe het kind het best kan worden opgevangen.

Het kan zinvol zijn om het onderwerp scheiding in de groep aan de orde te stellen. Voorzichtigheid is hierbij natuurlijk geboden. Op elke school zouden praatgroepen zoals JES! en KIES (zie ▶ par. 7.5) moeten worden georganiseerd. Dat is helaas nog lang niet overal het geval, maar een kringgesprek kan een alternatief zijn. Veel kinderen hebben op de een of andere manier wel iets opgevangen van een scheiding, hetzij in het echt, hetzij op de televisie. Laat kinderen vertellen over hun situatie thuis, over hun weekend of over een film die ze hebben gezien. Voor meer didactische werkvormen van kinderopvang tot middelbare school, zie *Kinderen uit nieuwe gezinnen, handboek voor school en begeleiding* (Haverkort & Spruijt, 2012).

Als de scheiding een feit is, is het belangrijk duidelijke afspraken te maken met de ouders. In principe heeft iedere ouder recht op informatie over zijn of haar kind (zie ook ▶ kader 6.3). Spreek met collega's af wie op school het aanspreekpunt of de vertrouwenspersoon is voor het kind. Hij of zij is de centrale figuur die weet wat wanneer gedaan is of gedaan moet worden. Hij/zij onderhoudt ook het contact met de ouders en roept eventueel de hulp in van bijvoorbeeld de schoolpsycholoog of het maatschappelijk werk (zie ook ▶ kader 2.2 Boekbespreking: *School en echtscheiding*).

## 6.11 Effecten van wetgeving: dubbele toestemming nodig

Dat gezamenlijk gezag na scheiding meestal blijft bestaan, heeft als gevolg dat ook gescheiden ouders belangrijke beslissingen over hun kind(eren) samen moeten nemen. Zo is toestemming van beide ouders vereist om een paspoort voor een kind aan te vragen. Ook medische of psychologische hulp vraagt in beginsel toestemming van beide ouders. En wanneer een ouder met de kinderen naar een andere plaats of ander deel van het land wil verhuizen, kan dat alleen met toestemming van de andere gezagdragende ouder. Weigert deze ouder, dan kan de verhuizende ouder de rechter om vervangende toestemming vragen. Of die toestemming er komt, hangt af van feiten en omstandigheden (zie verder ▶ par. 6.11.5).

Er is de afgelopen jaren veel te doen geweest over deze eis van 'dubbele toestemming'. Ouders ondervonden problemen met reisdocumenten of moesten met lede ogen aanzien dat hun kind niet de gewenste behandeling kon ondergaan omdat de andere ouder niet toestemde. Artsen en andere hulpverleners voelden zich aan handen en voeten gebonden gezien de strenge regels en veroordelingen van collega's door de tuchtrechter. Dat hierdoor kinderen na een scheiding soms verstoken bleven van hulp heeft voor verontwaardiging en Kamervragen gezorgd. De strekking was duidelijk: 'Het kan toch niet zo zijn dat een conflict tussen de ouders de behandeling van een kind in de weg staat?' Later zorgden uitspraken van het Centraal Tuchtcollege voor de Gezondheidszorg (CTG) voor een koerswijziging. Hiermee is het belang van het kind meer voorop komen te staan en heeft de arts iets meer behandelruimte gekregen.

### 6.11.1 Medische of psychologische hulp

De artsenfederatie KNMG heeft voor haar leden de *Wegwijzer dubbele toestemming gezagdragende ouders voor behandeling van minderjarige kinderen* opgesteld. Deze is op 28 oktober 2011 enigszins aangepast naar aanleiding van twee uitspraken van het CTG. Het Tuchtcollege nuanceerde hiermee de wet die uitgaat van toestemming van beide ouders bij behandeling van kinderen tot 16 jaar. Als een kind met slechts één ouder op het spreekuur verschijnt, mag de arts nu van het wettelijk principe afwijken en de toestemming van de andere gezagdragende ouder veronderstellen, ook als de ouders gescheiden zijn. Zolang er tenminste 'geen sprake is van een ingrijpende, niet-noodzakelijke of ongebruikelijke behandeling'. Als er aanwijzingen zijn dat de ouders van mening verschillen, dan moet de arts wel expliciet om toestemming vragen. Hetzelfde geldt voor een verwijzing voor, of advies over een behandeling.

Weigert de andere ouder met een behandeling in te stemmen, dan biedt de Wet op de geneeskundige behandelingsovereenkomst (WGBO) de arts (en andere professionals in de gezondheidszorg) ruimte om op grond van 'goed hulpverlenerschap' de belangen van het kind te laten voorgaan en dus toch te behandelen. Dit om ernstig nadeel voor het kind te voorkomen. Dat kan ook als de patiënt ouder dan 12 jaar is en de behandeling weloverwogen wil.

In een acute situatie is toestemming vragen aan de ouders niet vereist en dus niet aan de orde. Informeren naar de gezagsverhoudingen tussen de ouders hoeft ook niet altijd, maar wel bij een nieuwe behandelrelatie. Opdat de arts, zo nodig, ook de andere gezagdragende ouder kan informeren en om toestemming kan vragen. Bij twijfel over de informatie die een ouder verstrekt, kan de arts het gezagsregister raadplegen. Echtscheiding is volgens de *Wegwijzer* niet per se een reden voor twijfel omdat gezamenlijk gezag na scheiding de norm is.

*Bronnen:* ▶ http://knmg.artsennet.nl, *nieuwsbericht d.d. 7 juni 2011;* ▶ www.knmg.nl/ publicatie/dubbele-toestemming-minderjarige.

### 6.11.2 Advies beroepsverenigingen NIP en NVO

De in ▶ par. 6.11.1 genoemde WGBO geldt niet alleen voor artsen maar onder meer ook voor psychologen. De door de artsenfederatie KNMG opgestelde *Wegwijzer dubbele toestemming gezagdragende ouders* is specifiek gericht op artsen. Toch heeft de gewijzigde versie daarvan, volgens de beroepsvereniging van psychologen NIP en die van pedagogen/ onderwijskundigen NVO, voor verwarring onder gedragswetenschappers gezorgd. Het gaat dan om de regel dat de arts onder bepaalde voorwaarden de toestemming van de afwezige ouder mag veronderstellen, tenzij er aanwijzingen zijn dat de ouders van mening verschillen over de verwijzing of behandeling. In de NIP/NVO-praktijkrichtlijnen voor orthopedagogen en psychologen in het onderwijs (Werkgroep NIP/ NVO, augustus 2013) valt daarover het volgende te lezen:

» Juist ook in het licht van deze door de KNMG genoemde uitzonderingen adviseren NIP en NVO de psycholoog en (ortho)pedagoog met klem zich aan de hoofdregel van toestemming van beide gescheiden ouders te blijven houden. Juist in de psychologische en opvoedkundige praktijk kan de gedragswetenschapper er niet altijd op vertrouwen dat beide gescheiden ouders elkaar informeren en op de hoogte houden van belangrijke beslissingen. Soms bestaat er onenigheid tussen ouders over belangrijke zaken als de noodzaak van een bepaald psychologisch onderzoek of de schoolkeuze. Vaak blijkt de aanmelding bij een psycholoog of (ortho)pedagoog gevoelig te liggen bij de andere ouder. «

Dit betekent volgens NIP/NVO dat de ouder(s) al bij aanmelding moet worden verteld dat de toestemming van beide ouders vereist is. En dat de gedragswetenschapper zich al in de intakefase moet vergewissen van de ouderlijke gezagsverhoudingen en niet pas bij de start van de behandeling en/of het onderzoek. Het komt erop neer dat de gedragswetenschapper de leerling pas mag zien en spreken wanneer beide ouders daarin van tevoren hebben toegestemd. Wanneer de gedragswetenschapper zich niet aan deze gedragsregel houdt, loopt deze groot risico dat de niet-aanmeldende ouder zich bij de tuchtrechter beklaagt over het ontbreken van toestemming. Dit is ook vaste rechtspraak van de Tuchtcolleges van NIP en NVO, aldus de richtlijn. In de opvatting van NVO en NIP kunnen gedragswetenschappers niet genoeg op dit feit worden gewezen omdat er over dit onderwerp nog (te) veel klachten bij de tuchtcolleges binnenkomen.

*Meer informatie:* ► http://www.psynip.nl/augustus 2013-deel-3.-praktijkrichlijnen-2013.pdf.

### 6.11.3 Antwoord op Kamervragen over dubbele toestemming

Op 26 september 2011 gaf de toenmalige staatssecretaris van Volksgezondheid, Welzijn en Sport schriftelijk antwoord op Kamervragen over de hulp aan kinderen van gescheiden ouders. In het antwoord zijn enige (toen) recente uitspraken van het Centraal Tuchtcollege voor de Gezondheidszorg meegewogen. Hieronder de belangrijkste opmerkingen:

- Kinderen die (snel) hulp nodig hebben, moeten die ook (snel) krijgen. De wet maakt dat ook mogelijk.
- Een ouder kan ook alleen het kind vertegenwoordigen, mits niet bekend is dat de andere ouder daar bezwaar tegen heeft. In de WGBO is het uitgangspunt dat een hulpverlener zich moet gedragen als een goed hulpverlener. 'Goed hulpverlenerschap' betekent dat als het in het belang van het kind is dat het wordt behandeld, het kind die behandeling ook krijgt.
- Alleen in bepaalde omstandigheden is toestemming van beide ouders nodig (zie verder de op 28 oktober 2011 (licht) aangepaste *Wegwijzer* van de KNMG).
- Het is niet zo dat een hulpverlener met slechts toestemming van één ouder niet kan beoordelen of de behandeling nodig is in het belang van het kind. Een hulpverlener kan een kind altijd zien. Een eerste onderzoek zal veelal niet ingrijpend van aard zijn en daarvoor mag een hulpverlener veronderstellen dat de ouders instemmen. Alleen als uit het eerste onderzoek blijkt dat ingrijpen niet noodzakelijk is om ernstig

nadeel voor het kind te voorkomen, maar de ingreep mogelijk wel ingrijpend zal zijn, moet worden vastgesteld of beide ouders met gezag instemmen met behandeling. Uitzondering is een kind tussen 12 en 16 jaar dat de behandeling weloverwogen blijft wensen, ondanks de weigering van de ouder(s). In dat geval kan het kind worden behandeld zonder die toestemming.

— De behandeling van een door kindermishandeling getraumatiseerd kind valt onder de categorie behandelingen die nodig zijn om ernstig nadeel voor het kind te voorkomen. Dergelijke behandelingen kunnen zonder toestemming van beide ouders worden gestart. In die situaties prevaleert het goed hulpverlenerschap boven het vereiste van toestemming van de gezagdragende ouders.

### 6.11.4 Reizen met kinderen

Als een ouder met een kind naar het buitenland wil reizen, moet het kind, ongeacht de leeftijd, een eigen paspoort (of soms identiteitsbewijs) hebben. Voor het aanvragen daarvan is toestemming van beide gezagdragende ouders vereist. Als de andere ouder die toestemming weigert, kan de rechtbank om vervangende toestemming worden gevraagd. Maar ook mét het vereiste paspoort kunnen er bij persoonscontroles op een luchthaven moeilijkheden ontstaan. Die kans is het grootst als een ouder alleen met een kind reist en/of een andere achternaam heeft dan het kind. Zeker wanneer er een ernstig vermoeden is dat er sprake is van het 'onwettig onttrekken van het kind aan het ouderlijk gezag' zal de Koninklijke Marechaussee (KMar) nader onderzoek doen en vragen om documenten waaruit de relatie tussen volwassene en kind blijkt. Wie vlot door de controles wil komen, doet er goed aan de documenten mee te nemen die de KMar adviseert op haar website in het artikel 'Reizen met kinderen'). Naast documenten waaruit het gezag blijkt, is de toestemming van de andere ouder voor de reis van groot belang. Deze ouder kan daarvoor gebruikmaken van het formulier 'Toestemming voor reizen met een minderjarige naar het buitenland'. Dit formulier is eveneens op genoemde website te vinden en kan gedownload worden. Er is ook een Engelse versie. Dit formulier staat eveneens op de website van het Centrum Internationale Kinderontvoering (Centrum IKO), samen met nog andere informatie. Zo wordt ouders geadviseerd zich voor vertrek goed te informeren bij het betreffende vakantieland. Landen kunnen namelijk op grond van nationaal recht aanvullende eisen stellen (zie ook ► par. 5.7).

*Meer informatie:* ► www.defensie.nl/marechaussee/service/reizen_met_kinderen; ► www.kinderontvoering.org.

### 6.11.5 Verhuizen met kinderen

Ouders met gezamenlijk gezag na scheiding kunnen niet zomaar met de kinderen verhuizen. De andere ouder moet daar toestemming voor geven. Als de ouders het niet eens worden, kunnen zij hun geschil aan de rechtbank voorleggen. De ouder die wil verhuizen, kan de rechter dan om vervangende toestemming vragen. Het gebeurt wel dat een ouder waar de kinderen hun hoofdverblijf hebben (meestal de moeder) van tevoren geen toestemming vraagt en de vader zich tot de rechter wendt. Die zal bij zijn beslissing rekening houden met alle feiten en omstandigheden en de belangen van alle betrokkenen meewegen, dus niet alleen die van de kinderen (Heida, 2012b). Dit op grond van een belangrijke uitspraak van de Hoge Raad op 25 april 2008 die alom wordt gevolgd.

Het is lastig om algemene richtlijnen te formuleren omdat ieder geval weer anders is. Toch komen er uit de jurisprudentie wel criteria naar voren die een rol spelen bij rechtszaken die over verhuizingen met kinderen gaan (Groenleer, 2008; Heida, 2012b; Timmermans, 2011a). Zo is uitgangspunt dat een inwonende ouder de vrijheid heeft elders een nieuw leven op te bouwen. Er kunnen echter omstandigheden en belangen van de andere betrokkenen zijn die deze vrijheid inperken. Is er bijvoorbeeld sprake van co-ouderschap, dan is het nog maar de vraag of er toestemming komt voor een verhuizing. Bij een binnenlandse verhuizing speelt in ieder geval de afstand tussen de oude en de nieuwe woonplaats een rol, net als de leeftijd van de kinderen en de mate waarin zij geworteld zijn in hun omgeving. Een ander steeds terugkerend criterium is de vraag of het om een weloverwogen beslissing gaat en of de verhuizing grondig is voorbereid. Is er tijdig en behoorlijk overleg geweest met de andere ouder? Is alles in de nieuwe woonplaats goed geregeld voor de kinderen? Belangrijk is ook dat de vertrekkende ouder zich inspant om de ander compensatie te bieden voor de verminderde omgangsmogelijkheden. De contacten tussen de kinderen en de achterblijvende ouder moeten op een aanvaardbaar niveau blijven.

Zeker in het geval van co-ouderschap zal de verhuizende ouder ook de 'noodzaak' of het 'zwaarwegende belang' van de verhuizing aannemelijk moeten maken. En is er sprake van een nieuwe partner, dan speelt de bestendigheid van de relatie een beslissende rol.

Een ouder die met kind(eren) verhuist zonder toestemming van de andere ouder of vervangende toestemming van de rechtbank, loopt het risico met de kinderen te moeten terugkeren. Als het gaat om een ongeoorloofde verhuizing naar het buitenland, wordt het 'internationale kinderontvoering' genoemd. De achtergebleven ouder kan dan een verzoek om teruggeleiding indienen bij de Centrale Autoriteit in Nederland of elders, zie ▶ par. 5.7.

### 6.11.6 Verhuisclausule in het ouderschapsplan

Volgens Timmermans (2011a) ontstaan in de praktijk de meeste problemen doordat de verhuizende ouder de andere ouder niet betrekt bij de verhuisplannen en niet of (te) laat om toestemming vraagt. De verhuizende ouder heeft soms al een baan opgezegd en/of een nieuwe baan gevonden of zelfs al een woning gekocht, misschien samen met een nieuwe partner. Ook komt het regelmatig voor dat de kinderen eerder op de hoogte zijn van de verhuisplannen dan de andere ouder. Bovendien heeft de vertrekkende ouder meestal niet of onvoldoende nagedacht over de gevolgen van een verhuizing voor de afgesproken zorgverdeling. Daarom pleit Timmermans voor het opnemen van een 'verhuisclausule' in het ouderschapsplan. Zo'n bepaling kan volgens haar veel problemen voorkomen. Wat moet er in een verhuisclausule komen te staan? Bijvoorbeeld dat de ouders met het oog op de kinderen de eerste jaren na de scheiding niet verhuizen of alleen binnen een straal van een bepaald aantal kilometers. Ze kunnen ook afspreken wanneer het wel is toegestaan om te verhuizen. Denk aan de situatie waarin een ouder een baan verliest en in verband met een nieuwe baan ergens anders moet gaan wonen. Verder is het volgens Timmermans van belang dat ouders tijdig met elkaar overleggen over een eventuele verhuizing. En dat zij hun verhuisplannen eerst met de andere ouder bespreken en daarover tot overeenstemming komen voordat zij de kinderen informeren.

## 6.12    Mediation en mediators

Als scheidende ouders samen geen afspraken kunnen maken, doen zij er goed aan zo snel mogelijk een (scheidings)mediator in te schakelen. De kans is groot dat die ervoor kan zorgen dat de partners weer met elkaar in gesprek komen. Dit doet hij onder meer door hen te helpen echt naar elkaar te luisteren en door de goede vragen te stellen. Onder zijn leiding zoeken de ouders samen, op basis van belangen, naar oplossingen voor hun conflicten. Zij beslissen zelf wat zij met elkaar overeenkomen. Daardoor hebben zij meer vrede met hun afspraken en komen zij die beter na dan wanneer de rechter hun die oplegt. Dit wordt als een van de voordelen van mediation gezien (zie ook ▶ par. 6.13).

Een mediator heeft meestal ook nog een ander beroep, zoals advocaat of psycholoog. Mediators met verschillende achtergronden werken bij scheidingen vaak samen. Zo zal een psycholoog-mediator zich meer richten op kwesties die met het ouderschap en de kinderen te maken hebben. De met hem samenwerkende advocaat-mediator neemt dan de financiën en de juridische afhandeling voor zijn rekening. Soms moet er nog een andere deskundige bij komen, zoals een notaris of fiscalist.

Bij familiemediation ligt de nadruk nog wat meer op ouderschap en opvoeding en het voorkomen van problemen bij kinderen. Scheidende ouders krijgen bijvoorbeeld handvatten om hen te helpen als vader en moeder van de kinderen met elkaar om te gaan en de communicatie te richten op de belangen van de kinderen. Het is niet zo dat mediation alleen weggelegd is voor degenen die goed met hun partner overweg kunnen, zoals vaak wordt gedacht. Integendeel: juist als met elkaar praten niet meer lukt, kan deze methode helpen. Wel moeten beide partners de wil hebben om er gezamenlijk uit te komen. Mediation is niet goed mogelijk als er bijvoorbeeld sprake is van ernstige alcohol- of drugsverslaving, psychiatrische problemen of huiselijk geweld (partner- en/of kindermishandeling). Mediation is ook niet mogelijk als een van de ouders niet bereid is water bij de wijn te doen of niet op kan tegen de andere. In deze gevallen is het beter een gerechtelijke procedure te beginnen, hoewel in het laatste voorbeeld, dus bij machtsverschil, de overlegscheiding (zie ▶ par. 6.13) nog kansen biedt om er zonder gang naar de rechter uit te komen.

Wie er zeker van wil zijn dat een mediator aan de nodige kwaliteitseisen voldoet, kan nagaan of deze is geregistreerd bij Mediatorsfederatie Nederland (MfN; voorheen Nederlands Mediation Instituut, NMI). De website van deze organisatie maakt het mogelijk een mediator per beroepsgroep en/of aandachtsgebied te zoeken.

*Meer informatie:* ▶ www.mediatorsfederatienederland.nl.

*Bron: Ministerie van Volksgezondheid, Welzijn en Sport (2009).*

## 6.13    De overlegscheiding en de verschillen met mediation

Om vechtscheidingen in de rechtbank te vermijden, wordt steeds naar methoden gezocht die kunnen bijdragen aan een minder conflictueuze afwikkeling van uiteengaan. Mediation (bemiddeling) wordt al langer met succes toegepast, maar nu is ook de overlegscheiding (*collaborative divorce*) in opkomst. Dit is een wijze van conflictoplossing die het midden houdt tussen mediation en procederen op tegenspraak.

Wat zijn de overeenkomsten en verschillen tussen mediation en de overlegscheiding en wat bepaalt de keuze voor de ene of de andere werkwijze? Om te beginnen gelden alle voordelen die voor mediation worden genoemd, ook voor de overlegscheiding. Denk bijvoorbeeld aan de bevordering van wederzijds respect, de probleemoplossende benadering op basis van belangen, het feit dat partners zelf beslissen en dat niet aan de rechter overlaten. Met beide methoden wordt ernaar gestreefd de communicatie en verstandhouding tussen de scheidende ouders te verbeteren met het oog op de voortzetting van hun gezamenlijk ouderschap na de scheiding.

Maar behalve overeenkomsten zijn er ook verschillen tussen de twee werkwijzen, allereerst in de begeleiding van het proces. Een mediator is een onafhankelijke en onpartijdige bemiddelaar die de communicatie tussen de partners weer op gang brengt en de gesprekken in goede banen leidt. Maar de voor een goed verloop van de bemiddelingsgesprekken vereiste neutraliteit van de mediator maakt dat hij niet voor de ene of de andere partij kan opkomen of deze individueel kan adviseren. Wie de scheiding wel in overleg met de (ex-) partner wil regelen, maar ook behoefte heeft aan individuele steun, kan voor de overlegscheiding kiezen. Bij deze methode hebben de partners elk een eigen gespecialiseerde familierechtadvocaat als (juridisch) adviseur en individuele belangenbehartiger. De gang van zaken is echter heel anders dan bij de traditionele 'twee advocatenmethode', de scheiding op tegenspraak. Zo zitten er ten minste vijf deelnemers om de tafel: de twee partners met hun advocaten en een onafhankelijke coach. Dit basisteam kan zo nodig worden aangevuld met deskundigen, zoals een financieel expert en/of kinderdeskundige. Verder tekenen alle deelnemers vooraf een overeenkomst waarin onder meer is vastgelegd dat zij zich tot het uiterste inspannen om de problemen in goed overleg gezamenlijk op te lossen en een gerechtelijke procedure te vermijden. Als dit doel niet wordt gehaald – doordat de onderhandelingen mislukken of een van de partijen toch naar de rechter wil – dienen de advocaten (en de deskundigen) zich terug te trekken. Zij mogen daarna niet meer voor dezelfde cliënten optreden in een rechtszaak.

De coach leidt het overleg tussen de deelnemers in goede banen. En bekijkt met elke partner van tevoren of deze voldoende 'overlegvaardig' en 'overlegbereid' is om het proces aan tafel te kunnen starten (Van Strien, 2012). Zo nodig wordt er gewerkt aan de communicatie en de emotionele verwerking van de situatie. Dat draagt bij aan een efficiënt verloop van de gesprekken aan tafel (en komt ook de kinderen ten goede).

De overlegscheiding staat of valt met een goede samenwerking tussen de betrokkenen (Kamminga & Vlaardingerbroek, 2012). Het teammodel is een complexe aangelegenheid die de nodige aandacht vereist. In Nederland spant de Vereniging Collaborative Divorce zich in om de methode te verscherpen en verbeteren (Sandig, 2012).

De overlegscheiding biedt dus mogelijkheden waar mediation niet toereikend is. Als nadeel van de overlegscheiding wordt wel genoemd dat deze duurder is dan mediation. De kosten zijn echter lager dan bij een traditionele gerechtelijke echtscheidingsprocedure. De overlegscheiding wordt algemeen gezien als een waardevolle aanvulling op de bestaande scheidingsmethoden.

*Meer informatie:* ▶ www.collaborativedivorce.nl

*Bronnen: Chin-A-Fat (2011); Kamminga & Vlaardingerbroek (2012); Sandig, (2012); Van Strien (2012).*

---

### Kader 6.5 De regierechter in echtscheidingszaken

Methoden als mediation en de overlegscheiding zijn bedoeld om de gang naar de rechter te voorkomen. Toch blijven er altijd zaken waarin dit niet lukt of waarin mensen geen gebruik maken van deze mogelijkheden. Nu kan de rechter de scheidenden (alsnog of opnieuw) naar mediation verwijzen en dat gebeurt ook wel. Er liggen echter meer mogelijkheden in het verschiet, want de rechtspraak zit ook niet stil als het op vernieuwing van de procedures aankomt. Zo gaan rechters, volgens een recent nieuwsbericht (*De Rechtspraak*, 2013), steeds vaker met procederende partijen in gesprek over de oplossing van hun conflict in plaats van alleen een juridische uitspraak te doen. Internationaal staat deze vernieuwende aanpak bekend als *Judicial Dispute Resolution* (JDR). Onderzoekers van de Universiteit van Tilburg en de Raad voor de Rechtspraak hebben onderzoek gedaan naar JDR in Nederland. Zij constateren dat rechters heel anders zijn gaan denken over het oplossen van geschillen en de taak van de rechter daarbij. Tegelijkertijd komen ze veel hindernissen tegen in de toepassing van die nieuwe denkbeelden. Een deel van de rechters heeft bijvoorbeeld moeite met de extra vaardigheden die de nieuwe rol vereist, zoals toegankelijk communiceren en doorvragen naar onderliggende emoties. Hoewel de zittingen van de 'rechter nieuwe stijl' vaak meer tijd kosten, kunnen deze volgens de onderzoekers op den duur juist tijd besparen. Als conflicten effectiever en duurzamer worden opgelost, is de kans dat partijen opnieuw naar de rechter stappen immers kleiner. In het bestuursrecht is dat al aangetoond. Intussen zet de nieuwe trend door, gezien het toenemende aantal lokale en landelijke initiatieven dat gebaseerd is op de uitgangspunten van JDR.

*Conflictoplossing op maat*

Een van die initiatieven is het project 'Conflictoplossing op maat' uit 2009. Doelstelling: het bereiken van 'finale conflictoplossing' met gebruikmaking van een combinatie van gerechtelijke en buitengerechtelijke methodes. De juiste combinatie wordt pas bereikt na een goede conflictdiagnose door de rechter. Een van de deelprojecten binnen dit overkoepelende project was het experiment 'de regierechter' bij echtscheidingszaken van de rechtbank Den Haag. Daaraan was een onderzoek verbonden waarover na afloop van het experiment is gerapporteerd (Vlaardingerbroek, De Hoon & Van Doorn, 2009).

De proef hield in dat er in een geselecteerd aantal echtscheidingszaken anders werd geprocedeerd dan gebruikelijk, met als doel tot een afdoende maatwerkoplossing te komen. Uitgekozen waren zaken van scheidende ouders met kinderen van 15 jaar of jonger. Deze zaken werden van het begin tot het eind door één en dezelfde (ervaren) echtscheidingsrechter behandeld. Deze voerde actief en gestructureerd de regie over de gehele echtscheidingsprocedure 'in eerste aanleg' (bij de rechtbank). Dat heeft diverse voordelen. Zo is één rechter goed op de hoogte van alles wat er speelt tussen de ex-partners en wordt versnippering van procedures over andere rechters voorkomen. Vooraf hadden de drie deelnemende rechters een gedegen training conflictdiagnose gevolgd. Op de eerste zitting bracht de regierechter alle geschilpunten (deelconflicten) in kaart, in overleg met de advocaten en hun cliënten. Hierbij ging het niet alleen om de zakelijke en juridische aspecten van de scheiding, maar nadrukkelijk ook om de menselijke. Anders dan op de reguliere scheidingszittingen, besteedde de rechter ook de nodige aandacht aan de emotionele afwikkeling van de relatie van de ex-partners. Daarmee ontstaat meer ruimte, zo is de achterliggende gedachte, voor het vinden van oplossingen voor de zakelijke en juridische geschilpunten. De rechter maakte gebruik van 'diagnostische vragen' met als doel dieper liggende problemen en behoeften, die misschien een snelle oplossing in de weg stonden, helder te krijgen. Verder werd in overleg met de scheidende partijen onderzocht welke wijze van afdoening (of combinatie van afdoeningsvormen) het meest passend leek: schikken, verwijzen naar mediation, een deskundige benoemen (en daarna beslissen), direct beslissen. Bij meerdere deelconflicten kon een combinatie van afdoeningsvormen er bijvoorbeeld zo uitzien: een schikking over de boedelverdeling, een rechterlijke beslissing over de partneralimentatie en verwijzing naar mediation voor de omgangsregeling.

*Evaluatie*
Over het verloop van de zittingen en de werkwijze van de regierechter waren de Haagse advocaten en hun cliënten overwegend (zeer) te spreken. Cliënten voelden zich gehoord, vonden dat de rechter goed was omgegaan met hun gevoelens en de tijd had genomen voor de bespreking van het conflict. Ook de observerende onderzoekers waren meerdere malen zeer onder de indruk van het kundige optreden van de rechter. Opvallend was verder dat deze meer in gesprek was geweest met de scheidende paren dan – zoals gebruikelijk – met de advocaten. De meeste advocaten vonden dat een goede zaak. Zij hadden zich ook gedragen conform hun nieuwe rol: terughoudend, aanvullend, meewerkend. De meerwaarde van de pilot zat hem volgens hen in de aandacht voor het menselijk proces en de concentratie van alle geschilpunten bij één rechter. Zij hadden het idee dat met deze aanpak maatwerk kon worden geleverd. Ook bij de drie rechters overheerste een positief gevoel. Als voordeel noemden zij de mogelijkheid om diepgaand te onderzoeken met welke oplossing de scheidende ouders echt geholpen zijn. Wel vonden zij de zittingen zeer intensief en vermoeiend.

Of en in welke mate de regiezitting heeft bijgedragen aan finale conflictoplossing kon (onder meer door de methode van onderzoek) nog niet vastgesteld worden. Daarvoor is meer onderzoek nodig. Wel zijn in vergelijking met reguliere echtscheidingszittingen, meer schikkingen getroffen en is aanzienlijk vaker verwezen naar mediation. Dit laatste gebeurde vaak met als primair doel herstel of verbetering van de communicatie tussen de ex-partners in het belang van de kinderen. De onderzoekers noemen het model regierechter veelbelovend. Met enkele verbeteringen, zoals maatregelen om de rechters te ontlasten, verdient het volgens hen een toekomst.

*Bronnen: Labohm (2009); Vlaardingerbroek, De Hoon & Van Doorn (2009); Vlaardingerbroek & De Hoon (2010); de Rechtspraak (2013).*

## 6.14    Als er geen ouderlijke overeenstemming is

Als ouders het niet eens kunnen worden over de verblijfplaats van het kind na de scheiding en/of de omgang tussen ouder en kind, neemt de rechter een beslissing. In zeer problematische gevallen vraagt hij eerst advies aan de Raad voor de Kinderbescherming. Het gaat daarbij om ongeveer 5000 kinderen per jaar. Van Rooijen (2002) analyseerde 195 dossiers om inzicht te krijgen in de manier waarop de raad de voorgeschreven werkwijze in echtscheidingszaken toepaste. Het rapport concludeerde dat de uitgangspunten van de raad op een behoorlijke wijze in de uitvoeringspraktijk doorwerkten. In de werkwijze van de raad is de laatste jaren wel veel veranderd. Zo zijn de bemiddelingstaken afgebouwd en overgedragen (Raad voor de Kinderbescherming, 2008). Van der Valk (2008) ondervroeg gescheiden moeders en vaders over hun ervaringen met de raad. Vooral de moeders waren redelijk tevreden over het raadsonderzoek en de uitkomsten daarvan. De vaders waren gemiddeld wat minder tevreden, vooral als zij minder contact hadden met hun kinderen.

Wat de positie van kinderen in de rechtspraak betreft: er blijkt in de praktijk, zowel in Nederland als in andere Europese landen en de Verenigde Staten, nog weinig met kinderen te worden gesproken (Chin-A-Fat, 2004). Birnbaum en Kavassalis (2006) stellen dat er wel veel geschreven is over het horen van kinderen in scheidingszaken met meningsverschillen over gezag en omgang (Davies e.a., 2002; Smart, 2002). Toch is er nog te weinig bekend over de ervaringen van advocaten die kinderen voor de rechtbank vertegenwoordigen. Beschikken zij over voldoende kennis en vaardigheden? Advocaat zijn voor een kind vraagt immers zowel kennis van de ontwikkeling van kinderen en van ouder-kindrelaties, als van de wet. Birnbaum en Kavassalis (2006) spraken met 29 Canadese advocaten over hun ervaringen op dit gebied. De conclusie is dat alleen de meest ervaren familierechtadvocaten als kindvertegenwoordiger zouden moeten optreden. De materie blijkt uitermate complex. Bovendien concluderen de auteurs dat advocaten moeten samenwerken met hulpverleners met verstand van kinderen. Ten slotte stellen zij dat voor de advocaten die kinderen vertegenwoordigen een interdisciplinaire opleiding belangrijk is.

In *Scholieren en Gezinnen* is aan de jongeren gevraagd met wie zij rond de scheiding hadden gesproken en hoe tevreden zij daarover waren (zie ◘ tabel 6.5).

◘ Tabel 6.5 laat duidelijk zien dat kinderen gesprekken met personen uit de juridische sector niet hoog waarderen. Enerzijds is dat begrijpelijk omdat kinderen niet om de scheiding hebben gevraagd en ook niet om een officieel gesprek daarover. Anderzijds wijst de (hogere) beoordeling van de andere gesprekspartners op kansen voor de 'juristen' om te streven naar een hoger beoordelingscijfer.

Lang niet alle kinderen van 12 jaar en ouder blijken overigens met de kinderrechter te spreken. Ongeveer de helft van hen zegt geen uitnodigingsbrief te hebben gekregen (zie ▶ par. 6.4, punt 8) en van degenen die wel zo'n brief hebben ontvangen, gaat ook nog eens de helft niet naar de rechtbank (hoewel sommigen mogelijk wel een brief aan de rechter schrijven). De waardering voor een gesprek met 'Iemand anders' is het hoogst en dat is niet zo verwonderlijk. Verder worden ook groepsgesprekken samen met andere scheidingskinderen en onder deskundige leiding erg positief beoordeeld door kinderen en hun ouders (zie ▶ H. 7).

◘ **Tabel 6.5**    Aantallen kinderen die met anderen spreken tijdens de scheiding en de beoordeling van die gesprekken (bron: S&G 2006 en 2013).

| Gesproken met: | Aantal | Beoordeling (1–10) |
|---|---|---|
| Iemand van de Raad voor de Kinderbescherming | 63 | 5,2 |
| Advocaat of advocaat/mediator | 86 | 5,8 |
| Kinderrechter | 68 | 5,9 |
| Iemand van school | 146 | 6,3 |
| Hulpverlener (bijv. Jeugdzorg, psycholoog) | 145 | 6,7 |
| Iemand anders (bijv. familielid, vriend of kennis) | 249 | 7,8 |

## Kader 6.6 Rechtspraak bij familiezaken

Cees van Leuven, raadsheer in de familiekamer van het gerechtshof Den Haag, vindt dat klassieke rechtspraak voor familiezaken tekortschiet. Zeker bij vechtscheidingen, waarbij ex-partners elkaar telkens voor de rechter slepen over de alimentatie of de zorgregeling voor de kinderen. 'Daar moeten ze uitkomen, anders zet de ellende zich voort in het leven van de kinderen. Klassieke rechters zeggen, extreem gesteld: met emoties kan ik niets, ik ben er voor het juridische oordeel. Dan gaan mensen weg met een uitspraak waar ze niets aan hebben en kun je drie nieuwe procedures verwachten. Wij gaan juist op de emoties in: wat zit er fout in uw relatie, wat doet dat met u, wilt u dat zo houden? De ervaring leert dat ouders allebei heel graag anders willen, maar niet weten hoe.'

Vandaag zit zo'n paar voor hem: de vrouw rechts, de man links, geflankeerd door zijn hoogzwangere nieuwe echtgenote. Zij is formeel geen partij in de zaak, maar mag hier volop meepraten. 'Ze is deel van het systeem. Betrek je haar niet bij de oplossing, dan blijft het oorlog', zegt Van Leuven achteraf. Wat opgelost moet worden is een voortdurende strijd over de kinderen. Wie krijgt ze wanneer, waar zijn ze het gelukkigst, waarom geeft moeder niet genoeg kleren mee en komen de meisjes met die rare uitspraken terug van vader? 'Laatst zeiden ze helemaal gefrustreerd: je bent een kutmoeder. Waar komt dat vandaan?', vraagt hun moeder. Van Leuven heeft een gesprekstechniek voor dit soort zaken ontwikkeld: 'Daarmee kan iedereen weer greep krijgen op zijn of haar situatie.' Hij laat de vader, moeder en stiefmoeder één voor één benoemen welke problemen zij zien, wat die voor hen betekenen, wat ze liever zouden willen en hoe ze denken dat dat bereikt kan worden. Over één probleem zijn ze het eens: de kinderen zitten niet goed in hun vel en dat is intens verdrietig.

De neiging om de ander daar de schuld van te geven, ebt langzaam weg onder regie van de raadsheer. Hij legt de bal steeds terug ('Wat betekent dit voor u, wat zou ú hier aan kunnen doen?') en voorkomt verwijtende dialogen. De smeulende veenbrand kan makkelijk weer oplaaien, merkt Van Leuven. Zijn voorstel van een dagje systeembegeleiding voor ouders en kinderen wordt gretig geaccepteerd. 'Als u daar geweest bent, kunnen we praten over wat nog geregeld moet worden', zegt hij. Terwijl de partijen op de gang wat voorlopige afspraken maken, vertelt Van Leuven dat hij gebroken gezinnen na zo'n ondersteunende sessie vaak niet meer terugziet. Ze zijn er dan zelf uitgekomen. De vicieuze cirkel van verwijten en rechtszaken is doorbroken (zie ook ► kader 6.5).

*Bron: Mije, P. van der (2013). Rechter nieuwe stijl. Rechtspraak, 4, p. 10.*

## 6.15    Raadsonderzoek onderzocht

Uit de analyses van enkele honderden dossiers bij de Raad voor de Kinderbescherming (met jonge kinderen, gemiddeld bijna 9 jaar oud) blijkt dat een advies van de raad aan de rechter om geen omgangsregeling vast te stellen, vooral te maken heeft met voortdurende conflicten tussen de ouders en een matige of gebrekkige binding tussen kind en uitwonende ouder. Ook blijkt dat de mening van de inwonende ouder over het kind belangrijk is. Als er specifiek naar vaderfactoren – immers meestal de uitwonende ouder – wordt gekeken, valt op dat het risico dat vader geen omgangsregeling krijgt, vooral met de volgende factoren te maken heeft:

- een grotere woonafstand tussen hem en het kind;
- zijn slechte fysieke gezondheid;
- zijn niet-Nederlandse achtergrond.

Natuurlijk spelen soms ook factoren zoals misbruik, ouderafwijzing en agressief gedrag een rol. Het percentage dossiers waarin wordt geadviseerd om geen omgangsregeling vast te stellen, varieert in de diverse onderzoeken van 36 tot 60. Maar deze cijfers zijn niet altijd gebaseerd op aselecte steekproeven uit de dossiers en kunnen dus slechts gelden als indicatie. Wat de adviezen over de verblijfplaats betreft, valt op dat ouders in meer dan de helft van de desbetreffende dossiers een allochtone achtergrond hebben. Hoewel continuïteit voor het kind een belangrijk uitgangspunt is, wordt toch nog regelmatig (in ongeveer 20% van de dossiers) verandering van verblijfplaats geadviseerd, zowel van vader naar moeder als omgekeerd (Adriaansz & Spruijt, 2003; Bakker, 2005; Bischoff & Schaap, 2003; Kremer-Schipper & Van Esch, 2003; Spruijt, 2007).

## 6.16    Getrouwde of samenwonende ouders

Nog altijd waren de meeste ouders die uit elkaar zijn, vóór hun scheiding wettig getrouwd. Een groeiend aantal van de gescheiden ouders woonde echter samen zonder getrouwd te zijn. Maakt het voor de kinderen verschil wat de juridische status van hun gescheiden ouders was? Uit *Scholieren en Gezinnen* blijkt dat 81% van de scheidingskinderen formeel gescheiden ouders had en 19% ex-samenwoners als ouders (n=7565). Voor een overzicht van de belangrijkste kenmerken, zie ◘ tabel 6.6.

De gemiddelde leeftijd van de ondervraagde kinderen verschilt nauwelijks tussen de twee groepen, en die van hun ouders evenmin. Opvallend is dat het percentage jongens met formeel gescheiden ouders duidelijk lager is (44%). Dit komt overeen met een deel van de internationale onderzoeksliteratuur, waaruit blijkt dat er in jongensgezinnen iets

◘ **Tabel 6.6**  Kenmerken scholieren met gescheiden ouders na huwelijk en gescheiden ouders na samenwonen (bron: S&G).

|  | Gescheiden na huwelijk (n=1070) | Gescheiden na samenwonen (n=324) |
|---|---|---|
| Gem. leeftijd kind | 13,1 | 13,2 |
| Gem. leeftijd bij scheiding | 7,8 | 6,6 |
| Gem. leeftijd moeder | 43 | 42 |
| Gem. leeftijd vader | 46 | 45 |
| % Jongens | 44 | 55 |
| % Meisjes | 56 | 45 |
| % Autochtonen | 90 | 87 |
| % Gelovigen | 30 | 14 |

minder wordt gescheiden dan in meisjesgezinnen. De verklaring die wordt gegeven, is dat veel vaders meer en gemakkelijker optrekken met jongens dan met meisjes. Ook na de scheiding blijkt dat vaders iets meer contact houden met jongens dan met meisjes. Vaders vinden het moeilijker om meisjesdingen te doen. Dat het percentage jongens onder de ex-samenwoners zo hoog is, hangt mogelijk ook samen met de heterogeniteit van de groep ex-samenwoners. Er zijn ongetwijfeld ook ex-paren bij die niet of nauwelijks hebben samengewoond. Maar een volledige verklaring voor de verschillen tussen jongens en meisjes in de twee groepen is dit niet.

In ▶ par. 3.3 is al gebleken dat er onder gelovigen minder wordt gescheiden dan onder niet-gelovigen. Nu blijkt dat er onder ex-samenwoners minder gelovigen zijn dan onder ex-gehuwden. Dit sluit aan bij de algemene opvatting dat (ex-)samenwoners minder traditioneel zijn dan (ex-)gehuwden. Ten slotte kan nog worden opgemerkt dat ex-gehuwden en ex-samenwoners nauwelijks van elkaar verschillen in opleidingsniveau.

■ **Welbevinden en problemen**

Een volgende vraag is of er verschil bestaat in het welbevinden van kinderen na een officiële of een officieuze ouderlijke scheiding. Uit het S&G-onderzoek blijkt dat het voor de kinderen weinig verschil maakt of hun gescheiden ouders formeel getrouwd waren of niet. Dat geldt zowel voor de mate van het welbevinden van moeders, vaders en kinderen als voor de mate van problemen van kinderen zoals angstgevoelens, depressieve gevoelens en agressief gedrag. Het zelfbeeld van de kinderen van de ex-samenwoners is wel iets beter. Ten slotte blijkt dat de conflictscore ook niet verschilt tussen de twee groepen ouders, niet die van vóór de scheiding en evenmin die van daarna. Er zijn dus nauwelijks verschillen tussen de groepen kinderen: voor scheidingskinderen maakt het niet uit of hun ouders vóór de scheiding wel of niet formeel getrouwd waren.

## 6.17    De juridische positie van stiefouders

Sinds de wet van 1 maart 2009 wordt veel nadruk gelegd op het behoud van 'gelijkwaardig ouderschap' na scheiding. Zo hebben (gezagdragende) ouders de plicht de band van hun kind met de andere ouder te bevorderen, ook als deze geen gezag heeft. Kortom: mensen scheiden als partners, maar niet als ouders.

In de uitgebreide brochure *Uit elkaar ... En de kinderen dan?* (zie: ▶ www.rijksoverheid. nl) is ook een hoofdstuk opgenomen over nieuwe relaties en nieuwe gezinnen. Na verloop van tijd doet immers in ruim de helft van de eenoudergezinnen een stiefouder zijn of haar intrede. Dat zijn in fulltime stiefgezinnen in verreweg de meeste gevallen stiefvaders (90%); fulltime stiefmoeders zijn dus in de minderheid (10%). In co-oudergezinnen zijn ongeveer evenveel stiefmoeders als stiefvaders, ieder halftime 'in functie'. Parttime of weekendstiefouders zijn meestal stiefmoeders.

De nieuwe wet benadrukt de gelijkwaardigheid van de biologische moeders en vaders na scheiding, inclusief meer zorg- en opvoedtaken voor vaders. Dat betekent waarschijnlijk dat er in de toekomst na een scheiding meer vadergezinnen zullen komen. Die trend wordt ook in Amerikaans onderzoek gesignaleerd: de *gendergap* (veel meer eenmoeder- gezinnen dan eenvadergezinnen) wordt waarschijnlijk kleiner. Uit het S&G-onderzoek blijkt dat er vooralsnog vooral meer co-oudergezinnen komen. De kinderen wonen dan beurtelings ongeveer de helft van de tijd in het gezin van de moeder en in dat van de vader.

- ■ **Halftime stiefmoeders**
De verwachting is dus dat er steeds meer – vooral halftime – stiefmoeders zullen komen en daarmee een groeiend aantal kinderen dat te maken krijgt met twee moeders: een stiefmoe- der en een biologische moeder. Van oudsher was dat vaak een inwonende biologische moe- der en een uitwonende stiefmoeder. De omgekeerde situatie: een inwonende stiefmoeder en een uitwonende biologische moeder zal waarschijnlijk ook vaker gaan voorkomen. Veel empirisch onderzoek naar de relatie tussen moeders en stiefmoeders is er in Nederland niet. In Amerika is wel gevonden dat de relatie tussen moeders en stiefmoeders problematischer is dan die tussen vaders en stiefvaders. Dat heeft verschillende oorzaken. Zo zijn stief- moeders gemiddeld jonger dan moeders en dus minder ervaren en dat kan tot conflicten leiden. Stiefvaders zijn niet jonger dan vaders, dus daar speelt dit punt niet. Stiefmoeders hebben bovendien een grotere opvoedtaak dan stiefvaders en daardoor een grotere kans op meningsverschillen met de uitwonende ouder. Uitwonende moeders zijn een grotere uit- zondering dan uitwonende vaders en worden daarom kritischer bekeken. Ten slotte hebben kinderen in vadergezinnen gemiddeld meer problemen dan kinderen in moedergezinnen. Vaak zijn ze echter juist door die problemen bij vader gaan wonen. Dit alles betekent dat het voor stiefmoeders en moeders moeilijker is een goede band met elkaar op te bouwen dan voor stiefvaders en vaders.

De juridische positie van een stiefouder is niet eenvoudig. Hij/zij heeft wel een zorg- plicht/onderhoudsplicht voor de leden van het gezin waarin de stiefouder woont. Tenmin- ste: als de stiefouder getrouwd is of een geregistreerd partnerschap heeft met iemand met kinderen uit een eerdere relatie. Wettelijk gezag over de kinderen heeft hij/zij echter zel- den. Tilly Draaisma (2001) bepleitte in haar proefschrift de volgende situatie: 'Het nieuwe familierecht heeft niet langer bloed- en aanverwantschap als leidend criterium voor het hebben van rechten en plichten, maar heeft als leidend criterium het gezin met zorg en verantwoordelijkheid voor elkaar naar tijd en ruimte'. Zij is dus van mening dat een stief-ouder die langdurig in het gezin verblijft, ook gezag over een kind zou moeten kunnen hebben. Dat voorstel is echter niet overgenomen. Het beleid heeft een sterke voorkeur voor het behouden van het gezamenlijk gezag van de beide biologische ouders. Er is in de wet dan ook weinig rekening gehouden met de komst (en blijvende aanwezigheid) van de stiefouder. Anders gezegd: alles draait om het biologische ouderschap en nauwelijks om het residentiële ouderschap. Recent toonde Kalmijn (2013) echter (opnieuw) aan dat residentieel ouderschap (het langere tijd samenwonen van (stief)ouders en kinderen) be-langrijk is voor het welbevinden van kinderen op langere termijn. Toekomstige wetgeving zal meer rekening moeten houden met het feit dat steeds meer kinderen meer dan twee ouders hebben of krijgen. En alle soorten ouders, inclusief moeders en stiefmoeders, zul-len moeten leren met elkaar te overleggen. Dat is niet alleen in hun eigen belang, maar zeker ook in het belang van hun kinderen.

Kinderen kunnen best meer dan twee ouders aan. Zij groeien het meest voorspoedig op als er weinig conflicten zijn tussen alle (stief)ouders. King (2009) heeft in de Verenig-de Staten het belang onderzocht van 'biologische' ouderbanden en 'residentiële' ouder-banden. Zoals al eerder is aangetoond, gedijen kinderen het best in een stabiel gezin. Als dat een stiefgezin is, staat de positie van de biologische ouder (moeder of vader maakt geen verschil) centraal. Maar een goede band met de inwonende stiefouder (stiefvader of stiefmoeder maakt wederom niet veel uit) is ook belangrijk, belangrijker vaak dan de band met de uitwonende ouder. Om met King te spreken: residentiële ouderbanden zijn van grote betekenis voor kinderen. Dat blijkt ook uit het onderzoek *Scholieren en Gezin-nen*. Daar is gekeken naar wat belangrijker is voor het welbevinden van en het vermin-deren van problemen bij scheidingskinderen. Dan blijkt dat de band met de uitwonende vader zeker meetelt, maar dat de band met de inwonende stiefvader nog belangrijker is.

## 6.18 Praktische consequenties

Ouders die uit elkaar gaan, en hun kinderen, hebben te maken met de wet. De wetgeving over echtscheiding is geregeld aan verandering onderhevig. Daarom is het van belang dat een beroepskracht op de hoogte is van de voornaamste huidige wettelijke regels. Niet al-leen formeel getrouwde ouders moeten hun scheiding door de rechter laten bekrachtigen, ook ouders met een geregistreerd partnerschap moeten dat doen. Een belangrijk element in de wetgeving sinds 1 maart 2009 is de verplichting om een ouderschapsplan op te stel-len voordat er een scheidingsverzoek kan worden ingediend. Ook samenwonende ouders zonder huwelijk of geregistreerd partnerschap maar met gezamenlijk gezag, moeten zo'n plan maken. Waar het om gaat, is dat ouders weten of te horen krijgen dat zij goed moeten nadenken over de opvoeding en verzorging van de kinderen na de scheiding.

Beroepskrachten kunnen ouders behulpzaam zijn bij het opstellen van een ouder-schapsplan of ouders doorverwijzen naar bijvoorbeeld het Centrum voor Jeugd en Gezin.

In de wet van 2009 wordt 'gelijkwaardig ouderschap' als een van de uitgangspunten geformuleerd. Vaak weten ouders (nog) niet wat dit in de praktijk betekent. Het houdt in dat beide ouders het recht en de plicht hebben om het kind te verzorgen en op te voeden. Dat wil niet zeggen dat ze die taken precies gelijk moeten verdelen. Hoe ouders dat gaan regelen, is afhankelijk van allerlei factoren, zoals de bestaande situatie, de werktijden van beide ouders en de leeftijd van het kind.

De wet legt steeds meer nadruk op scheiden in goed overleg. Ouders dienen hun meningsverschillen rond de scheiding bij voorkeur gezamenlijk op te lossen. Bemiddeling of mediation wordt daarom met klem bepleit. Wijs ouders op de mogelijkheden van mediation, leg uit dat de resultaten daarvan voor moeders, vaders en kinderen positief zijn. En dat er ook nieuwe ontwikkelingen zijn, zoals de overlegscheiding en de regierechter.

Ouders moeten in hun ouderschapsplan aangeven hoe zij de kinderen hebben geïnformeerd over de scheiding en de gevolgen daarvan. Ook moeten zij de school of opvang op de hoogte brengen. Kinderen vanaf 12 jaar krijgen van de rechter een brief waarin staat dat zij hun mening kenbaar kunnen maken (maar in de praktijk blijkt dat dus lang niet altijd te gebeuren, zie ▶ par. 6.14).

De belangrijkste veranderingen in de wetten van 1998 en van 2009 – het verplichte ouderschapsplan en de nadruk op gelijkwaardig ouderschap – hebben geleid tot frequenter contact tussen kind en uitwonende vader. Maar de ouderlijke ruzies zijn vanaf 2009 duidelijk toegenomen en daardoor zijn de problemen voor scheidingskinderen niet kleiner maar groter geworden.

Als het enigszins mogelijk is, stimuleer dan als beroepskracht dat beide ouders de band met hun kind onderhouden en versterken. Maar als er veel onopgeloste conflicten tussen de ouders bestaan, is het soms beter voor het kind om (korter of langer) geen contact te hebben met de uitwonende ouder. Dat kan de broodnodige rust geven. Bij problematische scheidingen wordt vaak de Raad voor de Kinderbescherming ingeschakeld.

Ruim de helft van de gescheiden ouders krijgt een nieuwe vaste partner, vaders nog iets vaker dan moeders. Het kind krijgt dan te maken met een stiefgezin. Soms is dat fulltime, als de inwonende ouder van het kind een nieuwe partner krijgt, soms alleen in het weekend, als het om de uitwonende ouder gaat. Het kan nog complexer als er een co-ouderregeling is voor het kind. Door de sterke toename van het gebruik van die co-ouderregeling en het feit dat in de meerderheid van die gezinnen een nieuwe partner van de ouder aanwezig is, krijgen steeds meer scheidingskinderen te maken met *halftime* stiefouders. De juridische positie van de (gehuwde of als partner geregistreerde) stiefouder is niet sterk. Het kan voor hem of haar nuttig zijn met andere (stief)ouders te praten. Wijs ouders op websites, boeken, brochures en praatgroepen.

> ### Kader 6.7 Om te onthouden: overzicht wetgeving en de gevolgen voor scheidingskinderen
>
> ▬ Niet alleen getrouwde ouders, maar ook ouders met een geregistreerd partnerschap, moeten hun scheiding door de rechter laten bekrachtigen.
> ▬ Een scheidingsverzoek dat bij de rechtbank wordt ingediend, moet een ouderschapsplan bevatten. Ook samenwonende ouders die uit elkaar gaan, moeten een ouderschapsplan opstellen, maar alleen als zij gezamenlijk gezag hebben.
> ▬ Als het ouders op eigen kracht of met hulp van familie of vrienden niet lukt een ouderschapsplan te maken, kan een (familie)mediator vaak uitkomst brengen.

- Als ouders het met elkaar eens zijn geworden, kunnen zij een gemeenschappelijk verzoekschrift indienen bij de rechtbank en volstaat één advocaat. Worden zij het niet eens, dan moeten beiden een advocaat nemen. Een ouder vraagt de scheiding aan en de ander voert verweer. Er is ook nog een tussenweg: het viergesprek of anders de overlegscheiding.
- Als ouders gezamenlijk gezag hebben, blijft dat ook zo na scheiding. Wie toch alleen het gezag wil, moet dat bij de rechter uitvoerig motiveren.
- Sommige veelgebruikte termen leveren verwarring op. 'Gezamenlijk ouderlijk gezag' is een juridische term die aangeeft dat beide ouders verantwoordelijk zijn voor hun kind(eren). 'Gelijkwaardig ouderschap na scheiding' wil zeggen dat beide ouders het recht en de plicht hebben de kinderen te verzorgen en op te voeden. Het betekent niet dat ouders de dagelijkse zorg (min of meer) gelijk moeten verdelen. Doen zij dat wel, dan is er sprake van co-ouderschap. Dat is geen juridische, maar een gangbare praktische term.
- 'Voogdij' is gezag dat wordt uitgeoefend door een voogd, en dat is altijd iemand anders dan een ouder.
- De term 'omgangsregeling' geldt in de wet voor de contacten van een kind met een uitwonende ouder zonder gezag. Gaat het om de contacten van een kind met een uitwonende ouder met gezag, dan wordt gesproken van een 'zorgregeling' (verdeling zorg- en opvoedingstaken) of 'contact(regeling)'.
- Als er veel onoplosbare conflicten tussen de ouders zijn, is het soms beter voor een kind (korter of langer) geen contact te hebben met de uitwonende ouder.
- Voor kinderen is de (voor de scheiding opgebouwde) band met de uitwonende ouder (vader) belangrijker dan de frequentie van de contacten met hem.
- De veranderingen in de wet van 2009 hebben niet geleid tot minder conflicten tussen de ouders en ook niet tot minder problemen bij kinderen. Enerzijds is er een groeiende groep ouders die de conflicten redelijk kan beheersen en vaak tot co-ouderschap besluit, anderzijds maakt de grootste groep ouders meer ruzie sinds 2009, zelfs meer ruzie dan vóór de scheiding.
- Grootouders kunnen veel betekenen voor hun kleinkinderen tijdens en na een scheiding. Ouders doen er goed aan de bestaande familiecontacten zo veel mogelijk te handhaven.
  Als kinderen over de scheiding spreken, doen zij dat het liefst met iemand uit de eigen omgeving.

## 6.19  Samenvatting

De verandering in de wet van 1998 (ook na de scheiding gezamenlijk ouderlijk gezag) heeft geleid tot meer contact tussen kinderen en hun uitwonende ouder. Die ontwikkeling naar frequenter contact tussen kinderen en hun uitwonende vader heeft zich voortgezet na de wetswijziging van 2009. Gelijkwaardig ouderschap na de scheiding blijkt echter niet zo eenvoudig in praktijk te brengen. Het is weliswaar zo dat steeds meer ouders (27%) na de scheiding tot co-ouderschap besluiten. En ook dat deze ouders gemiddeld beter met hun conflicten kunnen omgaan. Maar bij de grootste groep ouders (73%) zijn de conflicten juist toegenomen, met als gevolg een vermindering van het welbevinden van kinderen en ouders. De nieuwe wet van 2009 (het verplichte ouderschapsplan) is nadelig gebleken voor kinderen. Het is nodig dat scheidende ouders beter worden voorgelicht en begeleid. De Centra voor Jeugd en Gezin kunnen hierbij een positieve rol vervullen.

Niet alleen in Nederland maar ook in enkele andere landen hebben wetswijzigingen niet tot de beoogde verbeteringen geleid, maar eerder tot een verslechtering. Daarom gaan er stemmen op om de mogelijkheden voor eenhoofdig gezag ruimer te maken.

Ouders worden steeds vaker gestimuleerd om hun scheidingsconflicten op te lossen met behulp van mediation. Als zij ook na bemiddeling niet tot een gezamenlijk standpunt kunnen komen, vraagt de rechter vaak advies aan de Raad voor de Kinderbescherming.

Lang niet alle kinderen van 12 jaar en ouder blijken met de kinderrechter te spreken. Hoewel dat niet altijd volgens de wet is, lijkt dat enerzijds voor de kinderen zelf niet zo erg te zijn – hun waardering voor een gesprek met de kinderrechter is namelijk niet hoog. Anderzijds kan het voor sommige kinderen een gemiste kans betekenen.

De juridische positie van de stiefouder, die in ruim de helft van de scheidingsgezinnen zijn of haar intrede doet, is niet sterk. De wetgeving benadrukt steeds meer het voortduren van het gezamenlijk gezag van de biologische ouders. Helaas is het vaak zo dat wetgeving verandert zonder zorgvuldige evaluatie van de vorige versie.

---

**Kader 6.8 Boekbespreking:** *Hoe maak je een succes van je nieuwe gezin?* **(Corrie Haverkort, Marlijn Kooistra-Popelier & Aleide Hendrikse-Voogt, 2012).**

'Ik verwachtte een prins op een wit paard en kreeg een man met kinderzitjes', aldus een veelzeggend citaat uit dit zelfhulpboek dat in de eerste plaats bedoeld is voor (toekomstige) stiefouders en hun partners. Maar eigenlijk kan het voor iedereen die met stiefgezinnen te maken krijgt en informatie zoekt, verhelderend zijn. Hoe meer kennis er over deze gezinnen in omloop is, hoe groter de kans dat (stief)ouders de diverse valkuilen, die in dit boek uitgebreid aan de orde komen, weten te vermijden. Valkuilen die ertoe bijdragen dat meer dan de helft van het, overigens groeiend, aantal stiefgezinnen weer uit elkaar valt.

Wat zijn de voorwaarden om de vorming van een stabiel stiefgezin / samengesteld gezin / nieuw gezin – de drie benamingen worden in het boek door elkaar gebruikt – goed te laten verlopen? Wat moet je als ouders en stiefouders weten en wat moet je doen of juist laten om niet in de problemen te komen? Dat is waar het in dit boek om draait. Belangrijk voor nieuwe partners, want een samengesteld gezin kan behalve fijn ook heel lastig zijn. 'Omdat het niet gaat zoals je dacht dat het zou gaan. Omdat je tegen problemen aanloopt waarvan je niet wist dat ze bestonden.'

Het eerste deel bevat informatie over het nieuwe gezin. Daarin komen alle belangrijke thema's in vijf hoofdstukken aan de orde. Zo worden de verschillende verschijningsvormen van een stiefgezin op een rijtje gezet en de mogelijke reacties van kinderen van verschillende leeftijden op de komst van een stiefouder. Daaronder ook de reacties van kinderen die al uit huis zijn. Het gaat over de diverse kenmerken van zo'n nieuw gezin, de contacten met de uitwonende ouder, de mogelijke verschillen in opvoedstijl en nog veel meer.

**Stiefplan**

Belangrijk onderdeel van het boek is het stiefouderschapsplan, kortweg 'stiefplan'. Het is gebaseerd op het ouderschapsplan maar met dat verschil, aldus de auteurs, dat partners het stiefplan invullen omdat ze juist bij elkaar willen blijven. Dat invullen doen ze idealiter voordat ze gaan samenwonen, maar het kan later ook nog. Bovendien kan het stiefplan dienst blijven doen als 'praatstuk' en 'om op terug te vallen als je het even niet meer weet'. Het in te vullen stiefplan wordt in het eerste hoofdstuk geïntroduceerd en is te vinden in het tweede deel van het boek. Het plan bestaat uit een basisstiefplan en een zeer uitgebreid persoonlijk stiefplan. In het basisplan worden de belangrijkste vragen gesteld die voor alle nieuwe gezinnen gelden. Het persoonlijke stiefplan bevat meer specifieke vragen die op de lezende (stief)ouder en haar of zijn gezin van toepassing zijn. De vragen helpen de lezer na te denken over allerlei aspecten van het stiefgezin en daarover met elkaar te overleggen om samen passende antwoorden te vinden. Die antwoorden kunnen deels aangevinkt en deels ingevuld worden. Wie dat liever op aparte bladen doet, kan het stiefplan met behulp van een speciale code ook downloaden via de website van de uitgever om het daarna te printen. Bij verschillende vragen wordt met een icoontje in de vorm van een boekje verwezen naar een hoofdstuk of paragraaf in het eerste deel van het boek. Daar is de achtergrondinformatie te vinden die noodzakelijk is om de vragen goed te kunnen beantwoorden.

## Voorbereiding

Het komt volgens de auteurs vaak voor dat er een stiefouder op het toneel verschijnt, al dan niet met eigen kinderen, zonder dat de nieuwe partners erover nagedacht hebben wat dat allemaal voor problemen kan opleveren. In een samengesteld gezin worden immers twee culturen bijeengevoegd en dat gaat meestal niet zonder slag of stoot. Bovendien wordt het nieuwe gezin gebouwd op een fundament van eerder verdriet door scheiding of overlijden. Het is niet vanzelfsprekend dat de kinderen blij zijn met het nieuwe gezinslid en/of diens kind(eren), zeker niet als zij zich door de situatie overrompeld voelen. Misschien zien zij haar of hem als een indringer die alle aandacht van hun biologische ouder opeist. Mogelijk loopt de stiefouder te hard van stapel door zich direct als ouder/opvoeder te gedragen, wat verzet van de kinderen kan oproepen. Kortom: het vormen van een samengesteld gezin is geen sinecure en vergt volgens de auteurs dan ook 'tijd, inzet en inzicht'. En inzicht is wat het boek ruimschoots biedt. Dat gebeurt met toegankelijke teksten, illustratieve citaten van ervaringsdeskundigen, uitleg over de valkuilen en 'tips & tools'. Deze laatste zijn steunende en richtinggevende adviezen die mogelijke spanningen van (stief)ouders in een nieuw gezin kunnen verlichten en een goede ontwikkeling van het stiefgezin helpen bevorderen. Een kleine greep uit de tips: 'Als je op de hoogte bent van de kenmerken van een stiefgezin, zal je problemen minder als een persoonlijk falen zien.' Of: 'Heb respect voor de rituelen en gewoonten die het gezin al had voordat jij kwam.' Het is immers een valkuil om gewoontes die je als stiefouder vervelend vindt, al te snel en rigoureus te willen veranderen. Dat wekt wrevel op en kan gemakkelijk averechts uitpakken.

Ouders en (toekomstige) stiefouders kunnen met het bestuderen van dit boek en het invullen van het stiefplan veel onheil voorkomen en daarmee de kans op de ontwikkeling van een stabiel samengesteld gezin vergroten. Een gewaarschuwd mens telt voor twee!

# Preventie en interventie

**In vogelvlucht**
In hoofdstuk 7 gaat het vooral om (inhoud en effecten van) programma's en vormen van begeleiding voor ouders en/of kinderen in of na scheidingssituaties. Grote vraag is steeds: verplichten of niet? Nieuwe loten aan de stam: een online platform voor scheidingsjongeren en inschakeling van het netwerk bij het maken van een plan voor steun. In de Verenigde Staten blijkt huwelijksvoorlichting effectief: het vermindert de kans op scheiding, maar hier slaat het (nog) niet echt aan. Noodzakelijk met het oog op de kinderen zijn: voorlichting aan en educatie van scheidende en gescheiden ouders, óók over stiefgezinnen; en daarnaast: scholing en training van professionals. Van een andere orde, maar ook steunend voor kinderen, is de rechtsfiguur van de 'bijzondere curator'. Binnen de jeugdzorg wordt de richtlijn *Scheiding en problemen van kinderen* ontwikkeld. Ter afsluiting van dit hoofdstuk wordt een mooi boek beschreven dat een verhelderend inkijkje biedt in de ziel van het scheidingskind.

**7.1**    **Inleiding – 159**

**7.2**    **Relatieondersteuning – 160**
7.2.1    Verkennende studie relatieondersteunend aanbod – 161
7.2.2    Nederlandse programma's voor gescheiden ouders – 161

**7.3**    **Voorlichting over scheiden – 163**

**7.4**    **Effecten van mediation of bemiddeling – 164**

**7.5**    **Programma's voor scheidingskinderen en hun ouders – 166**
7.5.1    Kinderen In Echtscheiding Situatie: KIES – 166
7.5.2    Jij En Scheiding: JES! Het Brugproject – 167
7.5.3    Dappere Dino's – 168
7.5.4    Zandkastelen – 169
7.5.5    Jonge Helden – 169
7.5.6    Villa Pinedo – 170

**7.6**      **Omgangsbegeleiding en omgangshuizen – 170**
7.6.1      BOR Humanitas – 171
7.6.2      Ouderschap blijft – 171
7.6.3      Omgangshuizen – 172

**7.7**      **Buitenlands onderzoek naar effecten van hulpprogramma's – 174**

**7.8**      **Binnenlands onderzoek naar effecten van hulpprogramma's – 176**

**7.9**      **Hulpprogramma's: een voorbeeld uit de praktijk – 177**

**7.10**      **Effecten van omgangsbegeleiding – 178**

**7.11**      **Roep om meer omgangsbegeleiding – 179**

**7.12**      **Vrijwillig of verplicht – 183**

**7.13**      **Gesprekken tussen rechters en kinderen – 184**

**7.14**      **Preventie voor stiefgezinnen – 185**
7.14.1      Groepsbijeenkomsten voor stiefgezinnen – 187

**7.15**      **Effecten van programma's voor stiefgezinnen – 188**

**7.16**      **Nieuwe ontwikkelingen: opmars Eigen Kracht – 189**

**7.17**      **Casus: een Eigen Kracht-conferentie voor Bram – 191**
7.17.1      De conferentie – 192
7.17.2      Toelichting op de conferentie – 193

**7.18**      **Nieuwe ontwikkelingen: Signs of Safety – 196**
7.18.1      SoS in Drenthe – 198
7.18.2      De drie huizen: praten met kinderen – 198

**7.19**      **Nieuwe ontwikkelingen: de richtlijn Scheiding en problemen van kinderen – 199**

**7.20**      **Praktische consequenties – 200**

**7.21**      **Samenvatting – 202**

## 7.1 Inleiding

In de vorige hoofdstukken kwam al naar voren dat van de drie partijen bij een scheiding – kind, moeder en vader – het kind de zwakste partij is. Weliswaar is de laatste jaren de aandacht, zeker in woorden, meer dan vroeger op de kinderen gericht. Maar toch moeten zij meestal lijdzaam afwachten wat er met hen gaat gebeuren. Verder is uit onderzoek gebleken dat scheidingskinderen tegenwoordig meer problemen hebben dan zo'n vijftien jaar geleden. Het is niet gelukt om de belangrijkste risicofactor voor scheidingskinderen – heftige ouderlijke conflicten – terug te dringen. Wel zijn scheidende ouders nu verplicht hun kinderen te betrekken bij het opstellen van hun ouderschapsplan (zie ▶ par. 6.3, ▶ par. 6.5, ▶ par. 6.6).

In de wet is al langer opgenomen dat kinderen vanaf 12 jaar door de rechter moeten worden gehoord in de echtscheidingsprocedure van hun ouders. Dat betekent in de praktijk dat zij schriftelijk worden uitgenodigd voor een gesprek. In ▶ par. 6.14 is al gebleken dat kinderen daar weinig gebruik van maken. En als zij al met een rechter spreken, is de waardering voor dat gesprek niet hoog. Waar kinderen ook weinig gebruik van maken, is de informele rechtsingang die tot hun beschikking staat als zij de rechter willen spreken in het kader van de scheiding van hun ouders. Dat zij de rechter in bepaalde gevallen om een bijzondere curator als belangenbehartiger kunnen vragen, weten kinderen meestal niet. Veel bekender zijn de speciaal voor scheidingskinderen ontwikkelde ondersteuningsprograma's, maar die zijn nog lang niet overal in het land beschikbaar. Kinderen stellen dergelijke programma's wel erg op prijs.

In de jaren zeventig en tachtig van de vorige eeuw is mediation sterk opgekomen. Het belangrijkste doel daarvan is conflicten tussen de ex-partners niet te laten escaleren. Dat is niet alleen belangrijk voor de exen zelf, maar zeker ook voor de kinderen. Later kwam er steeds meer aandacht voor allerlei programma's voor scheidende ouders en kinderen. In de wet ligt een sterk accent op de noodzaak van regelmatig contact van het kind met beide ouders na de scheiding. Dat blijkt echter vaak niet zonder conflicten te gaan. Daarom is er hulpverlening voor conflictueuze scheidingen ontwikkeld, zoals begeleide omgangsregelingen (BOR) en omgangshuizen.

■ **Wetenschappelijk onderzoek**

Tegelijkertijd bracht wetenschappelijk onderzoek het inzicht dat beheersing en vermindering van ouderlijke conflicten noodzakelijk zijn. Het doel van begeleide omgangsregelingen is daarom steeds dat ouders leren zelf, ten minste op zakelijke wijze, een regeling te treffen en te onderhouden. Intussen gaan steeds meer ex-partners een tweede huwelijk of relatie aan. Parallel daaraan worden preventieve maatregelen ontwikkeld, zoals hulp bij de vorming van een stiefgezin na de scheiding. Bepaald niet overbodig, want het vormgeven van een nieuw gezin na scheiding blijkt niet altijd eenvoudig. Voorlichting en ondersteuning kan helpen om problemen te voorkomen (Cottyn, 2009; Haverkort & Spruijt, 2012). Preventieve maatregelen zijn bovendien nuttig als de relatie tussen ouders in een eerste huwelijk aan het verslechteren is. In 2010 heeft het Nederlands Jeugdinstituut een verkennende studie gedaan naar het relatieondersteunend aanbod in Centra voor Jeugd en Gezin (Anthonijsz, Dries, Berg-le Clerq & Chênevert, 2010). Een voortdurend terugkerende vraag rond preventie en interventie is die naar de (on)wenselijkheid van verplichting.

Het gaat in dit boek vooral om de vraag welke kennis sociaalwetenschappelijk onderzoek heeft opgeleverd over de effecten van voorlichting, nieuwe wetten en procedures, bemiddeling, ouder- en kindcursussen over scheiding, (wettelijke) verplichtingen en omgangsbegeleiding. En vervolgens wat deze kennis betekent voor de praktijk van de beroepskracht. Er komt daarnaast meer scheidingsvoorlichting op de markt in de vorm van populaire boeken (bijvoorbeeld Knaven, 2006; Langedijk, 2013; Vos, Van de Ven & Donders, 2008 en 2012), brochures en websites. Maar over de effecten van die voorlichting is in Nederland nog weinig bekend.

We sluiten dit hoofdstuk weer af met een paragraaf praktische consequenties, tips om te onthouden en een korte samenvatting. Zoals in elk hoofdstuk is er ook een boekbespreking.

## 7.2    Relatieondersteuning

Meer dan in Nederland is er in de Verenigde Staten aandacht voor scheidingspreventie. Het doel daarvan is een scheiding voorkomen en de huwelijkskwaliteit verbeteren. Als er toch wordt gescheiden, is er scheidingsvoorlichting om de scheiding beter af te wikkelen. Woorden als 'huwelijksopvoeding' en 'scheidingseducatie' zijn in Nederland niet zo gangbaar. De algemene opvatting is hier vooral dat anderen zich niet met je huwelijk en gezin moeten bemoeien. Huwelijksvoorlichting wordt al snel als betutteling ervaren en scheidingseducatie mag vooral niet verplicht zijn.

In de Verenigde Staten verscheen in 2008 een meta-analyse over 117 studies (Hawkins e.a., 2008) met de titel: Werkt huwelijks- en relatieopvoeding? Het antwoord is ja: zowel de kwaliteit van de relatie als de communicatievaardigheden blijken beter te worden. De meeste onderzoeken zijn gehouden onder blanke *middle class*-respondenten.

Een andere Amerikaanse studie (Stanley e.a., 2006) toont aan dat voorlichting over relaties vóór de huwelijkssluiting effectief is. De auteurs ondervroegen een steekproef van meer dan 3000 respondenten en concludeerden dat voorlichting de huwelijkskwaliteit bevordert en de scheidingskansen vermindert. Als het toch tot een scheiding komt, nemen de destructieve conflicten af. Deze samenhangen blijven ook bestaan na controle voor diverse variabelen, zoals etniciteit, inkomen en opleidingsniveau.

Ook Carroll en Doherty (2003) tonen in een meta-analyse aan dat voorlichtingsprogramma's effectief zijn: deelnemers scoren duidelijk beter op een aantal kwaliteits- en stabiliteitsmaten met betrekking tot de (huwelijks)relatie. In een overzichtsstudie bespreken Halford en collega's (2003) de beste methoden voor relatieopvoeding. Er bestaan in de Verenigde Staten diverse effectieve programma's, maar vooral het *Premarital Relationship Enhancement Program* (PREP) (Stanley e.a., 2006) bewerkstelligt daar verbetering in de (huwelijks)communicatie, ook in follow-upstudies op langere termijn. En beter communiceren is juist datgene wat conflictueuze paren in het belang van hun kinderen moeten leren – of zij nu wel of niet gaan scheiden.

## 7.2.1 Verkennende studie relatieondersteunend aanbod

In de *Verkennende studie relatieondersteunend aanbod Centra Jeugd en Gezin* (Anthonijsz e.a., 2010) wordt opnieuw geconcludeerd dat langdurige ouderlijke conflicten, zowel tijdens de relatie als na de scheiding, de belangrijkste oorzaak zijn van problemen van kinderen. De overheid wil zich daarom sterker inzetten in het traject voorafgaand aan de scheiding. Centra voor Jeugd en Gezin dienen lokaal relatieondersteuning aan te bieden of – indien nodig – door te verwijzen. In de studie wordt geconcludeerd dat het huidige Nederlandse aanbod van relatieondersteuning relatief bescheiden van omvang is. De duurzame relatie krijgt weinig publieke aandacht, terwijl scheiding nu meer geaccepteerd lijkt. Het Algemeen Maatschappelijk Werk heeft volgens de auteurs echter veel te bieden op dit terrein. Ook de Nederlandse kerken – zowel katholieke als protestantse – bieden vormen van relatieondersteuning aan (Marriage Encounter, ▶ www.marriage-encounter.eu). Verder coördineren verschillende Centra voor Jeugd en Gezin (CJG) diverse programma's voor hulp en steun rond scheiding en verschaffen zij informatie over relatieondersteuning (zie o.a. ▶ www.cjggelderland.nl). In ▶ kader 1.1 zijn al kort twee vormen van relatieondersteuning aan de orde gekomen: relatietherapie en EFT (Emotionally Focused Therapy) en in ▶ kader 1.2 zijn twee casussen besproken. In CJG Eindhoven lopen de programma's 'Partnersteun Triple P' en 'Triple P Family Transitions'. Beide programma's zijn gericht op het ondersteunen van ouders in moeilijke situaties. De naam 'Triple P' staat voor 'Positief Pedagogisch Programma' en is een methode voor opvoedingsondersteuning aan ouders met kinderen van 0 tot 16 jaar. Triple P is een laagdrempelig, integraal programma met als doel emotionele en gedragsproblemen bij kinderen te voorkomen door ouders opvoedvaardigheden aan te leren (▶ www.combinatiejeugdzorg.nl). In Nederland is nog geen onderzoek beschikbaar naar de resultaten van het specifieke programma Triple P Family Transitions. In Australië is dat wel het geval (Sanders, 2008) en de resultaten zijn positief.

## 7.2.2 Nederlandse programma's voor gescheiden ouders

In de *Richtlijn Scheiding en problemen van kinderen* (Anthonijsz, Spruijt & Zwikker, verschijnt in 2014) wordt een overzicht gegeven van de belangrijkste Nederlandse programma's voor gescheiden ouders. Daarin gaat het niet meer alleen om ondersteuning van de partnerrelatie maar ook om ondersteuning van de ouderrelatie met het oog op het welzijn van de kinderen. De deelnemende ouders waarderen deze programma's over het algemeen zeer positief, maar er zijn nog geen gegevens bekend uit methodologisch verantwoord wetenschappelijk onderzoek.

Duijvestijn en Noordink (2013) hielden in twee rondes interviews en groepsgesprekken met 25 scheidingsexperts. De experts waren unaniem van mening dat er in de behandelfase van scheidingskinderen met problemen altijd aandacht nodig is voor ouderbegeleiding.

Het eerder genoemde Triple P Transitions programma is een nieuwe Triple P-module voor ouders in een (echt)scheidingssituatie. De interventie is gericht op het verbeteren van copingvaardigheden van ouders en verbetering van het gedrag van het kind. Doel is het voorkomen van ongewenste gevolgen van een echtscheiding voor kinderen. Er is inmiddels een pilot gestart die in 2014 wordt afgerond.

Verschillende jeugdzorgaanbieders hebben samen met het Nederlands Jeugdinstituut het programma 'Ouderschap blijft' ontwikkeld (NJi, 2011). De interventie is bedoeld voor scheidende of gescheiden ouders en hun kinderen in de leeftijd tot 12 jaar, bij wie omgang met de uitwonende ouder niet plaatsvindt of problematisch verloopt als gevolg van (chronische) conflicten tussen de ouders. In 'Ouderschap blijft' wordt gebruikgemaakt van technieken die gangbaar zijn bij mediation, motiverende gespreksvoering en oplossingsgerichte therapie. Doel is te werken aan de gebrekkige communicatie tussen ouders en het beperkte zicht dat zij hebben op de gevolgen van hun gedrag voor de ontwikkeling van hun kind. Het is zaak dat zij gaan inzien wat hun conflicten en hun ondermijnende houding naar de andere ouder bij hun kind veroorzaken. Ouders moeten ook leren om te handelen en te communiceren vanuit hun positie als ouder en hun conflicten als ex-partner te beheersen. Handelen in het belang van het kind is het centrale thema (zie ook ▶ par. 7.6.2).

Andere programma's voor scheidende en gescheiden ouders zijn bijvoorbeeld de cursus voor nieuwe gezinnen (zie ▶ par. 7.14) en het programma van BOR (Begeleide Omgangs Regeling) Humanitas (▶ www.humanitas.nl). BOR Humanitas (zie ▶ par. 7.6.1) richt zich op het begeleiden van gescheiden ouders bij het tot stand komen van een omgangsregeling met hun kind(eren). Het belang van het kind staat daarbij voorop: hoe sneller een goed werkende omgangsregeling gerealiseerd wordt, hoe sneller kinderen hun plek tussen hun gescheiden ouders kunnen vinden. Van een heel andere orde maar ook goed inzetbaar bij problemen tengevolge van scheiding is de Eigen Kracht-conferentie die het netwerk van ouders inschakelt (zie ▶ par. 7.16).

---

### Kader 7.1 In plaats van scheiden: werken aan jezelf

Een ouderlijke scheiding hakt er bij de kinderen flink in. De gevolgen daarvan worden in dit boek uitgebreid besproken. Ook wordt behandeld wat scheidingskinderen nodig hebben om zich beter te voelen en geen of minder schade op te lopen. Maar dat is achteraf.

In ▶ H. 1 kwam al aan de orde dat het met maatregelen in een (veel) eerdere fase wellicht mogelijk is sommige scheidingen te voorkomen. De eerste Nederlandse minister voor Jeugd en Gezin, Rouvoet, was om die reden voorstander van een aanbod van relatieondersteuning in de Centra voor Jeugd en Gezin. In ▶ kader 1.2 laten twee voorbeelden zien hoe het kan lonen bij relatieproblemen niet te snel te scheiden, maar eerst naar andere oplossingen te zoeken.

Dat is ook de opvatting van psychologe Ingeborg Bosch, die een therapie ontwikkelde die zij *Past Reality Integration* (PRI) noemt. Zij schreef er diverse boeken over, waaronder een met opvoeden als hoofdthema (Bosch, 2007, 4e druk 2013). Daarin wijst zij erop dat het in PRI-therapie telkens weer duidelijk wordt hoe groot de afhankelijkheid en behoeftigheid van een kind is. Dat is immers geheel overgeleverd aan de zorg die de ouders hem geven. De manier waarop zij met hem omgaan, heeft verstrekkende gevolgen voor het kind en zijn toekomst, aldus Bosch. Ook daarom spoort zij ouders aan hun eigen behoeften naar het tweede plan te schuiven, in het belang van hun kind. Dat wil zeggen: niet (te snel) scheiden, maar in plaats daarvan aan jezelf werken. Dat betekent je bewust worden van de bagage die je meedraagt, namelijk de negatieve ervaringen die je als kind hebt moeten verdringen om de pijn niet te hoeven voelen. Dan zul je je kunnen bevrijden van de destructieve en verouderde overlevingsstrategieën die je in het heden inzet om die in je lichaam opgeslagen pijn van vroeger niet te voelen. Als je die pijn alsnog toelaat en je eigen vroege jeugd onder ogen ziet, weet je ook pas echt hoe het is om zo klein en afhankelijk te zijn en niet te krijgen wat je nodig hebt. Dat proces doormaken leidt er volgens Bosch niet alleen toe dat je zelf evenwichtiger in het leven komt te staan. Het komt ook je relatie ten goede en is een voorwaarde om zuiver te kunnen aanvoelen wat je kind werkelijk nodig heeft.

De klinische praktijk laat gunstige resultaten zien maar de effecten van PRI zijn nog niet wetenschappelijk onderzocht. Wel is volgens de PRI-website een start gemaakt met een longitudinaal kwantitatief onderzoek. Verder is de officiële vierjarige opleiding tot PRI-therapeut erkend door de Stichting Keurmerk Beroepsopleidingen/SKB (► www.pastrealityintegration.com).

## 7.3 Voorlichting over scheiden

Met betrekking tot de effecten van scheidingsvoorlichting vroeg Brandon (2006) zich af of een programma van slechts vier uur zou kunnen werken. De auteur ondervroeg 345 scheidende ouders die een verplichte voorlichtingscursus van vier uur hadden bezocht. Zij ondervroeg de respondenten drie en negen maanden later nog een keer. Meer dan 90% van de ondervraagden voelde zich geholpen bij het begrijpen van hun kinderen en dat effect bleef bestaan. E-Quality, kenniscentrum voor emancipatie, gezin en diversiteit (in 2012 gefuseerd met Aletta tot Atria, kennisinstituut voor emancipatie en vrouwengeschiedenis), bepleitte in twee rapporten het verstrekken van meer laagdrempelige informatie en deskundige hulp bij scheiding en vervolgens bij de vorming van stiefgezinnen (Clement, Van Egten & De Hoog, 2008; Van Egten e.a., 2008). Preventie en voorlichting zouden voor kinderen en ouders vooral ook op scholen beschikbaar moeten zijn.

In de Verenigde Staten zijn voorlichtingsprogramma's over scheiding soms verplicht en soms sterk aanbevolen. Ouders leren hoe conflicten kinderen negatief beïnvloeden en hoe ouderlijk gedrag de stress voor kinderen kan verminderen. In Nederland zijn dergelijke programma's niet gangbaar, maar in de Centra voor Jeugd en Gezin komen programma's beschikbaar en wordt informatie aangeboden.

Douglas (2006a) beschrijft de inhoud van de Amerikaanse programma's, die gevolgd kunnen worden in zowel kleine als grote groepen (tot tweehonderd deelnemers!). Ouders leren dat het schadelijk is voor kinderen als vaders en moeders elkaar zwartmaken en voortdurend ruziën. Deelnemers krijgen informatie over hun rol als ouder na de scheiding en over hoe belangrijk het is voor kinderen om contact te blijven houden met beide ouders.

Globaal worden er drie soorten voorlichtingsprogramma's onderscheiden:
- passieve betrokkenheid (ouders kijken naar video's, luisteren naar presentaties en ontvangen brochures);

- beperkte actieve betrokkenheid (hier worden ouders ook uitgenodigd tot discussie en rollenspel);
- uitgebreide actieve betrokkenheid (naast rollenspel ook vaardigheden aanleren die nodig zijn na de scheiding).

In het algemeen zijn ouders erg tevreden over de gevolgde programma's en zij blijken ook veel te hebben geleerd over het omgaan met elkaar na de scheiding. Op lange termijn zijn de effecten echter niet in alle onderzoeken duidelijk aantoonbaar. Gedeeltelijk ligt dat aan methodologische problemen bij langetermijnonderzoek en meer onderzoek is zeker nodig. Veelbelovend zijn de gevonden resultaten van programma's met actieve betrokkenheid. De verstandhouding tussen de ex-partners verandert weliswaar niet revolutionair, maar zelfs na een aantal jaren blijkt de mate van ouderlijke conflicten nog steeds minder te zijn dan vóór een dergelijk programma (Douglas, 2006a).

## 7.4    Effecten van mediation of bemiddeling

Mediation of bemiddeling (zoals het lange tijd ook werd genoemd) is in de jaren zeventig en tachtig van de vorige eeuw in tal van landen ontwikkeld. Het is inmiddels de meest gangbare manier geworden om ouders te begeleiden bij het regelen van hun scheiding op een voor beiden acceptabele wijze. Chin-A-Fat (2004) definieert mediation als:

**»** ... de interventie van een neutrale derde partij die optredend op het verzoek van partijen zelf of op verwijzing door een rechter, hen behulpzaam is bij het afbakenen van het conflict, bij het vaststellen van behoeften en wensen van partijen en bij het bereiken van een acceptabele oplossing van hun conflict. **«**

Het grote verschil met de traditionele procedure met twee advocaten is dat de man en de vrouw rechtstreeks met elkaar communiceren. Het is de bedoeling dat de conflicten op deze manier niet verder toenemen. Dat is vooral belangrijk als de partners kinderen hebben en er dus een relatie tussen de ouders blijft bestaan na de scheiding. De ideale uitkomst van mediation is dat er geen winnaar is en geen verliezer, maar dat beide ouders het gevoel hebben zelf hun scheiding tot een redelijk einde te hebben gebracht. Kelly (2006) heeft in de Verenigde Staten veel onderzoek gedaan naar mediation en beschrijft in haar werk de vier hoofddoelen ervan, namelijk:
1. Ouders helpen om inzicht te krijgen in hun conflicten en hen te doen beseffen hoe destructief die zijn voor hun kinderen.
2. Ouders helpen hun relatie na de scheiding te plannen: hoeveel en welk contact willen zij houden?
3. Ouders laten bepalen hoe en waarover zij zullen communiceren na de scheiding.
4. Ouders leren hoe zij na de scheiding zo effectief mogelijk als ouders kunnen samenwerken.

De aandacht voor onderzoek naar de effecten van mediation bij scheiding en de omgang met de kinderen, is de laatste jaren sterk gegroeid. Douglas (2006a) maakt een onderscheid in drie typen studies:

- Het tevredenheidsonderzoek; daaruit komt meestal naar voren dat ouders zeer tevreden zijn over de mediation. Dat blijkt ook duidelijk uit Nederlands onderzoek: ongeveer 80% van de ondervraagde mannen en vrouwen bleek redelijk of zeer tevreden (Chin-A-Fat & Steketee, 2001).
- Onderzoek dat gebruikmaakt van controlegroepen; meestal laat dit type onderzoek zien dat mediation leidt tot een betere verstandhouding tussen de ex-partners dan de twee-advocatenprocedure. Maar de methodologische opzet van veel van deze onderzoeken laat nog te wensen over. Daarom moeten de resultaten voorzichtig worden geïnterpreteerd en is meer en beter onderzoek nodig.
- Longitudinaal onderzoek met aselect samengestelde vergelijkingsgroepen (RCT: *randomized controlled trial*); hierbij worden twee verschillende, aselect gekozen groepen respondenten een aantal jaren gevolgd. De ene groep heeft wel en de andere heeft geen mediationtraject gevolgd.

- **Resultaten**

Emery (2006) concludeert dat vooral vaders tevredener zijn na mediation. Vaders houden dan na de scheiding meer contact met hun kinderen. Voor moeders maakt wel of geen mediation weinig verschil. Emery vermeldt ook de effecten van kortdurende (vijf uur) probleemgerichte mediation, met aandacht voor de emoties van pijn en verdriet. De effecten van deze mediation worden vergeleken met de effecten van de twee-advocatenprocedure in een project dat twaalf jaar duurde. Emery concludeert dat mediation veel inspanning vraagt van alle betrokkenen, maar dat het de moeite waard is gezien de uitkomsten: minder conflicten tussen de ouders, meer overleg over opvoeding en ontwikkeling van de kinderen, meer blijvend contact met de uitwonende vader.

Pruett en Poling (2006) beschrijven de resultaten van een longitudinale interventie, aangeboden aan scheidingsgezinnen met kinderen van 6 jaar en jonger. Alle gezinnen zijn door de rechtbank uitgenodigd. In vergelijking met de controlegroep vertonen de gezinnen uit het project minder conflicten, een grotere betrokkenheid van vaders bij hun kinderen en minder problemen bij de kinderen.

Chin-A-Fat (2004) concludeert in haar uitvoerige studie over de meerwaarde van scheidingsbemiddeling in Nederland en een aantal andere landen, dat bemiddeling succesvol lijkt te zijn. Moeders en vooral vaders blijken erg tevreden te zijn over de procedure. Of de resultaten van de bemiddeling ook duurzaam zijn, is in die studie nog niet onderzocht. Opvallend is wel de verbetering van de relatie tussen beide ouders en de kinderen.

Douglas (2006a) concludeert in haar overzichtsstudie dat mediation in het algemeen positieve effecten heeft en vooral de betrokkenheid van vaders bij hun kinderen vergroot. Het verdient dus zeker aanbeveling dat beroepskrachten scheidende ouders bij conflicten en meningsverschillen adviseren gebruik te maken van mediation.

## 7.5    Programma's voor scheidingskinderen en hun ouders

In Nederland zijn, zoals ook in veel andere landen, de laatste jaren verschillende programma's en andere initiatieven voor kinderen van gescheiden ouders ontwikkeld, waaronder de hierna genoemde. De drie eerste zijn opgenomen in de databank van het Nederlands Jeugdinstituut als erkende interventies.

1. Kinderen In Echtscheiding Situatie (KIES, Snels-Dolron & De Kort, 2004);
2. Jij En Scheiding (JES! Het (Zwolsche) Brugproject, Van den Berg & Wilbrink, 2005);
3. Dappere Dino's (Klein Velderman e.a., 2011);
4. Zandkastelen (Neuman & Romanowski, 2003);
5. Jonge Helden (► www.stichtingjongehelden.nl);
6. Villa Pinedo (► www.villapinedo.nl).

Actuele informatie over deze programma's is te vinden op de verschillende websites.

Aan het huidige totale aanbod van hulp voor kinderen en ouders bij scheiding en omgang valt nog veel te verbeteren (zie ook ► par. 7.10). Er gebeurt wel veel, maar programma's zijn dikwijls nog in ontwikkeling en/of slechts beschikbaar in een beperkt aantal plaatsen. Daarnaast verloopt de financiering vaak moeizaam. Er zijn ook tal van kleinschalige particuliere initiatieven. Daar zijn voor ouders vaak (meer) kosten aan verbonden, hoewel ook het aanbod van instanties lang niet altijd gratis is. Voor bijna alle programma's geldt dat nog niet zeker is of ze ook het beoogde effect hebben.

Het Nederlands Jeugdinstituut en de Universiteit Utrecht hebben het huidige aanbod voor ouders en kinderen met problemen rondom scheiding geïnventariseerd (Anthonijsz, Spruijt & Zwikker, verschijnt in 2014). Wij geven een korte beschrijving van een aantal veelbelovende programma's die vooral op kinderen van scheidende en gescheiden ouders zijn gericht. Natuurlijk spelen de ouders ook altijd een rol; zij moeten immers na de scheiding in staat zijn hun kinderen apart op te voeden.

### 7.5.1    Kinderen In Echtscheiding Situatie: KIES

– Doelgroep: aanvankelijk leerlingen van het basisonderwijs van 8 tot en met 12 jaar met scheidende of gescheiden ouders. Nu ook voor kinderen van 4 tot 8 jaar en ouder dan 12 jaar.
– Doelstelling: preventie van problemen, door de kinderen te helpen greep op hun situatie te krijgen.
– Aanpak: acht bijeenkomsten van één tot anderhalf uur met acht tot tien kinderen. De bijeenkomsten worden geleid door twee getrainde KIES-coaches, op school en onder schooltijd. De kinderen leren onder meer de scheiding beter te begrijpen en hun gevoelens onder woorden te brengen in een veilige en vertrouwelijke sfeer. Hierbij worden creatieve werkvormen ingezet.
– Bijzonderheden: KIES kent een aantal varianten voor bijzondere groepen. Tijdens het traject dat de kinderen doorlopen, zijn er informatiebijeenkomsten voor de ouders.

Er is een training tot KIES-coach voor professionals met minimaal een relevante hbo-opleiding en werkervaring.

- Beschikbaarheid: in alle provincies zijn inmiddels KIES-coaches beschikbaar. Het programma wordt op steeds meer scholen uitgevoerd. Voortdurend wordt naar externe financiering gezocht, zodat het programma voor kinderen gratis kan worden aangeboden.
- Effectiviteit: kleinschalig onderzoek door de Universiteit Utrecht vond positieve effecten (zie ▶ par. 7.8). In 2013 is op dezelfde universiteit een groot onderzoek naar de effectiviteit van het programma afgerond, een zogenaamd RCT (*randomized controlled trial*, Van der Valk, 2013). Ook uit deze studie is gebleken dat het programma effectief is. KIES is vooralsnog als 'theoretisch goed onderbouwd' opgenomen in de databank van effectieve interventies van het Nederlands Jeugdinstituut. In deze databank staan interventies die op zijn minst theoretisch goed onderbouwd zijn en erkend worden door een onafhankelijke erkenningscommissie.

*Meer informatie:* ▶ www.kiesvoorhetkind.nl *en* ▶ www.nji.nl.

## 7.5.2 Jij En Scheiding: JES! Het Brugproject

- Doelgroep: kinderen vanaf ongeveer 8 tot 12 jaar én hun ouders in de periode rond de scheiding.
- Doelstelling: de nadelige effecten van een scheiding voorkomen en/of verminderen door de kinderen steun te bieden bij het verwerken van de scheiding en hun te leren omgaan met de nieuwe situatie na de scheiding (een brug slaan naar een veranderend gezin).
- Aanpak: de kindercursus bestaat uit zeven groepsbijeenkomsten van anderhalf uur met maximaal acht kinderen. De cursus voor ouders loopt parallel aan die voor de kinderen en bestaat uit drie bijeenkomsten van twee uur. In beide cursussen staan de kinderen centraal. De bijeenkomsten worden steeds door twee trainers geleid. In de kindercursus wordt onder meer aandacht besteed aan het herkennen van en het omgaan met emoties en mogelijk aanwezige irrationele ideeën. Ook worden communicatieve vaardigheden geoefend. Alles gebeurt via speelse werkvormen. De kinderen hebben, net als de ouders, een werkboek. In de oudercursus worden de ouders geïnformeerd over de ontwikkeling van kinderen en de gevolgen voor een kind van het doormaken van een scheiding. Deze informatie wordt vertaald naar de opvoeding, zodat ouders zich ook tijdens en na de scheiding competent kunnen voelen als opvoeders. Ook worden ouders gestimuleerd om te schakelen naar collega-ouderschap. De verschillende thema's worden met behulp van diverse werkvormen aan de orde gesteld.
- Bijzonderheden: met het oog op voordelen voor de kinderen, heeft het de voorkeur dat beide ouders meedoen aan de oudercursus. JES! heeft de oorspronkelijke toevoeging 'Zwolsche' in de naam laten vallen en heet nu JES! Het Brugproject.

— Beschikbaarheid: gecertificeerde aanbieders van JES! zijn op de website te vinden. Verder biedt JES! in samenwerking met het Trimbos-instituut een 'train de trainer'-programma. Dit is bedoeld voor mensen die met kinderen en gescheiden ouders (willen leren) werken. Een hbo-opleiding is minimaal vereist. Het hebben van ervaring in het werken met groepen kinderen en/of ouders is gewenst.

— Effectiviteit: JES! is met het oordeel 'theoretisch goed onderbouwd' opgenomen in de databank van effectieve interventies van het Nederlands Jeugdinstituut. Het is de bedoeling dat het programma in de toekomst nader wordt onderzocht op effectiviteit.

*Meer informatie:* ▶ www.jes-brugproject.nl/▶ www.jijenscheiden.nl.

### 7.5.3  Dappere Dino's

— Doelgroep: het programma, een bewerking van *Children of Divorce Intervention Project* (CODIP, zie ▶ par. 7.7), is voor kinderen van gescheiden ouders in groep 3 en 4 (6 tot 8 jaar) van het basisonderwijs.

— Doelstelling: het voorkomen of beperken van problemen als gevolg van de scheiding. Subdoelen: Het laten ervaren van steun van leeftijdsgenootjes die hetzelfde meemaken om zo de spanning van de scheiding te verminderen, en het leren van probleemoplossende vaardigheden om beter om te kunnen gaan met gevoelens na de scheiding.

— Aanpak: twaalf wekelijkse sessies van 45 minuten voor een groep van vier tot zeven kinderen. Hoewel Dappere Dino's voornamelijk gericht is op kinderen, worden ouders wel betrokken bij de interventie door middel van een intakegesprek, nieuwsbrieven, een facultatieve ouderbijeenkomst en een eindgesprek.

— Bijzonderheden: Dappere Dino's wordt gegeven door een gecertificeerde Dappere Dino-trainer en een -cotrainer. De cotrainer is meestal werkzaam op een school, zoals een leerkracht, intern begeleider of schoolmaatschappelijk werker. Om de kwaliteit van Dappere Dino's te waarborgen volgen trainers een opleiding (verzorgd door PI Research) die onder andere bestaat uit een scholing van 3,5 dag, inclusief een terugkommiddag.

— Beschikbaarheid: Het programma wordt vanaf 2013 op een beperkt aantal plaatsen in Nederland aangeboden en op steeds meer plaatsen ontwikkeld (zie de website).

— Effectiviteit: er hebben vier pilotgroepen gedraaid en de eerste resultaten hiervan lijken positief te zijn: Deelnemende kinderen vonden Dappere Dino's leuk en een veilige plek om over gevoelens te praten. De haalbaarheidsstudie is beschreven in een TNO-rapport door Klein Velderman en collega's (2011). Het programma is in internationaal onderzoek effectief gebleken, gebaseerd op zelfrapportage en ouder- en leerkrachtrapportage met betrekking tot zowel internaliserende als externaliserende problematiek. Onderzoek in Nederland is gedaan door TNO in een pilot bij 4 interventiegroepen met totaal 23 deelnemende kinderen.

*Meer informatie:* ▶ www.dapperedino.nl.

### 7.5.4 Zandkastelen

- Doelgroep: kinderen van 6 tot en met 17 jaar van wie de ouders gaan scheiden of net gescheiden zijn. Er wordt met vier leeftijdsgroepen gewerkt: 6 en 7 jaar, 8 tot en met 10 jaar, 11 tot en met 13 jaar en 14 tot en met 17 jaar. De ouders van de deelnemende kinderen worden ook bij Zandkastelen betrokken.
- Doelstelling: het voorkomen of verminderen van problemen voortvloeiend uit de scheiding; de verwerking van de scheiding op gang brengen; miscommunicatie tussen ouders en kinderen zo veel mogelijk voorkomen. Voor ouders: voorkomen of verminderen van miscommunicatie en conflicten tussen ouders en kinderen.
- Aanpak: een workshop van 3,5 uur voor de kinderen, met daaraan voorafgaand een ouderbijeenkomst van anderhalf uur. Tijdens de laatste dertig minuten van de workshop zijn de kinderen en ouders samen aanwezig. De kinderen krijgen de ruimte om hun boodschappen over de scheiding te presenteren aan de ouders.
- Bijzonderheden: het programma wordt uitgevoerd door speciaal daartoe opgeleide coaches op hbo-werk- en denkniveau. Voor wie de opleiding wil volgen, is interesse hebben in het werken met groepen, ouders en kinderen een vereiste. Het programma is erkend door het Nederlands Mediation Instituut (sinds 1 januari 2014: Mediatorsfederatie Nederland).
- Beschikbaarheid: het programma wordt aangeboden in diverse plaatsen verspreid over het land.
- Effectiviteit: in Nederland is geen onderzoek beschikbaar.

*Meer informatie:* ► www.zandkastelen.nl.

### 7.5.5 Jonge Helden

- Doelgroep: het programma, ook wel het Kameleonprogramma genoemd, is voor kinderen van gescheiden ouders van 8 tot en met 18 jaar, vanaf groep 5 tot en met 8 basisonderwijs en voortgezet onderwijs.
- Doelstelling: het voorkomen of beperken van problemen bij scheidingskinderen; aanleren van copingstrategieën; signaleren van problemen en adequaat doorverwijzen; 'empoweren' van scheidingskinderen en hun ouders; kennisoverdracht ten aanzien van scheiding en kinderen aan ouders en school.
- Aanpak: het Kameleonprogramma wordt gevolgd op school. Negen of tien kinderen van gescheiden ouders komen zes keer bij elkaar, wekelijks of tweewekelijks. Dat noem je de Kameleongroep. Ze gaan er tekenen, knutselen, praten en luisteren. Ze doen ook spelletjes en soms gaan ze naar buiten. Het is altijd tijdens schooltijd.
- Bijzonderheden: er is een ouderavond van twee uur en er zijn individuele intakes van de kinderen/jongeren (van ongeveer twintig minuten). Tijdens de laatste bijeenkomst op het basisonderwijs komen de ouders erbij voor een leuke gezamenlijke afsluiting. Er zijn bovendien individuele eindgesprekken met ouders (van ongeveer twintig minuten).

- Beschikbaarheid: het Kameleonprogramma wordt aangeboden op meerdere scholen in diverse provincies in Nederland.
- Effectiviteit: er is geen wetenschappelijk onderzoek beschikbaar. Alle kinderen die hebben deelgenomen aan een Kameleonprogramma op school, vonden het heel erg leuk. Ze geven het programma het cijfer 8,8. Kinderen die hebben meegedaan, voelen zich daarna vrolijker, minder verdrietig en minder boos. Het werken op school gaat vaak beter en ze hebben minder ruzie met andere kinderen.

*Meer informatie:* ► www.stichtingjongehelden.nl.

### 7.5.6  Villa Pinedo

- Doelgroep: Villa Pinedo is het eerste online platform voor en door jongeren met gescheiden ouders. Hier vinden zij informatie over scheiden: verhalen van anderen, blogs, filmpjes, foto's en nog veel meer.
- Doelstelling: op het forum en via de chat kunnen jongeren ervaringen uitwisselen met andere jongeren met gescheiden ouders. Daarnaast is VillaPinedo.nl de plek waar jongeren ouders kunnen adviseren hoe om te gaan met hun eigen kinderen tijdens de scheiding.
- Aanpak: stichting Villa Pinedo biedt jongeren met gescheiden ouders een plek waar zij zelf centraal staan. Ook organiseert de stichting activiteiten voor jongeren met gescheiden ouders, waardoor ze met 'soortgenoten' in contact komen. Op die manier wordt het mogelijk ervaringen uit te wisselen en elkaar advies te geven. Door te praten over wat er in hun hoofd en hart omgaat, kunnen jongeren beter leren begrijpen wat er aan de hand is en hoe zij zich voelen. Zo wil de stichting voorkomen dat jongeren nu of later last krijgen van de keuzes van hun ouders.
- Bijzonderheden: in 2013 is een brief verschenen – 'Aan alle gescheiden ouders van Nederland' en een boek, zie ► kader 1.3.
- Beschikbaarheid: het platform is dag en nacht toegankelijk.
- Effectiviteit: er is nog geen wetenschappelijk onderzoek beschikbaar.

*Meer informatie:* ► www.villapinedo.nl.

### 7.6    Omgangsbegeleiding en omgangshuizen

Soms lukt het ouders niet om op eigen kracht vorm en inhoud te geven aan de contacten tussen de uitwonende ouder en de kind(eren). Dan kan praktische ondersteuning uitkomst bieden. De BOR-projecten van de Raad voor de Kinderbescherming deden dit jarenlang met veel succes (BOR: begeleide omgangsregeling). Ze zijn in 2007 echter opgeheven, omdat de raad van mening was dat die activiteiten niet (meer) tot zijn kerntaken behoorden. Ze lagen, volgens de organisatie, meer in de lijn van de vrijwillige hulpverlening en werden tot dan toe alleen uitgevoerd omdat er behoefte aan was en niemand anders die taken oppakte.

BOR Humanitas is in samenwerking met andere organisaties actief bij het begeleiden van het tot stand komen van omgang tussen gescheiden ouders en hun kinderen. BOR Humanitas biedt gescheiden ouders ondersteuning met behulp van vrijwilligers. Andere instellingen doen dat vooral met hulpverleners. Zo is het project 'Ouderschap blijft' (NJi, 2011) ontstaan (zie ook ▶ par. 7.2.2 en ▶ par. 7.6.2). Dit is een samenwerkingsproject van vijf instellingen voor jeugdzorg: Horizon, Tender, Jeugdformaat, Lindenhout en Bureau Jeugdzorg Overijssel. Diverse instellingen bieden naast BOR ook andere projecten aan. Er bestaat vaak een gevarieerd aanbod dat gescheiden ouders en kinderen begeleidt bij het regelen van de contacten. De verschillende initiatieven lopen op van licht naar intensief, van omgangsbegeleiding tot omgangshuizen.

### 7.6.1  BOR Humanitas

- Doelgroep: gescheiden ouders met kinderen tot 12 jaar die problemen hebben bij het maken en uitvoeren van afspraken over de contacten tussen kind en uitwonende ouder.
- Doelstelling: ouders regelen de omgang van het kind met de uitwonende ouder op eigen kracht.
- Aanpak: de begeleiding van de contacten bestaat, zoals BOR Twente het formuleert, uit ondersteuning van ouders en kind voorafgaand, tijdens en na het contact. Het kind wordt geholpen bij de overgang van de ene naar de andere ouder, waarbij het eventueel wordt gehaald en gebracht. De omgang vindt plaats bij de ouder thuis of elders.
- Duur: in principe maximaal zes maanden.
- Bijzonderheden: het project wordt uitgevoerd door gescreende en getrainde vrijwilligers die worden begeleid en ondersteund door een professionele coördinator. Voorwaarde is dat beide ouders bereid zijn tot medewerking. BOR Humanitas is niet gebonden aan kantoortijden, kent geen wachtlijsten en rapporteert niet aan derden.
- Beschikbaarheid: het project is in sommige regio's beschikbaar en in andere in ontwikkeling.
- Effectiviteit: de BOR-projecten laten in de praktijk meestal positieve resultaten zien. Er is echter nog geen uniforme beschrijving van een dergelijk project en er is nog geen wetenschappelijk onderzoek naar gedaan.

*Meer informatie:* ▶ www.humanitas.nl; ▶ www.begeleideomgangsregeling.com.

### 7.6.2  Ouderschap blijft

- Doelgroep: gescheiden ouders met kinderen tot 12 jaar bij wie omgang met de uitwonende ouder niet plaatsvindt of problematisch verloopt als gevolg van (chronische) conflicten tussen de ouders.

- Doelstelling: het doel van Ouderschap blijft is dat het kind op regelmatige basis omgang heeft met de uitwonende ouder volgens door de ouders overeengekomen afspraken. Subdoelen daarbij zijn: ouders communiceren in aanwezigheid van en met het kind op een niet-belastende manier en ouders kunnen hun conflicten als ex-partners beheersen.
- Aanpak: de structuur en opbouw van de interventie bestaat uit drie fasen. In de eerste fase ligt de nadruk op het verkrijgen van commitment van beide ouders, het maken van concrete afspraken en het vaststellen van doelen. De tweede fase bevat twee trajecten die parallel lopen, namelijk enerzijds het op gang brengen van de omgang en anderzijds het inzetten van bemiddeling. De contacten tussen kind en uitwonende ouder en de bemiddelingsgesprekken met ouders vinden om en om plaats. In de derde fase kunnen ouders al meer zelfstandig richting geven aan de omgangsregeling en wordt er toegewerkt naar een afronding. Indien ouders nog professionele begeleiding nodig hebben, wordt doorverwezen naar bijvoorbeeld een Centrum voor Jeugd en Gezin.
- Duur: de totale interventie bestaat uit 22 contacten en duurt negen maanden. Drie maanden na het laatste begeleidingscontact vindt met de ouders gezamenlijk een follow-upgesprek plaats.
- Bijzonderheden: Ouderschap blijft werkt met eigen trainers van de aangesloten instellingen. Trainingen kunnen op maat geboden worden. De basistraining beslaat zes dagdelen. In Ouderschap blijft wordt gebruikgemaakt van technieken die gangbaar zijn bij mediation, motiverende gespreksvoering en oplossingsgerichte therapie. Doel is te werken aan de gebrekkige communicatie tussen ouders en het beperkte zicht dat zij hebben op de gevolgen van hun gedrag voor de ontwikkeling van hun kinderen. Met andere woorden: het is belangrijk dat zij gaan inzien wat hun conflicten en ondermijnende houding naar de andere ouder bij hun kinderen veroorzaken. Ouders leren om te handelen en communiceren vanuit hun positie als ouder en om hun conflicten als ex-partner te beheersen.
- Beschikbaarheid: Ouderschap blijft is beschikbaar bij jeugdzorgaanbieders Juzt (een fusie van Tender met enkele andere instellingen), Lindenhout, Horizon, Jeugdformaat en Bureau Jeugdzorg Overijssel. In de toekomst wordt deze methodiek ook via de CJG's aangeboden.
- Effectiviteit: de projecten laten in de praktijk meestal positieve resultaten zien. Er is echter nog geen wetenschappelijk onderzoek beschikbaar.

*Meer informatie:* ▶ www.jeugdinterventies.nl.

### 7.6.3 Omgangshuizen

- Doelgroep: gescheiden ouders en kinderen tot 12 jaar die hulp nodig hebben bij het weer opbouwen van contact tussen kind en uitwonende ouder (kind en ouder hebben elkaar soms lange tijd niet meer gezien).

— Doelstelling: toewerken naar onbegeleide omgang via het bieden van een veilige en neutrale plek waar kind en uitwonende ouder elkaar onder begeleiding kunnen ontmoeten.

— Aanpak: kind en ouder krijgen professionele ondersteuning en begeleiding tijdens het weer opbouwen van contact (waarbij meestal ook andere ouders en kinderen aanwezig zijn). Parallel hieraan kan mediation tussen de ouders plaatsvinden om hen te helpen samen een oplossing voor hun omgangsconflict te vinden. Soms spelen ook vrijwilligers een rol bij de begeleiding.

— Duur: acht of negen ontmoetingen met een zekere regelmaat. Soms is verlenging mogelijk. Twente kent ook begeleiding in die zaken waarin een ouder onvoldoende veiligheid kan bieden, maar er door een professional is vastgesteld dat contact vanuit het perspectief van het kind mogelijk en gewenst is. Dit soort begeleiding (eens in de zes weken) duurt dan maximaal totdat het kind 18 jaar wordt.

— Bijzonderheden: er wordt meestal voor gezorgd dat de ouders elkaar niet tegenkomen in het omgangshuis. Ouders kunnen zich soms zonder meer aanmelden, soms is een indicatie van Bureau Jeugdzorg nodig, al dan niet na een uitspraak van de kinderrechter. Omgangshuizen zijn meestal onderdeel van of verbonden met instellingen voor jeugdzorg.

— Beschikbaarheid: er zijn inmiddels meer dan twintig omgangshuizen, verspreid over het land.

— Effectiviteit: de moeilijke doelgroep in aanmerking genomen, laten omgangshuizen in de praktijk redelijke resultaten zien. Er is nog geen uniforme beschrijving en geen effectiviteitsonderzoek gedaan. Zie ook: Knipping en Waaienberg (2009).

*Meer informatie:* ▶ www.scheiding-omgang.nl.

---

### Kader 7.2 Scholing en training voor de beroepskracht

De (inmiddels afgeronde) Kenniskring Kindermishandeling van het Nederlands Jeugdinstituut vindt dat voor een goede aanpak van scheidingsproblematiek eerst de algemene erkenning van de ernst van het probleem moet groeien. Dat geldt zowel voor de samenleving als voor hulpverlenende instanties. Het gaat dan bijvoorbeeld om de erkenning dat:

- scheidingsproblemen en -conflicten uit de hand kunnen lopen;
- kinderen veel last kunnen hebben van de scheiding van hun ouders, zeker als er voortdurende hevige conflicten zijn;
- ouders soms het belang van hun kinderen uit het oog verliezen, omdat ze geheel opgaan in hun eigen problemen;
- ouders hun kinderen soms inzetten in de strijd om hun gelijk te halen.

Volgens de Kenniskring moeten alle instanties en beroepskrachten in de jeugdzorg en de volwassenenzorg oog hebben voor kinderen in scheidingssituaties. Scholing kan beroepskrachten voorzien van de benodigde kennis en vaardigheden. Zij moeten volgens de Kenniskring:

- weten wat een scheiding teweeg kan brengen;

- kunnen signaleren dat kinderen in de knel dreigen te raken door de ouderlijke strijd;
- ouders kunnen aanspreken op hun verantwoordelijkheid;
- ouders de nodige hulp kunnen bieden of kunnen verwijzen naar de juiste instanties.

Ten slotte is de Kenniskring van mening dat hulpverleners bij instanties als het Algemeen Maatschappelijk Werk, Bureau Jeugdzorg en in de Geestelijke Gezondheids Zorg meer training nodig hebben op het gebied van conflicthantering en bemiddeling bij scheidingsproblemen. Dan kunnen deze beroepskrachten de belangen van scheidingskinderen behartigen, ondanks hindernissen zoals de verstoorde communicatie tussen de ouders.
*Bron: Geurts e.a. (2009).*

## 7.7    Buitenlands onderzoek naar effecten van hulpprogramma's

In het buitenland zijn evenals in Nederland diverse programma's voor scheidingskinderen ontwikkeld. Douglas (2006a) vatte de inhoud daarvan samen. De belangrijkste elementen van de programma's zijn:
- kinderen helpen hun gevoelens over de scheiding te verwerken;
- kinderen leren om te gaan met en te praten over hun gevoelens;
- kinderen helpen zich aan te passen aan de nieuwe situatie (gezin, school);
- kinderen ondersteunen om hun verdriet te voelen en te verwerken;
- kinderen zich laten realiseren dat zij niet alleen zijn: scheiding komt veel voor;
- kinderen stimuleren hun zelfbeeld verder te ontwikkelen: zij zijn niet verantwoordelijk voor de scheiding van hun ouders.

Douglas concludeert dat de deelnemers meestal zeer tevreden zijn over het gevolgde programma. Kinderen zeggen veel geleerd te hebben over de scheiding en vinden ook dat de relaties met de verschillende gezins- en familieleden zijn verbeterd. Maar methodisch goed opgezette studies naar langere-termijneffecten van programma's voor scheidingskinderen zijn nog zeldzaam.

### ▪ Groepsprogramma's
Een groepssetting heeft volgens Rose (2009) een aantal voordelen ten opzichte van een individueel gerichte benadering. Ten eerste is werken met kinderen in groepsverband een efficiënte manier om middelen in te zetten. Ten tweede is scheiding een onbekend en beangstigend proces voor kinderen. In een groep met lotgenoten wordt deze ervaring normaler en de groep biedt ondersteuning aan de kinderen die het nodig hebben. Ten derde brengt scheiding een aantal moeilijk bespreekbare onderwerpen voor kinderen met zich mee. Kinderen praten makkelijker in aanwezigheid van lotgenoten dan in een een-op-een situatie met een deskundige of een hulpverlener (zie ook ▶ tabel 6.5).

Rose heeft in een overzichtsstudie de uitkomsten van onderzoek in kaart gebracht naar de effectiviteit van groepsgerichte programma's voor scheidingskinderen die binnen scholen worden uitgevoerd. De studie wijst uit dat gerichte kortetermijnprogramma's matige effecten laten zien op kinderen. Effectieve interventies zijn volgens Rose kortdurend, gestructureerd en vooral gericht op:

- met kinderen in gesprek gaan over belangrijke zaken die te maken hebben met scheiding;
- ondersteuning bieden;
- het vergroten van vaardigheden van de kinderen.

### ▪ Australië

In een Australische studie beschrijft McIntosh (2006) de resultaten van een kindgerichte mediationcursus (*over* de kinderen) en een kindinclusieve mediationcursus (*met* de kinderen), een jaar na afloop van de cursussen. Een deel van de kinderen en hun ouders heeft vrijwillig deelgenomen, een ander deel werd verplicht door de rechtbank. Duidelijk wordt dat door beide cursussen de conflicten tussen de ouders afgenomen zijn en het overleg is toegenomen. Het gaat op diverse terreinen beter met de kinderen. De kindinclusieve variant laat de beste resultaten zien. McIntosh geeft ook nog een beschrijving van het *Children's Cases Project* waarin ouders geholpen worden bij het gezamenlijk opvoeden na de scheiding. Conclusie: zowel kinderen als vaders en moeders konden na het volgen van het project beter met de scheiding omgaan.

Pike en collega's (2006) bestudeerden in Australië het *Mums and Dads Forever Program*. Zij concludeerden dat de effecten van het volgen van dat programma behoorlijk groot zijn. Ouders en kinderen gaan elkaar beter begrijpen en de gezinsrelaties vertonen duidelijke verbeteringen. Cookston en collega's (2006) onderzochten in een gerandomiseerd evaluatieproject de effecten van het interventieprogramma *Dads for Life*. Dit programma is vooral gericht op het verbeteren van de vader-kindrelatie en het verminderen van de conflicten tussen de ouders. De resultaten zijn veelbelovend.

### ▪ Verenigde Staten

Twee kindgerichte interventies in de Verenigde Staten zijn uitvoerig onderzocht en effectief gebleken: het *Children of Divorce Intervention Project* (CODIP) en het programma *Children's Support Group*. Het CODIP is voor Nederland bewerkt tot Dappere Dino's (zie ▶ par. 7.5.3). Er zijn verschillende onderzoeken met een quasi-experimentele onderzoeksopzet naar de effecten van dit programma gedaan (Pedro-Carroll, 2005). Alle onderzoeken naar deze interventie laten op korte termijn positieve effecten zien ten opzichte van de controlegroepen. Effecten zijn een afname van internaliserend en externaliserend probleemgedrag, verhoogde competentie en verbeterde coping en probleemoplossingsvaardigheden. Childrens Support Group bestaat uit veertien bijeenkomsten, is ook groepsgericht en vindt op school plaats. In een experimenteel onderzoek onder 8- tot 12-jarigen bleek een afname van zowel internaliserende als externaliserende problemen (Winslow, Wolchick & Sander, 2004). Deze interventie is echter niet in Nederland beschikbaar.

## 7.8    Binnenlands onderzoek naar effecten van hulpprogramma's

In de Databank Effectieve Jeugdinterventies (▶ www.nji.nl) zijn – zoals in ▶ par. 7.5 al werd vermeld – drie interventies erkend die zich richten op kinderen die een echtscheiding van hun ouders meemaken. Het betreft de kindgerichte interventies KIES (Kinderen in Echtscheiding Situatie), JES! Het Brugproject en Dappere Dino's. Dappere Dino's is voor kinderen van 6-8 jaar oud, KIES en JES! zijn, zoals in de databank opgenomen, voor de leeftijdsgroep 8-12 jaar.

■ **KIES**

Het KIES-programma (▶ par. 7.5.1) is zowel in 2005 als in 2007 in een tweetal kleinschalige onderzoeken geëvalueerd. Uit deze kleinschalige onderzoeken blijkt dat het in het algemeen beter gaat met kinderen als zij het KIES-programma hebben gevolgd. Het KIES-programma is vervolgens van 2009 tot 2013 op grote schaal opnieuw bestudeerd door middel van een gerandomiseerde, gecontroleerde studie (RCT) (Van der Valk, 2013). Belangrijke resultaten zijn dat kinderen van 8-12 jaar die aan KIES hebben meegedaan, minder probleemgedrag vertonen, beter prosociaal gedrag laten zien en minder problemen hebben met leeftijdsgenoten dan kinderen uit de controlegroep. De KIES-kinderen geven ook aan dat de relatie met hun vader verbetert. Zowel kinderen, ouders en leerkrachten zijn erg tevreden over het KIES-programma. KIES blijkt even effectief voor kinderen afkomstig uit verschillende groepen: jongens, meisjes, autochtonen, allochtonen, lager en hoger opgeleiden. In het voortgezet onderwijs (jongeren van 12 jaar en ouder) wordt KIES nog niet zo lang geïmplementeerd. De meeste van deze jongeren blijken niet of nauwelijks over de scheiding van hun ouders te praten, maar wel degelijk problemen te ervaren. Ook merken opvallend veel jongeren van 12 jaar en ouder op dat zij hun vader vaker zouden willen zien (Van der Valk, 2013).

■ **JES!**

Bij JES! (▶ par. 7.5.2) bestaat de kindercursus uit zeven groepsbijeenkomsten van anderhalf uur ongeveer met maximaal acht kinderen van 8-12 jaar. De cursus voor ouders loopt parallel aan die voor de kinderen en bestaat uit drie bijeenkomsten van twee uur. In beide cursussen staan de kinderen centraal. De bijeenkomsten worden steeds door twee trainers geleid. JES! is met het oordeel 'theoretisch goed onderbouwd' opgenomen in de databank van effectieve interventies van het Nederlands Jeugdinstituut. Het is de bedoeling dat het programma in de toekomst nader wordt onderzocht op effectiviteit.

■ **Dappere Dino's**

Het programma Dappere Dino's (6-8 jaar) is in Nederland ontwikkeld op basis van het programma CODIP uit de Verenigde Staten. Het programma is daar verschillende keren onderzocht en positief geëvalueerd. In Nederland is veranderingsonderzoek uitgevoerd in een pilot bij vier interventiegroepen met totaal 23 deelnemende kinderen. De effectevaluatie toonde een positief beeld: er is een sterk effect op positief functioneren van de kinderen (rapportage groepsleiders) en op vermindering van totaal probleemgedrag (rapportage groepsleiders en moeders). Volgens rapportage van de groepsleiders liet 61%

■ **Tabel 7.1**   Welbevinden en problemen van scheidingskinderen met en zonder huisdier (schalen 1-10) (bron: S&G).

| | Met huisdier | Zonder huisdier |
|---|---|---|
| *Kindvariabelen:* | | |
| welbevinden[1] | 8,5 | 7,8 |
| agressievegevoelens[2] | 4,2 | 4,9 |
| depressievegevoelens[2] | 5,7 | 5,9 |
| loyaliteitsconflicten[2] | 4,2 | 4,6 |
| 1: hoge score is positief; 2: hoge score is negatief | | |

van de kinderen een betekenisvolle verbetering zien in hun totale functioneren (Klein Velderman e.a., 2011).

---

**Kader 7.3 Tip met het oog op de kinderen: neem een huisdier**
Een huisdier kan een kind troost bieden en de aandacht van problemen afleiden. In *Scholieren en Gezinnen* is gevraagd of kinderen een huisdier hadden, met de bedoeling erachter te komen of dat hen hielp zich beter te voelen. Het blijkt dat van alle kinderen bijna 80% een huisdier heeft en dus ruim 20% niet. Meestal is het een hond of een kat, en een konijn staat op de derde plaats. Voor kinderen uit intacte gezinnen blijkt het voor hun welbevinden niet uit te maken of zij wel of geen huisdier hebben. Voor scheidingskinderen maakt het hebben van een huisdier wel iets uit. Als zij een huisdier hebben, vermelden zij een iets hoger welbevinden en iets minder problemen (zie ■ tabel 7.1).
De verschillen zijn – zoals te verwachten viel – niet zo groot, maar het lijkt geen onverstandige tip aan gescheiden ouders om een huisdier voor hun kind te nemen (mits het kind van dieren houdt).

---

## 7.9   Hulpprogramma's: een voorbeeld uit de praktijk

**❯ Dat ouders uit elkaar gaan mag dan 'gewoon' zijn geworden, voor kinderen die ermee te maken krijgen, blijft het een drama. Serieuze aandacht van hun moeders en vaders helpt. Deelname aan een programma met lotgenoten ook.**

Lisa van 9 heeft meegedaan aan een KIES-groep. Zij vindt KIES een aanrader. 'Daar durf je meer te zeggen en je leert er ook meer tegen je ouders te zeggen. Want sommige kinderen in de groep zien hun vader heel weinig en die hebben er nu over gepraat met hun ouders. Terwijl ze dat eerst niet durfden. En je merkt dat je niet de enige bent. Ik wist dat al, maar niet dat het er zo veel zijn.' Wat vindt Lisa het fijnste van de groep? 'Dat er andere kinderen zijn die het ook hebben. Die begrijpen je goed, bij sommige dingen beter dan volwassenen.'

Lisa's moeder spreekt ook van een 'heel goed initiatief'. 'Ik vind het belangrijk dat de kinderen hun ervaringen en verdriet kunnen delen met elkaar. En het is onder schooltijd, dus ze hoeven er niet extra voor terug te komen. Dat maakt het ook prettiger.'

Lisa's broer nam drie jaar eerder, toen hij 11 was en hun ouders net uit elkaar waren, al deel aan een KIES-groep. Zijn moeder: 'Hij is niet zo'n prater. Alleen al daarom dacht ik dat het goed zou zijn. Lisa was toen 6 en voor die leeftijd was er helaas nog niets. Zij uitte zich wel wat meer dan haar broer, begon ook steeds vaker vragen te stellen: "Waarom zijn jullie nou uit elkaar? Waarom hield jij niet meer van papa?" Maar over gevoelens spreken vond ook zij heel moeilijk. Ik probeerde het wel met haar, maar ik had steeds het idee dat er veel meer in dat koppie omging dan ze aan mij kwijt wilde. Met Lisa gaat het inmiddels stukken beter, ze zit nu heel goed in haar vel en ze is veel opener geworden. Of dat nu helemaal aan KIES is te danken, weet ik niet, maar misschien wel.'

---

**Kader 7.4 Tips van kinderen voor ouders**
In hun onderzoek onder echtscheidingskinderen vroegen Van der Gun en De Jong (2006) de deelnemers ook om adviezen te formuleren voor ouders. De volgende tips werden opvallend vaak door de kinderen genoemd. Het is belangrijk dat ouders:

- na de scheiding normaal met elkaar omgaan en geen ruziemaken waar de kinderen bij zijn;
- met de kinderen praten: hen informeren over de scheiding, luisteren naar hun mening en naar wat zij moeilijk vinden;
- de kinderen betrekken bij het maken van afspraken over de woonsituatie en over contactregelingen;
- na de scheiding dicht bij elkaar gaan wonen;
- ervoor zorgen dat de kinderen beide ouders kunnen blijven zien.

---

## 7.10  Effecten van omgangsbegeleiding

Omgangsbegeleiding is 'een vorm van kortdurende begeleiding van scheidende of gescheiden ouders bij het tot stand komen van een goede omgangsregeling met hun kinderen, die vrijwillig of na tussenkomst van de rechter is overeengekomen' (Van Eijk, 2004). Essentieel onderdeel van de omgangsbegeleiding is begeleiding van en bemiddeling tussen de ouders. Uit onderzoek is immers herhaaldelijk gebleken dat de langdurige conflicten het grootste risico vormen voor scheidingskinderen.

Van der Ploeg en Scholte (2005) ondervroegen medewerkers omgangsbegeleiding: bij 41% van de gezinnen werd een (gedeeltelijk) zelfstandige omgangsregeling bereikt. Eerder hadden Chin-A-Fat en Steketee (2001) al geconcludeerd dat, gezien de problemen die de ouders onderling hebben, de resultaten van omgangsbemiddeling in het algemeen redelijk succesvol kunnen worden genoemd.

OK kids, een groep van deskundigen op het gebied van scheiding en omgang, heeft een plan opgesteld om een landelijk dekkend netwerk van 26 omgangscentra op te richten (OK kids, 2006). Onderzoek wijst uit dat de professioneel begeleide omgang in centra zoals het

Omgangshuis in Rotterdam, ook redelijk succesvol is. Ouders blijken vaak (ongeveer 60%) in staat om na de omgangsbegeleiding en ondersteunende bemiddeling, zelf afspraken te maken over het contact tussen kind en uitwonende ouder.

Perry en Rainey (2006) doen verslag van een studie aan de hand van 343 dossiers over omgangsbegeleiding van verschillende rechtbanken in Engeland en Wales. Het begeleide contact tussen kind en uitwonende ouder werd vooral opgelegd als een interimmaatregel voor een korte periode. De dossiers betroffen allerlei verschillende gevallen, maar in veel dossiers was in de een of andere vorm sprake van huiselijk geweld. In ongeveer de helft van de gevallen werd het contact voortgezet na de verplichte periode. In ruim een derde van de gevallen stokte het contact na de opgelegde periode. In ongeveer 10% van de gevallen bleef er wel contact, maar werd dit minder.

Omgangsbegeleiding is dus niet altijd succesvol. Veelgenoemde problemen zijn dat het begeleide contact niet op een bij de leeftijd van het kind passende manier kon worden uitgevoerd, dat de situatie tijdens het contact onnatuurlijk was en dat ouders zich onveilig voelden door het ongewenste contact met de ex. Nader onderzoek is nodig naar het handhaven van de afspraken op langere termijn en naar de positie en het welbevinden van het kind in zaken met omgangsbegeleiding.

## 7.11 Roep om meer omgangsbegeleiding

Vaders die na scheiding hun kind niet meer zien, willen nog weleens pleiten voor meer dwingende maatregelen die de weigerachtige moeder tot inkeer moeten brengen. Het gaat dan in de eerste plaats om de dwangmiddelen van het civiele recht (bijv. dwangsom, gijzeling). Als die niet het gewenste resultaat hebben, moet het strafrecht er volgens deze vaders aan te pas komen. Dit laatste is vanaf 2009 inderdaad een aantal keren gebeurd (zie ook ▶ par. 5.3.1). De betrokken moeders zijn, voor zover bekend, veroordeeld tot (soms voorwaardelijke) werkstraffen. Maar of dit, behalve enige genoegdoening voor de vaders, ook omgang met het kind heeft opgeleverd? Vlaardingerbroek (2009) betwijfelt het en is ook geen voorstander van de strafrechtelijke invalshoek in dit soort gevallen. Alles moet immers op alles worden gezet om, in het belang van het kind, juist tot de-escalatie van het conflict te komen. En dat lukt niet via het strafrecht. Maar hoe dan wel?

Pleitbezorgers, waaronder *Defence for Children International* (DCI, 2009), vinden het essentieel om vooral in niet-juridische instrumenten te investeren, zoals begeleide omgang (BOR-projecten) en omgangshuizen (zie ▶ par. 7.6). Het bestaande aanbod is echter zeer beperkt en wordt daarnaast verschillend gefinancierd, aldus DCI. Het gevolg is dat ouders deze kosten soms zelf voor hun rekening moeten nemen. De organisatie pleit voor een voldoende en uniform aanbod van omgangshulp. De ouders moeten daarbij zo min mogelijk kosten maken. Mochten enige kosten toch noodzakelijk zijn, dan moeten die volgens DCI niet verschillen per gemeente of regio. Tevens is het gewenst dat elk Bureau Jeugdzorg zo nodig omgangsondersteuning indiceert, hetgeen nu niet het geval is.

Ook Chin-A-Fat (2009) pleit voor 'stimulering en eerdere inzet van niet-juridische geschilmethoden bij scheiding, en uitbreiding van praktische begeleiding na scheiding'. Dat zulke methoden beter werken, blijkt uit onderzoek en uit de praktijk. Concreet gaat het dan om scheidings- en omgangsbemiddeling en omgangsbegeleiding. Ook zij noemt de omgangshuizen en BOR-projecten. Dat soort praktische hulp moet volgens haar dan wel aanzienlijk worden uitgebreid.

### ▪ Meer geld nodig

Vlaardingerbroek is eveneens van mening dat er meer geld moet komen voor de omgangshuizen, die nu met te veel beperkingen kampen (er zijn er te weinig, ze hebben lange wachtlijsten en ze bieden te weinig begeleide contacten). Verder pleit hij voor terugkeer van de BOR-projecten van de Raad voor de Kinderbescherming. Deze organisatie vindt echter dat deze projecten niet tot zijn kerntaken behoren (zie ▶ par. 7.6). Wel is de raad er volgens zijn *Jaarbericht 2009* van overtuigd dat er een sluitend hulpaanbod nodig is voor ouders die na een scheiding grote problemen krijgen als ze afspraken moeten maken over de kinderen. De raad laat weten zich al jaren in te spannen om ketenpartners en overheden zo ver te krijgen dat zij in elke regio een sluitend aanbod op het gebied van omgangsbemiddeling en omgangsbegeleiding realiseren. Helaas is dit onvoldoende gelukt en waar het wel is gelukt, gaat het vaak om projecten met tijdelijke financiering, aldus het jaarbericht. In het belang van de betrokken kinderen blijft de raad aandacht vragen voor dit probleem bij gemeentelijke overheden, provincies en bij de betrokken ministeries (Raad voor de Kinderbescherming, 2010).

Dat er te weinig mogelijkheden voor omgangsbegeleiding zijn, werd op een expertmeeting in 2008 (zie ▶ par. 5.5.5) als een 'groot knelpunt' gezien. Ook de vroegere Kenniskring Kindermishandeling van het Nederlands Jeugdinstituut heeft wensen op dit gebied (Geurts, Chênevert & Anthonijsz, 2009, zie ook ▶ kader 7.2). Een globale inventarisatie van het hulpaanbod bij scheiding door het Nederlands Jeugdinstituut leert dat er weliswaar allerlei soorten hulp voorhanden zijn, maar dat daar wel het nodige aan mankeert. Zo zijn volgens de Kenniskring veel programma's nog niet of nauwelijks beschreven en daardoor niet goed overdraagbaar. Van de meeste programma's is ook nog onvoldoende duidelijk of ze wel echt werken. Verder zijn vooral aan hulp bij omgangsproblemen en mediation kosten verbonden, die niet alle ouders kunnen opbrengen. Ook maakt de Kenniskring zich zorgen over de inhoud van het aanbod, omdat het nog maar weinig gericht is op zowel het voorkómen als het aanpakken van de problemen van ouders én kinderen. Programma's die dat wel doen, zijn maar op enkele plekken beschikbaar of nog in ontwikkeling. De Kenniskring heeft dan ook als eerste wens: verbetering van het bestaande aanbod. De tweede wens betreft de realisatie van een gespecialiseerd, zwaar aanbod voor gezinnen waar de conflicten ernstig uit de hand zijn gelopen. Die groep gescheiden ouders kampt meestal met complexe, meervoudige problematiek. Behalve de hevige, langdurige conflicten en het gebrek aan oog voor de belangen van de kinderen, is er vaak ook sprake van partnergeweld, verslaving of psychiatrische ziekte (zie bijvoorbeeld ook ▶ par. 5.6).

---

### Kader 7.5 De bijzondere curator

Bij de Kinderombudsman komen vaak klachten binnen van kinderen die vinden dat niemand naar hen luistert. In veel gevallen gaat het om kinderen van ouders die in een (vecht)scheiding verwikkeld zijn en speelbal zijn geworden tussen de ouders.

Voor deze kinderen is dringend een oplossing nodig, vindt de Kinderombudsman. Een 'bijzondere curator' (verder BC) zou volgens hem uitkomst kunnen brengen. Deze vertegenwoordigt de belangen van kinderen en, in dat kader, ook hun stem. Kinderen hebben, aldus de Kinderombudsman, het recht om gehoord te worden en dat hun belangen meegewogen worden. Dit recht vloeit voort uit het Verdrag inzake de rechten van het kind (IVRK) en ook uit andere bronnen. De Kinderombudsman heeft over de kwestie een adviesrapport uitgebracht (Van der Bijl, Van den Dongen & Vreeburg-Van der Laan, 2012).

Een BC kan volgens artikel 1:250 Burgerlijk Wetboek door de rechter benoemd worden, ambtshalve of op verzoek van een belanghebbende, waaronder het kind zelf. Dat kan in zaken die de opvoeding, verzorging of het vermogen van het kind betreffen en waarbij de belangen van ouder(s) of voogd(en) in strijd zijn met die van het kind (in de literatuur kortweg: 'belangenconflict'). Een BC is doorgaans een advocaat maar treedt niet op als *partij* advocaat. Dat wil zeggen dat hij zelf bepaalt wat de belangen van het kind zijn die hij behartigt (Hendriks, 2011). Het voordeel van een advocaat als BC is volgens Hendriks dat hij bevoegd is om te procederen als dat nodig is. Maar ook psychologen en pedagogen kunnen tot BC worden benoemd en dat heeft weer andere voordelen. De BC behartigt de belangen van het kind in het kader van een gerechtelijke procedure maar ook daarbuiten.

Het is de Kinderombudsman opgevallen dat de BC bij echtscheidingen nauwelijks een rol speelt. Meestal is niet bekend dat er om  zo iemand kan worden gevraagd. Soms is er wel om gevraagd maar heeft de rechter het verzoek afgewezen. Het was voor de Kinderombudsman aanleiding om een onderzoek te starten.

### Onderzoek

Doel van het onderzoek was de ervaringen rond de BC in de praktijk in beeld te krijgen. Centrale vraagstelling: 'Zijn de stem en de belangen van het kind in de praktijk voldoende gewaarborgd in het huidige personen- en familierecht, in het bijzonder door de BC?' Deze vraag is uitgesplitst in twaalf deelvragen. Om deze beantwoord te krijgen, heeft het onderzoeksteam een korte literatuuranalyse uitgevoerd en veel spelers in het veld bevraagd. Dat is gebeurd met behulp van schriftelijke vragenlijsten, discussiegroepen en interviews, en cijfermateriaal en beschikkingen van een aantal rechtbanken. Bij dit alles hebben (vier) kinderen, diverse bijzondere curatoren, rechters en raadsheren en alle Bureaus Jeugdzorg en de drie landelijke gezinsvoogdijinstellingen een rol gespeeld.

Uit het onderzoek komt naar voren dat de praktijk van de BC tal van mankementen vertoont. Zo zijn er nauwelijks tot geen gegevens over het aantal BC's en benoemingen. Ook is de rechtsfiguur onbekend bij kinderen, ouders én professionals. Verder is er nog steeds veel discussie over de situaties waarin een BC zou moeten of kunnen worden benoemd. Het onderzoek laat zien dat er geen landelijke afspraken zijn, zoals een benoemingsprotocol voor rechters die moeten beslissen over verzoeken tot benoeming van een BC. Kwaliteitsnormen voor BC's zijn er evenmin. Daarnaast vormt de financiering van de BC een struikelblok. Het hoorrecht van kinderen ten slotte, voldoet niet aan internationale eisen zoals verwoord door artikel 12 IVRK (zie ook ▶ kader 7.6).

De Kinderombudsman vindt dit alles zorgelijk omdat de toegevoegde waarde van de BC nu juist bestaat uit zijn goede mogelijkheden om de stem en de belangen van het kind te achterhalen en naar voren te brengen. Zijn taak moet volgens deelnemers aan het onderzoek vooral bestaan uit bemiddelen, (de rechter) adviseren en de-escalatie nastreven. Procederen, dat ook tot zijn taak behoort, komt op de laatste plaats, als al het voorgaande niets heeft opgeleverd. De Kinderombudsman concludeert dat de BC wel degelijk kan bijdragen aan borging van de rechten van kinderen. Maar dan moet de rechtsfiguur wel goed geregeld zijn, wat – zoals uit het onderzoek blijkt – momenteel niet het geval is. Ter verbetering van deze situatie doet de Kinderombudsman in zijn rapport een reeks aanbevelingen.

## Belangenconflict

De inzet van een BC biedt kinderen en jongeren dus de mogelijkheid te worden vertegenwoordigd in het geval van een conflict met ouder(s) of voogd(en) in verzorgings- en opvoedingskwesties. Hiermee wordt tegemoet gekomen aan artikel 12 IVRK, dat bepaalt dat elk kind het recht heeft te participeren in alle aangelegenheden en procedures die het kind betreffen, rechtstreeks of via een vertegenwoordiger. Nu heeft de Nederlandse wetgever al in 2003 een eigen formele rechtsingang voor kinderen afgewezen. Daarom is er, ook volgens de Leidse hoogleraar jeugdrecht, Mariëlle Bruning (2012), des te meer reden de BC vaker in te zetten in situaties zoals de wet die omschrijft. Het was volgens Bruning ook de bedoeling van de wetgever bij de wetswijziging van 1 maart 2009 (Wet bevordering voortgezet ouderschap en zorgvuldige scheiding) de BC een belangrijke rol te laten spelen als belangenbehartiger van het kind in scheidingskwesties. Dat is echter nog niet gelukt. Zij deelt de aanbeveling van de Kinderombudsman om het wetsartikel over de BC ruim te interpreteren (en/of ruimer te formuleren). Bruning meent dat de huidige bepaling al voldoende ruimte biedt voor het vaker toewijzen van verzoeken om benoeming van een BC. Het criterium voor toewijzing – een belangenconflict tussen ouder(s) en kind – is volgens haar in scheidings- en omgangszaken al snel aanwezig. Maar het begrip belangenconflict moet dan niet te strikt worden geïnterpreteerd. 'Kinderen verdienen bij dergelijke kwesties vaker een belangenbehartiger. Een restrictieve interpretatie van "belangenconflict" is niet conform de bedoeling van de wetgever en evenmin conform internationale standaarden.'

## Kader 7.6 Rechtsingangen voor kinderen en het hoorrecht

In het civiele recht heeft een kind of jongere (tot 18 jaar) doorgaans geen toegang tot de rechter. Hij heeft daarvoor zijn wettelijk vertegenwoordiger nodig, dat wil zeggen: degene die het gezag over hem uitoefent (ouder of voogd). Deze 'procesrechtelijke onbekwaamheid' kent enkele uitzonderingen die echter niet bij scheidingskwesties gelden. In die gevallen staat minderjarigen wel een zogeheten informele rechtsingang ter beschikking. Dat betekent dat kinderen vanaf 12 jaar zich rechtstreeks tot de rechter kunnen wenden door deze een brief(je) te schrijven of op te bellen. Als een kind jonger is dan 12 jaar, kan de rechter beslissen dat het kind ook gebruik kan maken van de informele rechtstoegang als duidelijk wordt dat hij mondig genoeg is.

De informele rechtsingang staat open voor kinderen die de rechter om een beslissing willen vragen over:

1. de benoeming van een bijzondere curator;
1. toewijzing van het gezag aan een van de ouders;
2. de verdeling van zorg- en opvoedingstaken dan wel de omgangsregeling, of de regeling van informatie en consultatie;
3. wijziging van hoofdverblijf; deze mogelijkheid volgt uit de jurisprudentie (Timmermans, 2011b; Van der Bijl, Van den Dongen & Vreeburg-Van der Laan, 2012).

Critici wijzen erop dat de informele rechtsingang weliswaar voordelen heeft maar geen fundamentele procesrechten biedt. Zo ontbreken het recht op een beslissing van de rechter, het recht op hoger beroep en het recht op bijstand door een advocaat (Steketee, Overgaag & Lünnemann, 2003).

Verder is het de vraag of het hoorrecht in Nederland voldoet aan internationale eisen zoals vastgelegd in het Kinderrechtenverdrag (IVRK). Volgens de wet moet de rechter een kind van 12 jaar of ouder in de gelegenheid stellen zijn mening kenbaar te maken in alle zaken die hem aangaan, dus ook bij echtscheiding van de ouders. De rechter nodigt het kind in de regel per brief uit. Het kind kan zelf besluiten om al dan niet gebruik te maken van dit recht. Eventueel kan hij zijn mening ook per brief kenbaar maken. De rechter *kan* kinderen jonger dan 12 jaar ook in de gelegenheid stellen hun mening te uiten maar is daartoe niet verplicht. Deze laatste regel staat volgens Mink (2012) op gespannen voet met internationale regelgeving gezien de '*kan*-bepaling'. Ook in het rapport over de bijzondere curator (zie ▶ kader 7.5) wordt erop gewezen dat artikel 12 IVRK geen leeftijdsgrenzen hanteert met betrekking tot het hoorrecht. In hoeverre er waarde gehecht kan worden aan de mening van een jong kind, moet volgens nadere uitleg door het Kinderrechtencommité vooral gebaseerd zijn op de mate van rijpheid van dat kind. Horen betekent overigens niet dat altijd gedaan moet worden wat het kind wil – wel dat er serieus geluisterd en afgewogen moet worden.

*Informatie*
Beroepskrachten kunnen kinderen en jongeren die juridisch(e) informatie, advies of hulp zoeken, erop wijzen dat zij zich tot de volgende instanties kunnen wenden:
- de Kinder- en jongerenrechtswinkel: ▶ www.kinderrechtswinkel.nl;
- de Kinderrechtenhelpdesk van Defence for Children: ▶ www.defenceforchildren.nl/helpdesk;
- de Kinderombudsman: ▶ www.dekinderombudsman.nl;
- het Juridisch Loket: ▶ www.juridischloket.nl.

## 7.12 Vrijwillig of verplicht

Er is, zoals al eerder aan de orde kwam, altijd veel discussie over de vraag of een bepaalde maatregel verplicht of vrijwillig moet zijn. In Nederland overheerst de opvatting dat cursussen voor scheidende ouders en scheidingskinderen niet verplicht dienen te zijn. Ouders moeten de vrijheid hebben zelf hun relatie- en gezinsleven in te richten, ook als er problemen zijn. Verplichte cursussen vóór de scheiding zijn in Nederland niet goed denkbaar. Het heeft al vele uren discussie in het parlement gekost voordat de verplichting om bij het scheidingsverzoek aan de rechter ook een ouderschapsplan toe te voegen, in de wet werd opgenomen. En dan ging het hier alleen nog maar om een plan. In de Verenigde Staten was het in 2006 in elf staten verplicht om een scheidingscursus te volgen vóór een scheiding (Douglas, 2006a). In de meeste andere staten dus niet. Ook in Canada is onder professionals veel discussie over de vraag of programma's verplicht zouden moeten zijn of niet. In Nederland waarschuwt Antokolskaia (2006) eveneens voor te veel 'paternalisme'. Zij pleit voor een meer liberalistische wetgeving met zo min mogelijk verplichtingen. Opvallend is echter dat ex-partners die zelf, vrijwillig of verplicht, een cursus gevolgd hebben, in overgrote meerderheid vinden dat een cursus voor alle scheidenden verplicht zou moeten zijn.

In de Verenigde Staten zijn diverse studies verricht naar het effect van verplichte programma's voor scheidende ouders. Criddle, Allgood en Piercy (2003) concluderen dat een dergelijk programma in Utah positieve effecten heeft: minder ouderlijke conflicten en minder terugkeer naar de rechtbank. Shelton (2006) rapporteert over een grootschalig verplicht educatieprogramma van vier uur voor scheidende ouders in de Verenigde Staten. Ouders zeggen dat ze veel hebben geleerd over scheiden en dat ze achteraf blij zijn dat de cursus verplicht was. Ouders willen eenvoudige en praktische adviezen en begrijpen vaak zelf niet wat ze verkeerd doen ten opzichte van hun kinderen. Shelton concludeert dat assistentie aan gescheiden ouders langdurig moet zijn en het onderzoek naar de effecten longitudinaal.

Brad Faircloth en Cummings (2008) evalueerden een oudereducatieprogramma met betrekking tot ouderlijk conflict. Zowel zes als twaalf maanden na het programma rapporteerden de deelnemers minder vijandigheden in het bijzijn van hun kinderen en boekten zij vooruitgang in het oplossen van conflicten.

Kränzl-Nagl (2006) deed onderzoek in Oostenrijk onder 647 professionals die in hun werk met scheiding te maken hebben. Zij concludeert dat meer en betere methoden om ouders voor te lichten over scheiding nodig zijn, vooral over de behoeften van de kinderen. Zij wijst op de te hoge financiële drempels.

Hunt (2006) bespreekt de stand van zaken met betrekking tot oudercursussen in Engeland. Er is daar een grote verscheidenheid in het aanbod, variërend van eenmalige bijeenkomsten van drie uur tot wekelijkse cursussen die enkele maanden duren. Korte cursussen zijn vaak door de rechtbank opgelegd. De meerderheid van de ouders vindt dat cursussen verplicht moeten zijn, omdat ze veel hebben geleerd over de betekenis van de scheiding voor hun kinderen. Hunt bepleit wel meer onderzoek naar de effecten op langere termijn.

## 7.13   Gesprekken tussen rechters en kinderen

In diverse landen is in de wet opgenomen dat de rechter kinderen vanaf een bepaalde leeftijd (in Nederland 12 jaar) de gelegenheid moet geven hun mening over de scheiding van hun ouders kenbaar te maken. Dat werkt in ons land overigens lang niet in alle gevallen goed. Gedeeltelijk ligt dat aan de procedure: de rechter stuurt een brief naar het huisadres van het kind met de uitnodiging voor een gesprek, indien gewenst. In ▶ par. 6.14 werd al beschreven dat deze regeling niet optimaal werkt.

Parkinson, Cahmore en Single (2006) rapporteren over een Australisch onderzoek naar het effect van gesprekken tussen rechters en kinderen. Kinderen blijken vooral gehoord te willen worden door degene die de beslissingen neemt. Dat zijn de ouders als zij het eens kunnen worden, en de rechter als de ouders het niet eens kunnen worden. In dat laatste geval willen kinderen tegen de rechter dingen kunnen zeggen die de ouders niet weten. Ook willen zij duidelijk gehoord worden over hun toekomst. Dit sluit aan bij resultaten van Nederlands onderzoek (Van der Gun & De Jong, 2006). Verder waren ouders nogal verdeeld over de vraag of kinderen met rechters moeten kunnen praten. Sommigen gaven de voorkeur aan praten met een counselor of ander onafhankelijk persoon. Er was een duidelijk verschil in opvattingen tussen inwonende en uitwonende ouders: inwonende ouders staan veel positiever tegenover een gesprek tussen kind en rechter dan uitwonende ouders.

Douglas (2006b) beschrijft een Engelse studie aan de hand van rechtbankverslagen, diepte-interviews met kinderen en ouders en een schriftelijke vragenlijst ingevuld door familierechtadvocaten. Douglas concludeert dat kinderen behoefte hebben aan betrouwbare informatie en direct of indirect door de rechtbank willen worden gehoord. In Engeland zijn de resultaten positief van de *in-court conciliation*, een korte bijeenkomst met de ouders in de rechtbank met het doel te overleggen over een omgangsakkoord. Er zijn wel twijfels over de vraag of deze afspraken ook nagekomen worden. Daarom is het *Helping Parents Collaborate Project* ontwikkeld. Deze door de ouders geaccepteerde interventie duurt twaalf weken en betrekt waar mogelijk ook de kinderen bij de gesprekken. De eerste resultaten zijn bevredigend. Er komen duidelijke en stabiele afspraken tot stand (Trinder & Kellett, 2006).

In ▶ tabel 6.5 staan de gegevens vermeld uit het onderzoek S&G over de gesprekken die scheidingskinderen hebben gehad met personen uit de juridische sector en anderen. De waardering van kinderen voor de gesprekken met een kinderrechter, een advocaat of iemand van de Raad voor de Kinderbescherming is niet hoog. Het lijkt dan ook nodig dat in de opleiding voor die beroepen meer aandacht wordt besteed aan het spreken met en het luisteren naar kinderen. Praten met kinderen is niet zo eenvoudig als het lijkt, zeker niet als kinderen onder druk staan zoals rond een scheiding vaak het geval is.

## 7.14 Preventie voor stiefgezinnen

Het aantal stiefgezinnen is de laatste decennia steeds groter geworden en zal naar verwachting de komende jaren verder stijgen (zie ▶ tabel 3.9). Bovendien ontstaan er door de stijging van het aantal co-oudergezinnen steeds meer halftime stiefgezinnen. Een toenemend aantal scheidingskinderen (in 2013 al 27%) woont afwisselend in het huishouden van moeder en in dat van vader. En in veel gevallen woont in dat huishouden ook de nieuwe partner van de ouder. Het gaat in die fulltime, halftime en parttime (weekend-) stiefgezinnen, zowel om paren die formeel getrouwd zijn, als om gezinnen met niet-gehuwde ouders. Uit recente cijfers blijkt dat meer dan de helft van de gescheiden moeders en gescheiden vaders binnen vijf jaar weer samenwoont met een stiefouder. Binnen twee jaar na de scheiding geldt dat voor meer dan een derde van alle gescheiden ouders. Ook weten we dat een nieuwe scheiding in deze nieuwe gezinnen geen uitzondering is: meer dan de helft van de tweede en volgende huwelijken en samenwoonrelaties gaat uit elkaar.

Niemand gaat trouwen of samenwonen met de bedoeling om het nieuwe gezin na een tijdje weer op te breken. Niemand wordt – gemiddeld genomen – beter van een eerste of tweede en volgende scheiding, zeker de kinderen niet. Er is dus voldoende reden om te zorgen voor goede voorlichting over het vormen van een stiefgezin. Er bestaan allerlei zelfhulpboeken met tips en adviezen om een scheiding te verwerken en, in mindere mate, om problemen in eerste en tweede huwelijken het hoofd te bieden. Nederlandstalige boeken over hoe je een stiefgezin kunt laten lukken, zijn er niet zo veel. Amerikanen zijn daar beter in. Natuurlijk zijn er in Amerika veel meer stiefgezinnen dan in Nederland en dus ook veel meer scheidingen van stiefgezinnen. De ontwikkeling naar meer stiefgezinnen en meer stiefscheidingen zet zich echter ook in Nederland voort. In ons land bestaat de stichting Nieuw Gezin Nederland (NGN) en er is een speciaal tijdschrift voor nieuwe gezinnen (▶ www.nieuwgezin.info). Daarnaast zijn er diverse websites voor stiefgezinnen, vooral voor stiefmoeders. Ook in de Centra voor Jeugd en Gezin is informatie en voorlichting beschikbaar over het vormen van een stiefgezin.

In het algemeen is het niet verstandig om te snel na de scheiding met het nieuwe stiefgezin van start te gaan. Kinderen hebben tijd nodig om de scheiding te verwerken en hebben baat bij enige rust voordat het nieuwe stiefgezin begint. Stiefgezinnen zijn er dus in allerlei soorten en maten: stiefvadergezinnen (de meeste), en stiefmoedergezinnen; fulltime stiefgezinnen, halftime stiefgezinnen en parttime stiefgezinnen. Dan zijn er natuurlijk soms ook meer 'soorten' kinderen: van haar, van hem en nieuwe van hen samen.

Vijf onderwerpen zijn meestal belangrijk en kunnen de aandacht vragen van de beroepskracht:

1. *Visie op het stiefgezin:* Beschouwen de gezinsleden zichzelf als een stiefgezin? Erkennen zij hun 'bijzondere' situatie of zwijgen zij daar liever over? Schakelen zij zo nodig anderen in voor hulp of advies of doen zij dit slechts schoorvoetend?
2. *Mate van contact met de uitwonende ouder:* Hebben de kinderen regelmatig contact met deze ouder en zo nee, waarom niet? Hoe was het verloop van de scheiding en van de eenouderperiode? Zijn er problemen rond het contact en spelen er bijvoorbeeld loyaliteitsconflicten?
3. *De positie van de stiefouder:* Beschouwen de kinderen hem of haar als een echte ouder of als de partner van hun moeder of vader? Wordt de stiefouder in het gezin opgenomen en heeft hij of zij eigen kinderen? Sommige stiefouders hebben in het geheel geen opvoedingservaring.
4. *De problematiek van de kinderen:* Hebben zij de twee recente roerige perioden in hun leven – de scheiding en de vorming van het stiefgezin – goed verwerkt? Gaat het goed met hen of hebben ze problemen? Passen ze zich aan de nieuwe gezinssituatie aan of verzetten ze zich voortdurend? Zijn ze betrokken bij de stiefsituatie en ontwikkelen zij zich tot zelfstandige personen met een eigen identiteit?
5. *Omgang van de leden van het gezin met elkaar:* Zijn de ouder en de stiefouder vooral gezinsgericht of meer partnergericht? Welke opvoedingsmethode hanteren zij en kiezen zij daarin één lijn? Hoe gaan de gezinsleden om met conflicten? Stoppen ze problemen weg of praten ze erover?

Meer helderheid over deze gezinsaspecten kan helpen spanningen te verminderen en tot oplossing van problemen te komen. Van tevoren is niet altijd duidelijk welke oplossing voor een stiefgezin de beste is. Dat hangt ook af van het type stiefgezin en de individuele aspecten van de situatie.

Gescheiden ouders die opnieuw (gaan) samenwonen, kunnen nagaan of er in hun omgeving groepsbijeenkomsten voor (aanstaande) stiefouders worden georganiseerd. Deelname daaraan kan hen voorbereiden op het stiefouderschap of helpen al bestaande problemen op te lossen. Dergelijke bijeenkomsten zien er globaal als volgt uit.

## 7.14.1 Groepsbijeenkomsten voor stiefgezinnen

- Doelgroep: gescheiden ouders (met thuiswonende kinderen) die (gaan) samenwonen.
- Doelstelling: ondersteuning, vergroting van kennis en inzicht en soms ook vaardigheden.
- Aanpak: in de vorm van cursus, gespreksgroep, workshop of training. Vijf tot acht bijeenkomsten van twee uur. Aan de orde komen onder meer specifieke stiefgezinthema's en bekende valkuilen. Meestal is er ook ruimte voor uitwisseling van ervaringen met andere ouders.
- Bijzonderheden: het heeft de voorkeur dat beide partners deelnemen. Het aanbod is divers en dat geldt ook voor de aanbieders.
- Beschikbaarheid: informatie over gespreksgroepen kan via belangenorganisaties Stichting Stiefgezinnen Nederland en Stichting Stiefmoeders Nederland. De twee stichtingen zijn in december 2013 gefuseerd en opereren nu gezamenlijk onder de naam Nieuw Gezin Nederland, Stichting voor Stiefgezinnen (► www.nieuwgezin. info). Stiefoudercursussen worden ook wel aangeboden door organisaties op het gebied van zorg- en dienstverlening, welzijn en maatschappelijke ondersteuning en soms ook in een particuliere praktijk.

### Kader 7.7 Een Amerikaans internetprogramma voor (stief)ouders

In Nederland bestaat het (nog) niet, maar in de Verenigde Staten wel: een gratis interactief voorlichtingsprogramma voor ouders en stiefouders in nieuwe gezinnen. Bovendien is nu onderzocht of het werkt. Het actief deelnemen van de ouder en stiefouder aan zo'n programma blijkt voor alle gezinsleden voordelen op te leveren, zowel voor de mannelijke als voor de vrouwelijke.

Er is, zeker in de Verenigde Staten, veel onderzoek gedaan naar de problemen die het vormen van een stiefgezin met zich meebrengt. Het *is* ook een moeilijk en ingewikkeld proces. Amerikaanse kinderen vinden de stiefgezinsvorming zelfs met meer stress gepaard gaan dan de ouderlijke scheiding. Voor de stabiliteit van het stiefgezin en het welbevinden van de gezinsleden is een aantal factoren van groot belang. Het gaat om de mate van ouderlijke betrokkenheid, de kwaliteit van de communicatie in het gezin, de kennis over stiefgezinnen en inzicht in de (soms hoge) verwachtingen die vooral de partners in het gezin hebben.

Om het mislukken van een stiefgezin te voorkomen, zijn diverse programma's ontwikkeld, zoals een uitgetest interactief internetprogramma (▶ http://stepfamily.orcasinc.com). Ouders en stiefouders kunnen in hun eigen tijd (delen van) het programma volgen. Oudere kinderen kunnen ook hun voordeel doen met het programma. Het bevat video's met voorbeelden van gezinssituaties, bespreekt verschillende problemen en biedt vragen en antwoorden, en tips. Het programma is gebaseerd op een methode om gedrag te veranderen, kennis te vergroten en houdingen aan te passen. Veel scènes en voorbeelden worden gepresenteerd vanuit het gezichtspunt van verschillende gezinsleden.

Interessant is dat er een methodisch verantwoord wetenschappelijk onderzoek is verricht naar de werkzaamheid van dit programma. De steekproef bestond uit 300 ouders en stiefouders die zijn gevraagd om aan het programma mee te doen. De helft volgde het programma, de andere helft – de controlegroep – niet. De deelnemers moesten elke week een deel van het programma volgen en werden in totaal zes keer onderzocht. Het blijkt dat het volgen van het programma leidt tot het rustiger reageren op moeilijke opvoedsituaties. Ook werd duidelijk dat de deelnemers minder onrealistische verwachtingen kregen over het stiefgezin dan de ouders en stiefouders uit controlegroep. De mate van harmonie in het gezin werd positief beïnvloed en de conflicten tussen ouder en kind en stiefouder en kind namen af. Deze resultaten bleken ook nog te bestaan een paar maanden na het volgen van het programma. De ouder-stiefouderrelatie verbeterde eveneens, maar die verbetering was niet erg groot.

*Bron: Gelatt, Adler-Baeder & Seeley (2010).*

## 7.15    Effecten van programma's voor stiefgezinnen

In Nederland zijn geen betrouwbare gegevens beschikbaar over de effecten van speciale programma's voor stiefgezinnen. Er bestaan voor stiefgezinnen wel diverse ontmoetingsavonden, trainingen, workshops en cursussen (zie ook ▶ par. 7.14), maar deze zijn nog niet wetenschappelijk onderzocht. De deelnemers zijn over het algemeen wel erg tevreden over de programma's. In de Verenigde Staten is meer onderzoek gedaan naar de effecten van dergelijke programma's en die effecten zijn eveneens positief. Als gekeken wordt naar de verschillen tussen de voormeting en de nameting (dus na het volgen van de cursus), dan blijkt dat de ouder en de stiefouder tevredener zijn over hun huwelijk, dat de gezinsband sterker is geworden en dat de ouders positiever over zichzelf denken (Douglas, 2006a). In de Verenigde Staten bestaat ook het *Healthy Marriage Initiative* (HMI), een federaal programma met daarin voorlichting en advisering voor tweede huwelijken en stiefgezinnen. Het volgen van dit programma blijkt ook positief te werken voor kinderen (Higginbotham, Skogrand & Torres, 2010).

In Nederland wordt in verschillende programma's voor scheidende ouders en scheidingskinderen ook wel aandacht besteed aan de nieuwe stiefsituatie die kan ontstaan of al ontstaan is (zie ▶ par. 7.5). Als argument voor speciale programma's voor stiefgezinnen wordt in de Verenigde Staten genoemd dat kinderen in een stiefgezin vooral behoefte hebben aan continuïteit en stabiliteit. Die kinderen hebben immers al de roerige periode van de scheiding meegemaakt en de – meestal ongevraagde – komst van een nieuwe volwassene in het gezin. Blootstelling aan conflicten dient daarom zo veel mogelijk te worden voorkomen. Ook is het belangrijk dat de ouder en de stiefouder het eens zijn of worden over de rol die zij hebben in de opvoeding.

Kinderen blijken baat te hebben bij het feit dat hun ouder en stiefouder informatie krijgen over stiefgezinnen. Bovendien is het positief dat die ouder en stiefouder andere (stief)ouders ontmoeten. Belangrijk voor de kinderen is het ontmoeten van andere kinderen in een soortgelijke situatie. Lotgenotencontact werkt dus ook positief voor kinderen in stiefgezinnen. De stimulerende aanwezigheid van de begeleiders van de kindergroepen is een andere factor die gunstig is voor de kinderen. Er zijn duidelijke aanwijzingen dat de depressieve gevoelens van kinderen minder worden en dat hun zelfbeeld wordt versterkt. Higginbotham en collega's zijn het meest positief over programma's waarbij alle gezinsleden betrokken zijn. Dat betekent soms gezamenlijke bijeenkomsten van ouders en kinderen, maar veelal ook aparte bijeenkomsten met kinderen van de eigen leeftijdsgroep.

## 7.16 Nieuwe ontwikkelingen: opmars Eigen Kracht

De eerste Nederlandse minister voor Jeugd en Gezin, Rouvoet, noemde het op een congres in Zwolle op 1 oktober 2009 een 'prachtig, doeltreffend concept'. Het ging over de zogeheten Eigen Kracht-conferentie (EK c), een instrument dat sinds Rouvoets uitspraak in een stroomversnelling lijkt te zijn geraakt. Wat is een Eigen Kracht-conferentie? Kort samengevat, is het een manier om familie en anderen uit het sociale netwerk van een individu of gezin in moeilijkheden te activeren en hen in een positie te brengen waarin zij gezamenlijk besluiten kunnen nemen over hulp. Zij bepalen met elkaar welke taken ze zelf kunnen uitvoeren en voor welke professionele inbreng nodig is. Een Eigen Kracht-conferentie is geen hulpverleningsmethode, maar biedt in de eerste plaats een ander besluitvormingsmodel. Daarbij ligt de regie niet bij de professionals maar bij het netwerk. Dit model sluit goed aan bij de doelen van de Wet maatschappelijke ondersteuning. Het is afkomstig uit Nieuw-Zeeland waar het, als *Family Group Conference*, al in 1989 als een burgerrecht in de wet werd opgenomen. Families hebben daar het recht om eerst zelf een (veilig en verantwoord) plan te maken. Pas als dat niet lukt, is het aan de professionals om de leiding te nemen.

■ **Eigen Kracht in de wet**

In ons land heeft de Eigen Kracht *Centrale* jarenlang gepleit voor verankering van een dergelijk recht in de Nederlandse wetgeving, en uiteindelijk met succes. Eerst is via een amendement (2011) op de Wet op de jeugdzorg geregeld dat gezinnen met hun netwerk de mogelijkheid krijgen om eerst zelf een plan op te stellen als ze met de jeugdbescherming te maken krijgen (dus bij een dreigende ondertoezichtstelling of uithuisplaatsing). Later, op 13 oktober 2012, toen de Tweede Kamer de nieuwe Jeugdwet aannam, is een amendement aangenomen van dezelfde strekking als dat van 2011, maar dan met betrekking tot de vrijwillige hulpverlening (bij zorgen over opvoeding en veiligheid van kinderen). Als de Eerste Kamer instemt met de nieuwe Jeugdwet, treedt deze per 1 januari 2015 in werking.

Vanaf dat moment moeten gezinnen eerst de kans krijgen in eigen kring de problemen te bespreken en naar oplossingen te zoeken voordat anderen dat mogen doen. De wettekst spreekt van een 'familiegroepsplan'.

### ▪ Groei

Het aantal EK-c's neemt gestadig toe. Medio 2013 zijn er al meer dan 8000 conferenties ingezet (sinds 2001). In 2012 waren er circa 1630 aanvragen, een kwart meer dan in 2011. Onderzoekers constateerden een groei van 40% in anderhalf jaar tijd wat betreft EK-c's voor individuen en families (er zijn ook EK-c's voor groepen, wijken en buurten). De aanvragen kwamen uit twaalf provincies, de meeste uit Overijssel, Zuid-Holland en de stadsregio Amsterdam. Maar terwijl enerzijds de bekendheid met de visie en werkwijze van de EK-c dus merkbaar toeneemt, is het model nog bij velen onbekend en in tal van organisaties nog geen gemeengoed (Van Beek, 2013). De Eigen Kracht *Centrale* doet dan ook veel aan onder meer voorlichting, training en het stimuleren van de inzet van Eigen Kracht-conferenties. Nodig is in de eerste plaats een omslag in het denken en doen van de professional die de regie moet (leren) overlaten aan de familie.

> **Kader 7.8 Eigen Kracht-conferentie: waar, wie, wanneer?**
>
> Een Eigen Kracht-conferentie (EK-c) aanvragen gaat via een van de regiomanagers van de Eigen Kracht *Centrale*. Zij beschikken over een landelijk dekkend netwerk van coördinatoren die een conferentie kunnen organiseren. Regiomanagers kunnen verder veel vragen beantwoorden of twijfels wegnemen. Dit kan telefonisch maar het is ook mogelijk een informatief gesprek aan te vragen.
>
> Zijn er zorgen over een of meer kinderen en raakt er een bevoegde instantie bij betrokken, dan kan deze de familie een EK-c aanraden. Maar ook anderen die zich betrokken voelen bij en zich zorgen maken over kinderen, kunnen de familie een EK-c adviseren. De regiomanager kijkt of een aanvraag past binnen de overeenkomsten die er zijn met instellingen en overheden. Is er geen duidelijkheid over de financiering, dan zoekt de regiomanager samen met de aanvrager naar mogelijkheden.
>
> EK-c's zijn eerst vooral ingezet in de jeugdzorg, maar het aantal aanmeldingen uit andere sectoren neemt gestaag toe. Het gaat dan onder meer om consultatiebureaus, het maatschappelijk werk, gemeenten (Centra voor Jeugd en Gezin) en bureaus voor schuldhulpverlening. De belangrijkste achtergronden van aangemelde zaken waar (ook) kinderen bij zijn betrokken, zijn pedagogische onmacht en/of verwaarlozing, gedragsproblemen van een kind en echtscheidingsperikelen. Maar ook andere problemen komen voor zoals overlijden, ziekte of overbelasting van ouders, huiselijk geweld, financiële en huisvestingsproblemen.
>
> Veel vragen bij een EK-c gaan over opvoeding en waar het kind moet wonen. Andere vragen betreffen het gedrag van het kind en de contactregeling bij echtscheidingszaken. De verzoeken om professionele hulp bestrijken de grote velden van de samenleving, zoals financiën, arbeid, huisvesting, gezondheidszorg, onderwijs, opvoeding en familierelaties, aldus Rob van Pagée (2006), grondlegger van Eigen Kracht in Nederland.
>
> *Meer informatie:* ▶ www.eigen-kracht.nl.

## 7.17 Casus: een Eigen Kracht-conferentie voor Bram

> Kan dat wel, een Eigen Kracht-conferentie bij een (vecht)scheiding? Bureau Jeugdzorg aarzelt, maar doet toch een aanvraag voor zo'n conferentie (EK-c) voor de 9-jarige Bram. Want er zijn zorgen over hem. Op school heeft hij woe-deaanvallen en moeite met structuur. Een GGZ-onderzoek wijst uit dat er waarschijnlijk sprake is van ADHD. Hij plast 's nachts nog in bed en heeft last van de situatie thuis. Zijn zes jaar geleden gescheiden ouders vliegen elkaar nog steeds in de haren. De GGZ adviseert dagbehandeling voor Bram.

Bram woont de eerste jaren na de scheiding bij zijn moeder en is één weekend in de veertien dagen bij zijn vader. Als hij op den duur zo lastig wordt dat zij het niet meer aankan, neemt zijn vader hem in huis. Maar na verloop van tijd krijgt vader een nieuwe relatie waardoor het ook bij hem thuis spaak loopt met Bram. De jongen reageert zo heftig op de nieuwe vrouw (en haar kinderen) dat de situatie onhoudbaar wordt. Bram verhuist terug naar zijn moeder en de oude omgangsregeling herleeft.

Maar dan wil Bram steeds vaker niet naar zijn vader toe. De verhouding tussen de ouders, toch al niet geweldig, verslechtert. De ruzies zijn niet van de lucht en met Bram gaat het bergafwaarts. Vader geeft zijn ex de schuld. Volgens hem is er niets aan de hand met de jongen. Dat het niet goed gaat met hem, komt omdat zijn moeder hem geen structuur biedt, zegt hij. En dat Bram niet naar hem toe wil in het weekend, wil er bij hem ook niet in. Hij wantrouwt zijn ex en denkt dat zij het kind met opzet bij hem weghoudt. Zijn nieuwe vrouw bemoeit zich er ook mee, wat alles alleen maar erger maakt. Brams moeder is ten einde raad en kan haar ex en zijn partner wel wat aandoen. Het loopt allemaal uit op een enorme rel, waarna de situatie in een impasse belandt.

- **Coördinator bereidt de conferentie voor**

Na de aanvraag door Bureau Jeugdzorg gaat een Eigen Kracht-coördinator (zie ook verder) de conferentie voorbereiden. Hij legt contact met beide ouders. Moeder wil graag meewerken maar vader heeft veel bedenkingen. Toch wordt met beiden besproken waar het over zou moeten gaan tijdens de conferentie ('dat het met Bram weer goed gaat') en wie er dan bij moeten zijn. Moeder noemt meteen háár moeder en haar zussen. En nadat haar is gevraagd met wie zij het aan de kant van haar ex vroeger goed kon vinden, noemt zij ook een broer en een schoonzus van hem. De nieuwe vrouw van haar ex heeft ze er liever niet bij. Dat vindt ze te ingewikkeld, want met haar heeft ze het flink aan de stok gehad en Bram wil niets meer met haar te maken hebben. Met zijn vader trouwens ook niet.

Vader ziet het allemaal niet zo zitten. En hij moet er niet aan denken dat zijn familie erbij komt. Bovendien wonen ze best ver weg en kennen ze Bram nauwelijks. Zelf heeft hij ook niet veel contact met ze. De coördinator dringt erop aan toch leden van zijn familie erbij te vragen en suggereert de eerder door moeder genoemde broer en schoonzus. Vader blijft sceptisch maar gaat uiteindelijk overstag. Maar dan wil hij absoluut ook zijn nieuwe vrouw erbij.

■ **Reactie van de familie**

Tijdens het gesprek met de broer en schoonzus blijkt dat de hele familie (inclusief vaders moeder en zijn twee zussen) al een paar jaar geen contact meer heeft met Bram en dat ze hem missen. Hij is het oudste kleinkind en vernoemd naar zijn grootvader. Ze willen hem allemaal heel graag weer zien en bijdragen aan verbetering van de situatie. De broer zoekt contact met vader, laat hem weten dat de hele familie wil helpen, ook al wonen ze niet naast de deur. Vader, die ervan overtuigd was dat het niets zou worden, is er helemaal beduusd van. Schoorvoetend accepteert hij het aanbod van zijn familie, waarna hij en zijn vrouw uitgebreid met de broer praten. Deze biedt ook aan als steunfiguur voor hem op te treden.

Moeder heeft behalve haar moeder en twee zussen, een goede vriendin gevraagd om naar de conferentie te komen. Aan deze vriendin, die ook regelmatig op Bram past, heeft zij veel steun. Zij ziet deze vier vrouwen regelmatig, ondanks dat ze, net als vaders familie, niet echt in de buurt wonen en het druk hebben.

## 7.17.1 De conferentie

Als informanten zijn uitgenodigd: iemand van Bureau Jeugdzorg, een hulpverlener van de instelling die dagbehandeling kan bieden en die intussen is gestart met ambulante hulp bij Bram thuis en ten slotte de juf van school.

Op de conferentie is Bram zelf niet aanwezig. Beide ouders vinden dat te moeilijk en ook de ambulante hulp geeft aan dat het voor hem nu te ingewikkeld is om met zijn twee ouders tegelijk geconfronteerd te worden. Ook is hij nog erg boos op zijn vader, die volgens hem alleen maar aandacht heeft voor zijn nieuwe vrouw en haar kinderen, en hem niet ziet staan.

■ **Eerste deel**

In het eerste deel van de conferentie legt de medewerker van Bureau Jeugdzorg uit hoe de instelling betrokken is geraakt bij Bram en waaruit de zorgen om zijn ontwikkeling bestaan. Zij geeft informatie over ADHD en over de gevolgen van een (vecht)scheiding en de komst van een stiefouder voor kinderen. Ook legt zij uit wat een kind in zo'n geval nodig heeft. De leerkracht beschrijft hoe het met Bram op school gaat, zowel sociaal als wat leren betreft. De hulpverlener licht toe waarom er aan dagbehandeling wordt gedacht en wat dat betekent in de praktijk. Daarna beantwoorden de informanten vragen van de deelnemers.

■ **Tweede deel**

Het besloten deel van de EK-c is alleen voor familie en bekenden (zie ▶ kader 7.9). Voor Bram zijn bij elkaar gekomen: zijn ouders, vaders nieuwe vrouw, de twee oma's, ooms en tantes van beide kanten en moeders vriendin. Zij spreken met elkaar over wat er moet gebeuren en maken ten slotte gezamenlijk een plan. Daarin staan de volgende besluiten:

— Dagbehandeling is nodig en die kan het best aan het begin van het nieuwe schooljaar starten.
— De hulpverlening moet met beide ouders contact houden.

— De omgangsregeling wordt weer eenmaal in de veertien dagen, maar om het de jongen makkelijker te maken regelen zijn oom en tante van vaders kant dat. Bram gaat bij hen logeren en dan gaan zij samen met hem naar vader. Zo kunnen die twee weer aan elkaar wennen. Vader zal af en toe met Bram apart iets leuks gaan doen. Als het goed gaat, kan hij bij vader blijven slapen. Als hij dat niet wil, wordt moeder gebeld, en gaat hij mee terug naar zijn oom en tante. Of hij gaat naar oma van moederszijde. Oom en tante brengen hem dan of oma haalt hem. Kanttekening: Bram moet het wel eerst proberen.

Er wordt concreet vastgelegd hoe de informatie over en weer verloopt. Bij afspraken over de opvoeding zal vaders broer zich voorlopig bij de ouders voegen totdat zij het op eigen kracht kunnen. Samenwerking tussen de ouders wordt ook een onderdeel in de behandeling. Daar wordt vaders nieuwe vrouw ook bij betrokken. Verder zal moeder naar een andere woning zoeken, meer in de buurt van haar familie. Dan kan ze ook meer praktische steun krijgen. Bovendien is daar meer gelegenheid voor de jongen om buiten te spelen. Zolang het allemaal nog niet zover is, blijft moeders vriendin haar steun bieden.

'Vertrouwen in elkaar is belangrijk' is met grote dikke letters in het plan gezet. Daarin staat ook dat de ouders, als er iets negatiefs is gebeurd, eerst elkaar bellen. Komen ze er niet uit, dan kunnen ze de hulp van vaders broer inroepen en/of van een zus van moeder.

De hele kring komt na een maand nog eens bij elkaar om te bespreken hoe het gaat en om het plan zonodig aan te passen. Ook daarna vindt met een zekere regelmaat overleg plaats, de data zijn al vastgelegd.

Evaluatie na een maand laat zien dat het met Bram al wat beter gaat. Hij is vooral iets minder vaak boos. Tussen de ouders waren er nog wel wrijvingen maar die konden, zoals afgesproken, met behulp van het netwerk worden opgelost. Bram wilde nog niet bij zijn vader blijven slapen, maar was al wel twee keer bij hem thuis geweest. Drie maanden later gaat het duidelijk de goede kant op en hebben de ouders meer vertrouwen in de toekomst.

## 7.17.2 Toelichting op de conferentie

Lineke Joanknecht is regiomanager Eigen Kracht Stadsregio Amsterdam. In een reactie op het verhaal over Bram (Joanknecht, 2013) zegt zij: 'Het klopt dat een EK-c bij (vecht)scheidingen nog niet zo bekend of ingevoerd is. Professionals denken nog wel eens dat het bij scheiding niet kan. En soms geven zij dan de voorkeur aan mediation. Het voordeel daarvan is dat de scheiding wordt geregeld en dat er ook een ouderschapsplan ligt. Als er veel strijd was tussen ouders is het bereiken van afspraken op papier natuurlijk belangrijk. Maar ze moeten ook uitgevoerd worden en dan kunnen boosheid en strijd toch weer de kop opsteken.'

■ **Maatregelen bij (vecht)scheiding**
Een voordeel van een EK-c is volgens Joanknecht, dat je de kring groter maakt. Het heeft effect om oma, tante en anderen die belangrijk zijn in het leven van kinderen en ouders in te schakelen. Bij een vechtscheiding is alleen het probleem dat de families vaak partij trekken. Joanknecht: 'Dan heb je twee systemen die partijdig zijn en dus elk een van de

partners steunen. Wij doen dan verschillende dingen. In de eerste plaats stellen wij de kinderen centraal. Wij nodigen familie en vrienden uit om te komen meedenken over wat goed is voor de kinderen. In de voorbereiding vragen we degenen die willen komen ook nadrukkelijk om te focussen op de kinderen en naar de toekomst te kijken in plaats van naar wat er in het verleden is voorgevallen. Ook laten we hen nadenken over wat er kan gebeuren als ze de ex-partner van hun familielid weer zien op de conferentie. En over wie hen zo nodig kan helpen om zich te beheersen en de aandacht te blijven richten op de kinderen en de toekomst. We vragen ook of ze behoefte hebben aan informatie over de effecten van scheiding op kinderen, en meestal is dat zo. Dan nodigen we een professional uit die daar voorlichting over kan geven tijdens het eerste deel van de conferentie. De aanwezigen hebben meestal wel informatie van de tv of uit tijdschriften en kranten, maar koppelen die niet aan de eigen situatie. Je ziet dan dat tijdens die voorlichting bij de aanwezigen het kwartje heel snel valt.' Dan komen ze er volgens Joanknecht achter dat ze door één ouder te steunen (en de ander af te wijzen of te negeren) het kind in feite in de steek laten. Want dat wil loyaal zijn aan beide ouders, wat heel moeilijk is als de naaste omgeving in twee kampen is verdeeld. Zodra met name anderen dan de ouders zich dat realiseren, staan ze volgens Joanknecht open voor informatie over wat het kind nodig heeft en hoe ze de ouders kunnen helpen om de condities daarvoor te verbeteren. Zo kunnen ze ouders aanmoedigen niet negatief over elkaar te spreken. Of bemiddelend aanwezig zijn als de ouders elkaar treffen, bijvoorbeeld bij het afzwemmen van een kind of het maken van afspraken over vakanties. Uitgangspunt: kinderen moeten er geen last van hebben als de ouders er niet uitkomen; dan moeten anderen helpen om een werkbare situatie te creëren. De ervaring heeft geleerd dat familie en vrienden hiertoe vaak bereid zijn.

### ■ Steunfiguren en bruggenbouwers

In de voorbereiding staat de vraag centraal: wat is er nodig om te bereiken dat het goed gaat met de kinderen? Die vraag moeten ouders (en hun netwerk) steeds in gedachten houden. Daarbij is het belangrijk, aldus Joanknecht, dat beide ouders een steunfiguur hebben bij wie zij zich veilig voelen. En die hen kan helpen tijdens de conferentie hun zegje te doen, maar dan wel op een toekomstgerichte manier. Ook voor kinderen – die, anders dan Bram, meestal wel op zo'n conferentie aanwezig zijn – is zo'n steunfiguur van belang. Vaak kiezen zij als eerste een leeftijdgenoot. Dat is prima, maar daarnaast is nog een volwassen steunfiguur nodig die het kind kan helpen te durven zeggen wat het wil zeggen, ook als het even moeilijk wordt.

Bij een (vecht)scheiding zal de coördinator in de voorbereiding ook op zoek gaan naar bruggenbouwers, legt Joanknecht uit. Dat zijn mensen uit de familie of het sociaal netwerk die met beide ouders goed contact hebben of hadden en hun vertrouwen genieten. Zij kunnen ertoe bijdragen dat de groep inderdaad bij elkaar komt en de stap zet naar een gezamenlijk plan. Het zijn vaak ook degenen die de positie van de kinderen goed in het oog houden.

De conferentie moet verder goed ingekaderd zijn. Dat wil zeggen dat alle deelnemers precies weten wat de agenda is, dus dat voor iedereen duidelijk is waar het wel en waar het niet over zal gaan. En de focus ligt daarbij, zoals gezegd, op de kinderen. Door de goede voorbereiding gebeurt het volgens Joanknecht wel dat deelnemers *elkaar* tijdens het besloten deel van de conferentie eraan herinneren dat het om de kinderen gaat. En natuurlijk mogen de kinderen ook zelf vertellen wat ze willen.

Joanknecht wijst erop dat de EK-c bij (vecht)scheiding in feite net zo gaat als de EK-c bij huiselijk geweld. 'Dat is ook een onveilige situatie. Maar zo'n conferentie is heel effectief: het is in één keer geregeld met alle betrokkenen.' Over deelname van nieuwe partners aan een conferentie zegt zij: 'Wij kiezen voor de kern: vader, moeder, kind(eren). Soms wil een ouder per se zijn of haar nieuwe partner erbij. Als het kan, is dat goed, maar anders doen we het niet. Een stiefouder moet zich in eerste instantie terughoudend opstellen, zich er niet mee bemoeien. Dus als het problemen geeft, is hij of zij er niet bij.'

Ten slotte: Brams vader was moeilijk over te halen om mee te doen. Wat gebeurt er als een ouder echt niet wil? Volgens Joanknecht kan één persoon niet tegenhouden dat er een plan komt voor de kinderen. Desnoods komt er een conferentie met alleen het netwerk van de andere ouder. Maar voor de kinderen is het belangrijk dat er contact is met beide ouders en families. En dat daarover op de een of andere manier toch iets in het plan wordt opgenomen. De coördinator zal dus blijven proberen de onwillige ouder op de hoogte te houden van en te betrekken bij de voorbereidingen. Misschien kan hij onderwerpen noemen die voor hem in verband met de kinderen van belang zijn? Wellicht kan hij ze opschrijven of kan iemand anders deze op de conferentie naar voren brengen? Joanknecht: 'We vragen ook of we nog een keertje mogen bellen als het inderdaad tot een conferentie komt. Vaak mag dat wel.'

---

### Kader 7.9 Eigen Kracht-conferentie: hoe werkt het?

Een Eigen Kracht-conferentie (EK-c) is geen hulpverlening, maar een besluitvormingsmodel dat families de kans biedt zelf te beslissen over wat er moet gebeuren bij (grote) problemen in gezinnen. Of zoals Eigen Kracht-pionier Rob van Pagée het uitdrukt: 'Mensen zijn niet langer drager van een probleem, maar eigenaar van een oplossing.'

In de praktijk is het tot op heden meestal een hulpverlener die een gezin aanmeldt voor een EK-c. In 2012 was 17% van de aanvragers een niet-professional, bijvoorbeeld een ouder of familielid (Van Beek, 2013). Een aanmelder krijgt te maken met een regiomanager, die een coördinator zoekt die zo goed mogelijk bij de familie past. Deze man of vrouw gaat de conferentie voorbereiden. Landelijk zijn er anno 2013 circa 800 onafhankelijke, speciaal getrainde coördinatoren beschikbaar. Onder 'onafhankelijk' wordt verstaan dat zij geen belangen hebben bij de uitkomst van het plan en geen bemoeienis met de inhoud. Coördinatoren organiseren EK-c's naast hun gewone baan of werkzaamheden. Zij brengen levenservaring en maatschappelijke betrokkenheid mee. Tezamen spreken zij 103 talen en dialecten. Dit vergemakkelijkt aansluiting bij de taal en cultuur van families.

In het eerste deel van de conferentie wordt de situatie duidelijk gemaakt. Eventueel geven professionals de uitgenodigde familieleden en vrienden informatie over de problemen. Zoals wat het probleem inhoudt, wat kan helpen en wat er aan professionele hulp in de buurt aanwezig is. Daarna bespreken de deelnemers in besloten kring wat er moet gebeuren om de moeilijkheden op te lossen. Daar zijn dus geen buiten-staanders bij, ook geen hulpverleners en ook de coördinator niet.

De groep legt de besluiten vast in een plan en biedt dat in de derde fase van de bijeenkomst aan de hulpverlener of andere aanmelder aan. Die accepteert het plan als het veilig is voor het kind en wettelijk is toegestaan. Er staat precies in beschreven wat er nodig is en voor wie, wie wat doet en wanneer.

Bij elke EK-c kan op verzoek van de deelnemers een besloten e-Krachtsite worden aangemaakt. Deelnemers kunnen op die manier contact onderhouden met elkaar en met de coördinator. Na afloop van de conferentie zet deze het gemaakte plan op de site en draagt het beheer over aan de hoofdpersoon van de conferentie of een andere deelnemer.

Gegevens uit onderzoek:

- Aan een EK-c doen gemiddeld zo'n twaalf personen mee.
- Families maken plannen met gemiddeld bijna achttien afspraken.
- Van die afspraken wordt tachtig procent door henzelf uitgevoerd. De resterende twintig procent wordt overgelaten aan de professionals.
- Na vijf maanden is ruim de helft van de plannen geheel of gedeeltelijk uitgevoerd.
- Ruim de helft van de hoofdpersonen vindt dat de situatie verbeterd is. Daarnaast hebben zij steun ervaren, kunnen zij beter met hun problemen omgaan en hebben zij het gevoel er niet alleen voor te staan.
- Alle betrokkenen zijn tevreden over conferentie, plan en coördinator. Zij geven gemiddelde rapportcijfers tussen 7,2 en 8.
- Vergelijkend onderzoek laat zien dat de zorgpunten rond de kinderen na een EK-c sneller afnemen en laag blijven en dat de veiligheid van de kinderen gewaarborgd is.

*Meer informatie:* ▶ www.eigen-kracht.nl.
*Bron: Factsheet Eigen Kracht Centrale, juli 2013.*

## 7.18   Nieuwe ontwikkelingen: Signs of Safety

Soms zijn kinderen niet veilig bij (een van de) ouders. Dat komt bij scheiding vaker voor dan in intacte gezinnen. Zonder effectieve hulp hebben kinderen het zwaar en kan een dergelijke situatie in het uiterste geval uitlopen op een familiedrama (zie ook ▶ par. 5.6). In Australië is een bijzondere werkwijze ontwikkeld om kinderen meer veiligheid te bieden en kindermishandeling terug te dringen. Dat gebeurt zo veel mogelijk in samenwerking met de gezinsleden zelf. Uithuisplaatsing kan daarmee vaker voorkomen worden. De aanpak heet *Signs of Safety* (SoS) en is ontwikkeld door Turnell en Edwards (2009) vanuit de praktijk van de kortdurende oplossingsgerichte therapie. SoS wordt al in veel landen toegepast en heeft inmiddels ook Nederland bereikt. Bureau Jeugdzorg (BJZ) Drenthe is de eerste instelling in ons land die zich de methode heeft eigengemaakt en ermee aan het werk is gegaan. Binnen de organisatie heeft hierdoor een cultuuromslag plaatsgevonden waarbij de samenwerking met het gezin centraal is komen te staan.

SoS gaat ervan uit dat elk gezin beschikt over sterke kanten en hulpbronnen (sociaal netwerk), hoe beperkt misschien ook. Het bijzondere van de benaderingswijze is, volgens BJZ Drenthe, dat de problemen – behalve de voorgesprekken met ouders en kinderen – zo veel mogelijk met alle betrokkenen samen worden besproken. Het professionele netwerk (zoals leerkracht en huisarts) én het informele netwerk (zoals familie en buurtgenoten) rond het gezin komen bij elkaar om open en eerlijk in kaart te brengen wat de zorgen zijn en wat er goed gaat in het gezin. Ook wordt besproken wie welke hulp kan bieden, hoe de controle verloopt en of de hulp ook werkelijk plaatsvindt. Alle afspraken worden letterlijk vastgelegd in een plan dat voor alle partijen, inclusief de kinderen, glashelder is. Het grote voordeel van de aanpak volgens SoS is dat de praktische oplossingen door ouders en kinderen zelf gevonden worden. Volgens BJZ Drenthe zorgt dit niet alleen voor draagvlak en een betere sfeer in het gezin, maar blijken er soms ook meer oplossingen te zijn dan een hulpverlener kan bedenken. Ook het doorbreken van het isolement en de geheimzinnigheid rond problemen, betekent vaak een stap in de goede richting.

Het ontwikkelen van een partnerschap met een gezin waarin sprake is van kindermishandeling, is natuurlijk niet eenvoudig. Het betekent volgens Turnell en Edwards dan ook hard werken. Maar zij geloven dat de SoS-benadering de hulpverlener een denk- en werkwijze biedt die hem in staat stelt enerzijds scherp te letten op gevaar en letsel, en anderzijds tegelijkertijd een situatie te scheppen waarin hij gezinsleden kan benaderen als potentiële partners in het realiseren van veiligheid voor de kinderen. De houding van de professional is hierbij een cruciaal element. Aan de hand van twaalf uitgangspunten beschrijven Turnell en Edwards de kenmerken van die houding. Zo is het gewenst dat de hulpverlener de gezinsleden respecteert als mensen die het waard zijn om *mee* (dus niet *aan*) te werken; dat hij samenwerking zoekt met de persoon, niet de mishandeling; dat hij inziet dat samenwerking ook mogelijk is wanneer dwang is vereist en dat elk gezin ook signalen van veiligheid vertoont.

Hulpverleners moeten bij (mogelijke) kindermishandeling informatie verzamelen om een risicotaxatie te kunnen maken. Turnell en Edwards vinden de leidraad die daarbij meestal wordt gehanteerd te eenzijdig want uitsluitend gericht op gevaar en tekortschieten. Zij formuleren daarom zes zogeheten praktijkelementen die de professional helpen ook meer positieve informatie boven water te krijgen (over veiligheid, bekwaamheden en sterke punten). Daarmee wordt het mogelijk de constructieve kant van het gezin te laten uitkomen, te versterken en te beoordelen en ontstaat een evenwichtiger en vollediger risicotaxatie. Een van de praktijkelementen luidt bijvoorbeeld: zoek naar uitzonderingen op de mishandeling. Dat zijn situaties waarin mishandeling had kunnen plaatsvinden, maar zich toch niet heeft voorgedaan. Dat geeft hoop omdat daaruit blijkt dat het probleem niet altijd bestaat. Uitzonderingen kunnen ook een aanwijzing zijn voor mogelijke oplossingen. De hulpverlener zoekt naar uitzonderingen door het stellen van specifieke vragen. Een ander praktijkelement stelt dat de hulpverlener zich op doelen concentreert. Soms worden hij en het gezin het niet eens over de mate van kindermishandeling die in het verleden heeft plaatsgehad. Dat sluit echter niet uit dat ze het eens kunnen worden over de gewenste veiligheid in de toekomst.

*Bronnen: Turnell & Edwards, 2009;* ► www.nji.nl; ► www.bjzdrenthe.nl.

### 7.18.1 SoS in Drenthe

Bij BJZ in Drenthe krijgt de SoS-benadering als volgt gestalte (zie ▶ www.nji.nl):

— SoS start altijd met het opbouwen van een samenwerkingsrelatie tussen hulpverlener en het gezin. Samen brengen ze de veiligheid in kaart, geformuleerd in specifiek en observeerbaar gedrag. Er wordt bekeken wat goed gaat en waar krachten liggen, maar ook naar wat risico's kunnen zijn. Er wordt gefocust op concrete situaties die altijd in relatie staan tot de veiligheid van het kind. De hulpverlener gebruikt de taal en de woorden die het gezin ook gebruikt in het gesprek en checkt daarbij constant of dat wat hij opschrijft, klopt en begrepen wordt door het gezin.

— Samen met het gezin wordt een genogram/sociogram gemaakt om de gezinsleden en betrokken personen rond het gezin in kaart te brengen. Het sociale netwerk is namelijk erg belangrijk om op terug te kunnen vallen in probleemsituaties.

— Met het SoS Assessment en Planning-formulier wordt in kaart gebracht welke zorgen er zijn over de veiligheid in het gezin, welke signalen op veiligheid duiden (uitzonderingen, sterke kanten en hulpbronnen) en wat er moet gebeuren (doelen van het gezin en de hulpverlener en indicatoren voor vooruitgang). Kinderen vanaf circa 4 jaar worden hierbij betrokken.

— Er wordt een netwerkbijeenkomst georganiseerd om het sociaal netwerk van het gezin en het formele netwerk van hulpverleners te betrekken bij het veiligheidsplan.

— Vervolgens maken het gezin en de hulpverlener een veiligheidsplan. De hulpverlener stelt een aantal zogenoemde bodemeisen, zodat de veiligheid van het kind voortdurend voldoende gewaarborgd is. Uitgangspunt bij het opstellen van het veiligheidsplan is dat het een plan van het gezin is en dat de hulpverlener hen ondersteunt bij het maken ervan. Het veiligheidsplan bestaat uit concrete afspraken: wie doet wat, wanneer en in welke situatie? Niet alleen het gezin heeft een rol in het herstellen van de veiligheid, ook het sociaal netwerk en betrokken hulpverleners kunnen bij het veiligheidsplan ingezet worden. Het veiligheidsplan bevat afspraken over de naleving van en controle op gemaakte afspraken. Het plan geeft de stappen weer die gezet zijn om te komen tot het plan en ook staat beschreven wat de (positieve en negatieve) consequenties zijn van de afspraken en regels. Het veiligheidsplan is voor een beperkte periode geldig. Daarna gaan de hulpverlener en het gezin na of het nodig is een nieuw plan te maken.

BJZ Drenthe heeft enkele procesevaluaties uitgevoerd die over het algemeen positieve resultaten van SoS opleverden. Begin 2014 start een onderzoek naar de effecten van en ervaringen met de aanpak in Drenthe, gefinancierd door ZonMw. Er wordt daarbij een vergelijking gemaakt met BJZ Groningen waar SoS niet wordt gebruikt.

### 7.18.2 De drie huizen: praten met kinderen

Veel onderzoek wijst uit dat kinderen en jongeren die in aanraking komen met de jeugdhulpverlening en jeugdbescherming, vinden dat hun stem niet wordt gehoord, terwijl het toch over hun toekomst gaat. Vanuit SoS zijn hulpmiddelen ontwikkeld om kinderen actief te betrekken bij het in kaart brengen van de thuissituatie en het nemen van beslissingen over wat er moet gebeuren. Zo helpt de methode 'de drie huizen' om in gesprek te gaan met een kind. Er is 'een huis van de zorgen', 'een huis van de krachten' en 'een huis van de toekomst'. Door met het kind in de huizen te tekenen, of met de jongere in de huizen te schrijven, verloopt het gesprek ook gemakkelijker. De ingevulde drie huizen geven inzicht in de beleving van het kind.

*Bron:* ▶ www.bjzdrenthe.nl.

## 7.19 Nieuwe ontwikkelingen: de richtlijn Scheiding en problemen van kinderen

Binnen de Jeugdzorg worden voor een aantal problemen richtlijnen ontwikkeld voor de jeugdzorgprofessionals. Een ervan is de *richtlijn Scheiding en problemen van kinderen* (Anthonijsz, Spruijt & Zwikker, verschijnt in 2014). Kort samengevat komen de belangrijkste aanbevelingen hierop neer:

- **Gevolgen**
1. Neem kennis van de cijfers, van de belangrijkste risicofactoren en van de belangrijkste gevolgen van ouderlijke scheiding voor jeugdigen.
2. Neem kennis van het aanbod in de regio aan interventies voor jeugdigen, ouders en gezinnen. Voorkom een zoektocht naar juiste hulp.

- **Interventies**
3. Ga bij de intake altijd na of de ouders in scheiding liggen en/of veel ouderlijke conflicten hebben. Breng de actuele gezinssituatie in kaart door bij de intake beide ouders te bevragen naar de gezagssituatie, woonsituatie en eventuele nieuwe gezinsleden.
4. Als er sprake is van scheiding of van heftige ouderlijke conflicten, breng dan de problemen van de jeugdige in kaart. Gebruik een vragenlijst of intakeformulier bij de jeugdige en beide ouders met aandacht voor: de aard, ernst, fase en het type van de scheiding en hoe de jeugdige daarop reageert; de belangrijkste risicofactoren van de schciding voor jeugdigen; de gevolgen van de ouderlijke scheiding voor de jeugdige.
5. Houd bij de afwegingen voor (veranderingen in) een bepaalde zorg- en contactregeling of een bepaalde omgangsregeling rekening met het gezinssysteem vóór de scheiding, de ontwikkelingsfase van de jeugdige, de kwaliteit van de band met de ouders, de woonsituatie, de mate van conflicten tussen de ouders en het ouderschapsplan.
6. Is er sprake van scheiding of heftige conflicten tussen de ouders, richt de begeleiding dan zowel op de ouders als op de jeugdige. Het horen en betrekken van meerdere informanten (de jeugdige, school, familieleden, huisarts) kan noodzakelijk zijn.
7. Maak ouders er bewust van dat het belangrijk is voor de jeugdige dat zij hun conflicten beheersen. Stimuleer ouders om deel te nemen aan programma's die gericht zijn op het leren beheersen van ruzies, op mediation, en op het versterken van hun (ouder)relatie of om deel te nemen aan individuele hulpverlening.

8. Stimuleer ouders en kinderen van scheidende of gescheiden ouders deel te nemen aan een programma zoals KIES, JES! Het Brugproject of Dappere Dino's. Adviseer zo nodig individuele hulpverlening.

9. Adviseer aanwezige stiefouders om zich vooral de eerste tijd buiten de opvoeding te houden. Wijs de biologische ouder op haar/zijn spilfunctie in het nieuwe gezin. Informeer partners in stiefgezinnen over het bestaan van groepsbijeenkomsten voor (stief)ouders.

■ **Samenwerking**

10. Stimuleer en ondersteun ouders om mee te werken door hen altijd beiden uit te nodigen en gezamenlijk een gesprek te laten voeren in het belang van hun kind en door hen te betrekken bij de (keuze voor) hulp.

11. Deel met andere professionals, binnen de organisatie en daarbuiten, zoals het onderwijs en het juridisch werkveld, kennis en ervaringen over deze problematiek.

12. Organiseer en zorg voor afstemming en samenwerking met verschillende professionals zoals leerkrachten, advocaten, mediators, rechters enzovoort.

## 7.20 Praktische consequenties

Het is waarschijnlijk dat er ook in Nederland, net als in de Verenigde Staten, meer aandacht zal komen voor ondersteuning van (huwelijks)relaties die in zwaar weer terecht zijn gekomen. In de Centra voor Jeugd en Gezin, maar ook elders, zal een groter aanbod komen van relatievoorlichting en advisering. Omdat scheidingsvoorlichting in het buitenland effectief is gebleken, zal de belangstelling daarvoor ongetwijfeld ook in Nederland toenemen. Het is dus belangrijk voor beroepskrachten om goed op de hoogte te zijn van nieuwe ontwikkelingen.

Mediation heeft een duidelijke plaats verworven bij de afwikkeling van een scheiding. De twee-advocatenprocedure verliest weliswaar terrein, maar komt nog steeds veel voor (bij bijna de helft van de echtscheidingen). Vooral met het oog op de gevolgen voor kinderen verdient mediation verre de voorkeur. Maar er zijn nog andere interessante ontwikkelingen, zoals de overlegscheiding (collaborative divorce) en de Eigen Kracht-conferentie.

Hulpprogramma's voor scheidingskinderen komen in steeds meer plaatsen beschikbaar. De effectiviteit van dergelijke programma's, zoals KIES, is veelbelovend. KIES is het eerste Nederlandse programma dat met een internationaal officieel erkend onderzoek is 'doorgelicht'. Het programma is effectief gebleken, ook op langere termijn. Kindercursussen worden echter nog lang niet overal in het land aangeboden. Het is dus voor kinderen niet alleen van invloed hoe hun ouders scheiden, maar ook in welke plaats zij wonen. Het verdient zeker aanbeveling om te stimuleren dat elk scheidingskind in zijn directe omgeving een hulpprogramma kan volgen.

Omgang of contact van het kind met beide ouders na de scheiding is een belangrijk juridisch en moreel uitgangspunt. Omdat dit echter ook vaak tot grote problemen leidt, zijn er begeleide omgangsregelingen en omgangshuizen opgezet. Vaak lukt het ouders daarna om zelfstandig tot afspraken te komen over de mate van contact tussen kind en uitwonende ouder. Belangrijk is daarbij wel dat moeder én vader leren hun onderlinge conflicten te beheersen. Ook moeten zij beseffen dat zij geen ruzie moeten maken waar de kinderen bij zijn. Beroepskrachten worden nogal eens geconfronteerd met heftige scheidingsproblematiek. Het zou tot hun vaardigheden moeten behoren ouders op weg te helpen hun conflicten beter te hanteren.

Bij huiselijk geweld is contact tussen geweldpleger en kind in eerste instantie af te raden. Aan een herstel van de relatie tussen geweldpleger en kind kan alleen gedacht worden als er sprake is van passende – en dus intensieve – begeleiding en als een deskundige heeft vastgesteld dat het kind baat heeft bij de contacten. De Australische aanpak Signs of Safety biedt wellicht aanknopingspunten voor begeleiding.

Nieuw in de wet van 2009 is het verplichte ouderschapsplan. Beroepskrachten zullen regelmatig met de vraag om hulp bij het maken van een dergelijk plan worden geconfronteerd, want voor veel ouders kan deze taak een hele opgave zijn. Dat leidt vaak weer tot nieuwe conflicten, die op hun beurt een negatieve uitwerking hebben op het welzijn van de kinderen. In de Verenigde Staten zijn speciale voorlichtingsbijeenkomsten om te helpen bij het maken van een ouderschapsplan. Ook in ons land is meer aandacht voor preventie van conflicten dringend noodzakelijk. Ook al omdat is gebleken dat de veranderingen in de wet van 2009 niet tot verbeteringen hebben geleid, noch voor kinderen, noch voor vaders en moeders.

De vraag naar de noodzaak om diverse maatregelen van preventie en interventie verplicht te stellen, zal niet verdwijnen. Wij volstaan hier met de opmerking dat de meerderheid van ouders die in de Verenigde Staten een vrijwillige cursus gevolgd hebben, meent dat die cursussen verplicht zouden moeten zijn.

Parallel aan de groei van het aantal ouderlijke scheidingen ontstaan er ook meer stiefgezinnen, in allerlei soorten en maten. Omdat de vorming en het in stand houden van een stiefgezin geen eenvoudige opgave is, komen er cursussen, gespreksgroepen, trainingen en workshops voor (leden van) deze gezinnen. Daar is ruimte voor de uitwisseling van ervaringen met anderen en aandacht voor het vermijden van valkuilen.

De belangstelling van de overheid voor de gevolgen van ouderlijke scheiding voor kinderen groeit. Er komt steeds meer informatie beschikbaar in de vorm van brochures en handreikingen. Ook is er in het – vanaf 2011 landelijk dekkende – netwerk van Centra voor Jeugd en Gezin expliciet aandacht voor scheidingskinderen.

---

### Kader 7.10 Om te onthouden: preventie en interventie

- In de Verenigde Staten bestaan effectieve programma's die voorlichting over en ondersteuning van relaties bieden, ook vóór het huwelijk. Genoemde resultaten: de kwaliteit van de relatie verbetert, de communicatievaardigheden nemen toe, de scheidingskansen nemen af.
- In Nederland heeft het Algemeen Maatschappelijk Werk (AMW) veel te bieden als het gaat om relatieondersteuning. Ouders kunnen daarvoor terecht bij het Centrum voor Jeugd en Gezin (CJG) of direct bij instellingen voor AMW. Ook de Nederlandse kerken bieden programma's aan voor relatieondersteuning.
- Scheidende ouders met conflicten hebben heel vaak baat bij mediation.

- Kinderen (en ouders) ontlenen veel steun aan de preventieprogramma's KIES, JES! en Dappere Dino's.
- In het geval van omgangsproblemen kunnen de BOR-projecten en omgangshuizen soelaas bieden, maar een Eigen Kracht-conferentie kan dat vaak ook. Informatie over het lokale en regionale aanbod is bij de CJG's te vinden.
- Bij (vermoedens van) kindermishandeling kan de aanpak van Signs of Safety worden toegepast. Diverse instellingen in het land werken ermee. BJZ Drenthe is pionier op dit gebied.
- Veel moeders en vaders beginnen binnen enkele jaren na de scheiding aan een stiefgezin. Meer dan de helft van deze stiefgezinnen houdt echter geen stand.
- Er bestaan groepsbijeenkomsten voor stiefgezinnen, waarover de deelnemers in het algemeen erg tevreden zijn. Uit effectonderzoek in de Verenigde Staten blijkt dat kinderen er baat bij hebben als hun ouder en stiefouder informatie krijgen over stiefgezinnen. En dat lotgenotencontact voor (stief)kinderen zelf ook heilzaam is.
- Belangenorganisaties voor stiefgezinnen en specifiek voor stiefmoeders bieden behalve steun veel informatie, ook over groepsbijeenkomsten. Voorbeelden zijn: Nieuw Gezin Nederland. Stichting voor Stiefgezinnen en Stichting Stiefmoeders, inmiddels gefuseerd met Nieuw Gezin Nederland (▶ www.nieuwgezin.info).

## 7.21  Samenvatting

Kinderen zijn nog steeds de zwakste partij bij een scheiding. Als ouders geholpen worden hun relatieproblemen te verminderen en/of hun scheiding redelijk af te wikkelen, verbetert ook de situatie voor de kinderen. Relatieondersteuning en scheidingsvoorlichting nemen, zeker in het buitenland, een hoge vlucht. Steeds vaker – al in meer dan de helft van de gevallen – wordt een scheiding afgewikkeld met behulp van een advocaat-mediator. Ouders krijgen hierdoor meer inzicht in de negatieve betekenis van ernstige conflicten voor hun kinderen. Zij leren ook om na de scheiding zo effectief mogelijk als ouders samen te werken in het belang van hun kinderen.

Overal in het land verschijnen hulpprogramma's voor scheidende ouders en hun kinderen. Voorbeelden zijn KIES en JES! en een divers aanbod van praatgroepen voor ouders. Om omgang met de uitwonende ouder in problematische situaties toch mogelijk te maken of te houden, zijn en worden begeleide omgangsregelingen en omgangshuizen opgezet. Beide ouders moeten bereid zijn om de omgang te ondersteunen. Ook moeten zij leren samen tot afspraken te komen over de contacten. Met een Eigen Kracht-conferentie kan de nodige steun van familie en het sociaal netwerk worden gemobiliseerd, maar te vaak wordt nog gedacht dat dit bij een (vecht)scheiding niet kan. Een andere aanpak die gebruikmaakt van het netwerk van ouders, is Signs of Safety, in gevallen waarin de veiligheid van kinderen in het geding is. Op verschillende plaatsen in dit hoofdstuk werd ingegaan op de vraag of maatregelen van preventie en interventie vrijwillig of verplicht moeten zijn. Er is enig onderzoek beschikbaar dat wijst op voordelen van verplichting.

Een groeiend aantal kinderen krijgt te maken met stiefgezinnen. Die zijn er in allerlei soorten en maten: stiefvadergezinnen en stiefmoedergezinnen, fulltime en parttime stiefgezinnen, stiefgezinnen met diverse soorten kinderen en stiefgezinnen met een co-ouderschapsregeling. Voor stiefgezinnen komen steeds meer cursussen beschikbaar, maar onderzoek naar het effect daarvan is nog nauwelijks voorhanden.

In het beleid is in woord en langzamerhand ook in daad steeds meer aandacht voor scheidingskinderen. Veranderingen in de wetgeving worden gepresenteerd als bedoeld om de situatie van kinderen na de scheiding van hun ouders te verbeteren. Maar de problemen van scheidingskinderen zijn na de wetswijziging van 2009 niet kleiner maar juist groter geworden. Voor scheidende ouders is veel meer preventie en voorlichting dringend gewenst.

In geval van kindermishandeling en huiselijk geweld kunnen passende maatregelen, zoals eenhoofdig gezag, ontzegging van de omgang, ondertoezichtstelling, uithuisplaatsing en/of het benoemen van een bijzonder curator noodzakelijk zijn.

---

**Kader 7.11 Boekbespreking: *Kinderen in spagaat. Rouw na scheiding en overlijden* (Leoniek van der Maarel, 2013).**

*Kinderen in spagaat* is echt een boek dat professionals kunnen aanraden aan ouders die (misschien) uit elkaar gaan, maar zelf kunnen zij er ook hun voordeel mee doen. Want het boek richt de aandacht helemaal op het kind en hoe dat de scheiding en alles wat daarbij komt, ervaart en verwerkt. Het laat zien wat minder handige opmerkingen van volwassenen met een kind doen, hoe eenzaam en machteloos een kind zich kan voelen, maar ook hoe ouders, familie en de rest van de omgeving het kind kunnen steunen. Heel ingewikkeld hoeft dat niet te zijn, want vaak is een kind al geholpen met iemand die naar hem luistert, zonder een oordeel te vellen. En die de gevoelens waarmee het kind worstelt niet corrigeert of bagatelliseert, maar erkent.

Het boek gaat over het lijden van kinderen na een echtscheiding (deel 1) of na overlijden van hun gescheiden ouder (deel 2). Hier beperken we ons tot deel 1.

Kinderen, zo onderstreept de auteur, lijden en rouwen ook na een echtscheiding. Want net als na een overlijden is er verlies, namelijk van de dagelijkse aanwezigheid van een van de ouders, van de vaste thuisbasis, het intacte gezin en vaak ook – tijdelijk – het vertrouwen: in de ouders, in het leven.

Een kind van wie de ouders uit elkaar gaan, heeft een loodzware taak te volbrengen maar staat daar vaak alleen voor en voelt zich machteloos. Zo'n kind kan wel wat hulp gebruiken, maar hoe pak je dat aan? Daar zijn in ieder geval kennis en inzicht voor nodig en die reikt Van der Maarel in dit boek ruimschoots aan. Bijvoorbeeld met (praktische) uitleg over de ontwikkeling van kinderen en de mate waarin ze op een bepaalde leeftijd kunnen begrijpen wat scheiden betekent. Over hoe kinderen kunnen reageren op de scheiding en hoe volwassenen daar adequaat mee om kunnen gaan. Ook de extra psychologische taken waarvoor deze kinderen zich gesteld zien, komen aan bod, net als het belang van de ouder-kindrelatie én van de omgeving, waaronder de school. De auteur vult deze – overigens soepel leesbare teksten – steeds met illustratieve vignetjes aan: over wat een kind ten tijde van of na de scheiding doormaakte, voelde, naar vond of juist fijn. Ze maken inzichtelijk hoe een kind zich soms schaamt (vader heeft een vriendin), teleurgesteld is (een week eerder was nog gezegd dat de ouders nooit uit elkaar zouden gaan), boos is (dat vader moeder in de steek heeft gelaten of andersom) of jaloers (stiefbroertje mocht wel op schoot, hij niet).

Lastig is dat kinderen lang niet altijd laten zien hoe zij zich voelen. Misschien willen ze hun ouders beschermen en houden ze zich daarom groot. Misschien vinden ze het moeilijk om over hun gevoelens te praten. Soms uiten ze hun verdriet op een niet direct herkenbare wijze, bijvoorbeeld door boos te worden en ruzie te maken. Zoals Pancho, die op school altijd straf kreeg en op de gang werd gezet, terwijl hij behoefte had aan steun en had willen vertellen waarom hij zich zo gedroeg. Maar kinderen kunnen ook psychosomatische klachten krijgen of concentratieproblemen. Kleine kinderen vallen soms terug in ontwikkeling terwijl grotere kinderen proberen de rol van de vertrokken ouder over te nemen. Bovendien kunnen kinderen erg wisselend gedrag vertonen: het ene moment vrolijk en blij, het andere moment boos. Het kan dus behoorlijk ingewikkeld zijn om te achterhalen waar een kind mee zit, zeker als misverstanden ook nog een rol spelen. En dat gebeurt nogal eens als kinderen flarden van een gesprek opvangen, de context ervan niet kennen of wat ze horen (nog) niet (kunnen) begrijpen. Zoals bij Ronald, die hoorde dat zijn moeder aan de telefoon afspraken maakte met vriendinnen voor wanneer hij bij zijn vader zou zijn. Hij hoorde haar zeggen dat ze 'lekker kon gaan sporten' als hij er niet was en dat het 'heerlijk was om eens even alleen te zijn'. Ronald kreeg het gevoel dat hij te veel was in huis, dat zijn moeder hem liever kwijt was dan rijk.

Het boek bevat ook lijstjes met behartenswaardige tips van kinderen die een scheiding meemaakten, bestemd voor volwassenen en voor andere kinderen in dezelfde situatie. Een kleine greep: Laten ouders eerst in therapie gaan voordat ze gaan scheiden. Maak geen ruzie waar het kind bij is, want dan wordt het kind heel onzeker en denkt hij dat hij alles verkeerd doet of dat het door hem/haar komt. Tips voor andere kinderen en jongeren: Probeer iemand in je omgeving te vinden aan wie je je echte verhaal en je echte gevoel hierover kwijt kunt. Probeer ook te genieten.

Sommige kinderen kijken nu, na een aantal jaren, terug op de scheiding en vertellen wat ze hebben gemist. Zo realiseert Kim zich dat haar moeder beter had kunnen zeggen dat het oké was om verdrietig te zijn. En Robert zou het fijn hebben gevonden als zijn vader niet zo lelijk over zijn moeder had gepraat. Maar goede hulp was er ook. De steun van de klas en van vrienden heeft Michael het meest geholpen, terwijl Dominique veel aan haar pony had.

Bij alle goede raad raakt een belangrijk advies bijna ondergesneeuwd. Het is al aan het begin van het boek te vinden onder het kopje 'strategisch onttrekken'. Een kind moet zich kunnen onttrekken aan de problemen. Het zou anders te zwaar belast worden. Boodschap aan ouders en omstanders: help het kind om zijn gewone leven zo veel mogelijk doorgang te laten vinden.

# Conclusies, discussie en aanbevelingen

**In vogelvlucht**

In dit 8e hoofdstuk passeren de belangrijkste thema's uit het boek nog eens de revue. Er valt niet aan te ontkomen: scheiden is ingrijpend voor kinderen en laat veel sporen na. De situatie is er sinds de recente wetswijzigingen niet beter op geworden, integendeel. Willen scheidende ouders schade bij hun kinderen voorkomen, dan dienen zij over de nodige kennis en vaardigheden te beschikken. En anders moeten zij – overal in het land, dicht bij huis – advies en ondersteuning kunnen ontvangen. Dat geldt ook voor kinderen, die vooral gebaat zijn bij groepsprogramma's, liefst op school. Bij vechtscheidingen is 'zwaarder geschut' nodig waaronder het ouderschapsonderzoek (forensische conflictbemiddeling) en toewijzing van eenhoofdig gezag aan een van de ouders. Bovendien moet serieus gekeken worden naar negatieve effecten van wetswijzigingen op kinderen. De bespreking van een creatief boek over alternatieve manieren om ouderschap na scheiding vorm te geven, sluit het hoofdstuk af.

**8.1     Conclusies – 207**
8.1.1     Gevolgen van scheiden voor de kinderen – 207
8.1.2     Risicofactoren – 208
8.1.3     Na de scheiding: kerngegevens   208
8.1.4     Perspectieven voor scheidingskinderen – 209
8.1.5     Omgaan met conflicten – 210
8.1.6     Stiefouders – 210
8.1.7     Huiselijk geweld en ouderafwijzing – 210
8.1.8     Kindermishandeling en familiedrama's – 211
8.1.9     Gevolgen van veranderingen in de wet – 211
8.1.10    Onderzoek door de Raad voor de Kinderbescherming – 212
8.1.11    Voorlichting – 212
8.1.12    Als afspraken niet goed lukken – 213
8.1.13    Relatieondersteuning – 214

**8.2     Discussie – 214**

8.2.1    Meer aandacht voor ouderlijke scheiding – 214

8.2.2    Betere kansen voor kinderen – 215

8.2.3    Stimuleer ouderlijke verantwoordelijkheid – 215

8.2.4    Aandacht voor diversiteit in de aanpak van vechtscheidingen – 215

8.2.5    Nieuw wetenschappelijk onderzoek – 216

**8.3     Aanbevelingen – 216**

**8.4     Besluit – 218**

## 8.1    Conclusies

### 8.1.1  Gevolgen van scheiden voor de kinderen

Het doel van dit handboek is recente wetenschappelijke (maar ook meer praktische) kennis met betrekking tot scheiden en kinderen toegankelijk te presenteren voor beroepskrachten die met scheidingskinderen te maken hebben. Het is van belang dat zij ervan op de hoogte zijn dat scheiden geen losstaande gebeurtenis is maar een complex proces dat meestal enkele jaren in beslag neemt en bij veel kinderen zorgt voor een scala aan problemen:

- een verdubbeling van het aantal internaliserende problemen, zoals gevoelens van angst en depressiviteit en een laag zelfbeeld;
- een verdubbeling van het aantal gedragsproblemen, zoals agressief en delinquent gedrag, vandalisme en drugs- en alcoholgebruik;
- lagere schoolprestaties en problemen op school, bijvoorbeeld met concentreren;
- problemen in vriendschapsrelaties;
- een zwakkere band met de ouders, vooral met de vaders.

Op lange termijn – en dat betekent tot ver in de volwassenheid – zijn de negatieve gevolgen nog steeds merkbaar. Het gaat dan vooral om:

- een lager eindniveau van de opleiding en dus:
- gemiddeld minder inkomen;
- een groter risico op depressieve gevoelens en daarom:
- meer gebruik van medische zorg;
- een zwakkere relatie met de (intussen oudere) ouders (vooral met de vaders);
- een groter eigen scheidingsrisico.

In diverse landen worden vergelijkbare effecten gevonden. Veel van de problemen zijn vooral het gevolg van hevige en chronische conflicten tussen de ouders. Ook kinderen uit intacte gezinnen met heel veel ruzie zijn kwetsbaar. Dat geldt niet in de laatste plaats voor de allerjongsten. Ten onrechte wordt vaak gedacht dat zij weinig of niets van de problemen meekrijgen.

De gevolgen voor kinderen kunnen sterk in ernst verschillen. Met ongeveer twee derde van de scheidingskinderen gaat het na verloop van tijd weer redelijk tot goed. Maar een derde van de jeugdigen ervaart de genoemde gevolgen in hoge mate. Als een scheiding zeer conflictueus verloopt – een vechtscheiding, en dat geldt voor ongeveer 10% van de scheidingen –, zijn de genoemde gevolgen voor jeugdigen zorgwekkend. Dat heeft vaak ook enkele specifieke negatieve gevolgen zoals:

- ernstige loyaliteitsconflicten;
- oudervervreemding en ouderafwijzing (voorheen PAS);
- kindermishandeling en huiselijk geweld.

Ook internationale kinderontvoering is verontrustend. Dan neemt een ouder de kinderen mee naar haar of zijn land van herkomst of houdt hen daar vast na afloop van een bezoek.

Het aantal gevallen is weliswaar niet zo groot – bij elkaar gaat het jaarlijks om een kleine 300 kinderen – maar de consequenties van een dergelijke gebeurtenis zijn dat vaak wel.

Als laatste en ernstigste gevolg van vechtscheidingen moeten helaas de familiedrama's worden genoemd: gevallen waarin een ouder zijn kind(eren) doodt en soms ook zichzelf. Vermoedens en beschuldigingen van zowel lichamelijke als emotionele kindermishandeling moeten in ieder geval serieus worden genomen. Dit geldt zeker voor signalen van ouders die duiden op het overwegen van een wanhoopsdaad.

## 8.1.2 Risicofactoren

De literatuur is duidelijk over de belangrijkste risicofactoren voor jeugdigen vóór, tijdens en na een ouderlijke scheiding:

- huiselijk geweld en kindermishandeling;
- psychologische oorlogsvoering tussen de ouders;
- ernstige en langdurige ouderlijke conflicten;
- een instabiele inwonende ouder;
- een slechte band met de inwonende ouder;
- het aantal bijkomende veranderingen zoals verhuizing, schoolverandering en nieuwe partners;
- financiële achteruitgang;
- een slechte band met de uitwonende ouder;
- een slechte band met de stiefouder.

Het ontbreken van deze factoren verkleint de kans op problemen. Er zijn echter ook positieve factoren die de kans op problemen rond scheiding kunnen verminderen: humor van de ouders, onderlinge genegenheid, interesse voor de jeugdige, positieve onderlinge communicatie en het inroepen van de hulp van een mediator voordat de problemen escaleren. Een goede band met de uitwonende ouder is voor een scheidingskind belangrijker dan de frequentie van het contact.

## 8.1.3 Na de scheiding: kerngegevens

In totaal komen er in Nederland jaarlijks ruim 70 duizend thuiswonende scheidingskinderen (tot en met 21 jaar) bij. Van bijna een derde van deze kinderen waren de ouders niet formeel getrouwd. Het is nauwelijks meer zo dat paren met kinderen minder snel uit elkaar gaan dan paren zonder kinderen. Het aantal scheidingskinderen dat beurtelings bij de ene en de andere ouder woont (co-ouderschap), neemt sterk toe. Dit geldt vooral voor jongens. Tegenwoordig blijft ongeveer 66% van de kinderen bij moeder wonen, ongeveer 7% bij vader en ongeveer 27% woont afwisselend, gedurende ongeveer gelijke perioden, bij elk van hen. Oudere kinderen – vanaf circa 14 jaar – gaan weer vaker op één adres wonen. De woonsituaties van co-ouderkinderen verschillen nogal:

- 25% van de kinderen die in twee gezinnen wonen, pendelt tussen twee alleenstaande ouders;
- 20% krijgt er een halftime stiefvader bij maar geen stiefmoeder in het andere gezin;
- 20% krijgt er een halftime stiefmoeder bij maar geen stiefvader in het andere gezin;
- 35% heeft zowel een halftime stiefvader als een halftime stiefmoeder.

Naast de stijging van het aantal co-ouderschappen na scheiding – de ouders zijn dan meestal in staat om redelijke afspraken over de kinderen te maken – is een ander kerngegeven dat de ruzies tussen de ex-partners zijn toegenomen. Dat geldt dan vooral voor de kinderen die het grootste deel van de tijd bij moeder of bij vader wonen.

Het percentage scheidingskinderen dat geen contact meer heeft met de uitwonende ouder is de laatste jaren langzaam gedaald van ongeveer 25% naar ongeveer 10%. Voor kinderen van wie de ouders korter dan tien jaar zijn gescheiden, is dat percentage nog ruim 5%. Over de mate van contact tussen vaders en kinderen zijn vooral veel vaders, maar ook veel moeders ontevreden. De kans op verlies van contact tussen vader en kind is kleiner als vader vóór de scheiding meer betrokken was bij de opvoeding en een band met het kind heeft opgebouwd.

Om allerlei redenen betaalt bijna de helft van de vaders geen kinderalimentatie. Het wel betalen van alimentatie is niet alleen materieel van belang, maar ook positief voor de ontwikkeling van kinderen: zij hebben daardoor het gevoel dat zij nog belangrijk zijn voor hun vader.

### 8.1.4 Perspectieven voor scheidingskinderen

De tijd vóór, tijdens en na de scheiding is voor alle kinderen moeilijk, maar na verloop van tijd gaat het met de meeste scheidingskinderen weer goed. Dat geldt vooral voor kinderen van wie de ouders de ruzies weten te beheersen en van wie de inwonende ouder goed functioneert en in staat is tot autoritatief (warmte gevend en grenzen stellend) opvoedend handelen. Bovendien zijn kinderen gebaat bij financiële stabiliteit, duidelijke afspraken en niet te veel bijkomende veranderingen.

Kinderen in vadergezinnen maken het gemiddeld iets minder goed dan kinderen in moedergezinnen en co-ouderkinderen. De richting van dat verband is onduidelijk: het kan zijn dat kinderen die bij vader gaan wonen al van tevoren gemiddeld meer problemen hebben.

Het is niet zo dat meisjes beter functioneren in moedergezinnen en jongens beter in vadergezinnen. De zogenaamde *same sex*-hypothese gaat dus niet op.

Met kinderen in co-oudergezinnen gaat het niet slechter dan met kinderen in moedergezinnen. Voorwaarden voor goed lopend co-ouderschap zijn dat ouders hun meningsverschillen beheersen en redelijk kunnen overleggen over de kinderen. Er zijn nog wel diverse praktische knelpunten die ouders belemmeren bij het co-ouderschap.

### 8.1.5  Omgaan met conflicten

Het contact met de uitwonende ouder staat vooral onder druk als de kinderen nog erg jong zijn tijdens de scheiding of als de scheiding al lang – meer dan tien jaar – geleden is. Voor het welbevinden van kinderen maakt het gemiddeld weinig uit hoeveel contact er is met de uitwonende ouder. Belangrijker is dat moeder en vader redelijk met hun conflicten kunnen omgaan. De manier waarop ouders hun conflicten oplossen is ook essentieel: zowel aanvallen als vermijden werkt negatief. Van belang is verder de vraag of de uitwonende ouder een stevige band met de kinderen heeft opgebouwd vóór de scheiding. Het beste voor alle partijen is regelmatig contact tussen kinderen en beide ouders, maar wel onder voorwaarde dat de ouders redelijk communiceren over hun kroost. Ook is het belangrijk dat de inwonende ouder het contact van de kinderen met de uitwonende ouder ondersteunt.

### 8.1.6  Stiefouders

Bijna 60% van de scheidingskinderen uit het onderzoek *Scholieren en Gezinnen 2013* krijgt na enige tijd fulltime of halftime met een stiefouder te maken. Veel kinderen komen (ook) een parttime stiefouder tegen in het huis van hun uitwonende ouder. In meer dan 80% van de fulltime stiefgezinnen gaat het om een stiefvader. Door de toename van het aantal co-oudergezinnen komen er ook steeds meer halftime stiefouders, en vooral ook halftime stiefmoeders (zie ▶ tabel 3.9).

Kinderen in gezinnen met een vader en een fulltime stiefmoeder scoren nog steeds wat lager op welbevinden en hoger op problemen vergeleken met kinderen in andere gezinstypen. Een goede band met de fulltime stiefvader is positief voor het welbevinden van kinderen en blijkt heel goed te kunnen samengaan met een goede band met de biologische vader.

### 8.1.7  Huiselijk geweld en ouderafwijzing

Ouderlijke conflicten en psychologisch en fysiek geweld komen in scheidingsgezinnen vaker voor dan in intacte gezinnen. Kinderen die hiermee te maken krijgen, lopen een groot risico op ernstige problemen. Getuige zijn van partnergeweld kan kinderen al ernstig beschadigen en daar komt bij dat partnergeweld niet zelden samengaat met geweld tegen kinderen.

Specifieke problemen in het kader van scheiding zijn oudervervreemding en ouderafwijzing. Dit zijn serieuze problemen waarover empirisch nog te weinig bekend is. Toch moet worden verondersteld dat ook in Nederland, zoals in een aantal andere landen, in ongeveer 10% van de scheidingen sprake is van ouderafwijzing of oudervervreemding. In de Verenigde Staten wint de opvatting terrein dat oudervervreemding een kwestie is van wisselwerking tussen de inwonende en de uitwonende ouder en allerlei andere beïnvloedende factoren. De betrokken kinderen krijgen te maken met diverse problemen: een lager welbevinden, meer angstgevoelens en meer depressieve gevoelens.

### 8.1.8 Kindermishandeling en familiedrama's

Kindermishandeling, waaronder ook fysieke en emotionele verwaarlozing van kinderen wordt gerekend, komt in Nederland en in andere landen veel meer voor dan we zouden wensen. Er wordt geschat dat het om ruim 100 duizend kinderen per jaar gaat en dat er ongeveer 50 kinderen per jaar door mishandeling overlijden. Naast armoede in het gezin zijn scheiding en stiefgezinsvorming duidelijke risicofactoren voor kinderen. Een exact aantal van scheidingskinderen dat met mishandeling te maken krijgt, is niet te geven maar uit dossieronderzoek blijkt wel dat kindermishandeling bij scheidingskinderen helaas geen uitzondering is. Ook bij familiedrama's is meestal sprake van scheiding.

Vermoedens en tekenen van kindermishandeling moeten dan ook serieus worden genomen, net als signalen van ouders die duiden op het overwegen van een wanhoopsdaad. In het belang van het kind moet soepeler worden omgegaan met de norm van gezamenlijk gezag. Dit is alleen in het belang van kinderen als ouders redelijk kunnen samenwerken, communiceren en afspraken maken. Nu wordt soms te lang gekeken naar de belangen van één of beide ouders in plaats van naar die van de kinderen.

### 8.1.9 Gevolgen van veranderingen in de wet

In Nederland is, net zoals in andere Europese landen, een ontwikkeling zichtbaar naar voortgezet gezamenlijk ouderlijk gezag na scheiding. Men scheidt als partners maar niet als ouders. In 1998 is de norm van gezamenlijk ouderlijk gezag na scheiding in de Nederlandse wet geïntroduceerd; in 2009 volgde het verplichte ouderschapsplan en de gelijkwaardigheid van beide ouders na de scheiding. Een belangrijk argument voor en doel van de veranderingen in de wet was verbetering van de situatie van kinderen na de scheiding. Wat is er veranderd voor scheidingskinderen sinds de wetswijzigingen van 1998 en 2009?

Het blijkt dat er – de laatste vijftien jaar – vaker contact is tussen kind en uitwonende ouder. Ook is er een opmerkelijke stijging (tot 27%) van het aantal kinderen dat beurtelings bij moeder en bij vader woont (co-ouderschap). Kinderen melden vaker dan vóór 1998, en vooral vanaf 2009 dat er een ouderschapsplan of omgangsregeling is en dat zij erover hebben meegepraat. Daarnaast laten ze weten dat vader en moeder zich niet altijd aan de afspraken houden.

Nadere analyse van de gegevens uit het onderzoek S&G laat zien dat de situatie voor de meeste scheidingskinderen vanaf 2009 helaas en tegen de bedoeling in *niet* is verbeterd. Kinderen hebben juist *meer* last van depressieve gevoelens en van loyaliteitsconflicten. Bovendien is hun gevoel van welbevinden – evenals dat van hun vader en moeder – lager geworden.

Hoe is deze algemene verslechtering van de situatie, terwijl juist een verbetering was beoogd, te verklaren? Het blijkt dat de mate van ouderlijke ruzie, die vóór de scheiding niet verschilde tussen scheidenden vóór en na 2009, na de scheiding voor de scheidenden vanaf 2009 plotseling duidelijk hoger geworden is. De veranderingen in de wet van 2009 hebben dus *gemiddeld* geleid tot een verslechtering van de situatie voor kinderen en hun beide ouders. Een grote minderheid van ex-partners (27%) blijkt wel in staat tot co-ouderschap, inclusief overleg en beheersing van conflicten. De meerderheid is echter niet bij machte de situatie voor hun kinderen en henzelf te verbeteren.

Soms zal het dan ook beter zijn als wordt afgeweken van de hoofdregel van gezamenlijk gezag. Het is daarom te betreuren dat jurisprudentie van de Hoge Raad de rechter weinig ruimte laat voor het toewijzen van eenhoofdig gezag aan een van de ouders. Lünnemann, Drost en De Boer (2008) stellen terecht dat het niet zo moet zijn dat als het contact tussen ouder en kind wordt verboden, het gezamenlijk gezag blijft bestaan (zie ▶ par. 5.5.5). Die twee maatregelen moeten worden gekoppeld: als er reden is een ouder het contact met zijn kind te ontzeggen, is er ook reden voor eenhoofdig gezag voor de andere ouder. Anno 2014 wordt er steeds vaker – ook in andere landen – voor gepleit om bij de beslissing over het gezag na scheiding de belangen van het kind zwaarder te laten wegen.

## 8.1.10 Onderzoek door de Raad voor de Kinderbescherming

Uit de analyse van enkele honderden dossiers bij de Raad voor de Kinderbescherming (zie ▶ par. 6.15) blijkt dat het bij Raadsonderzoek vooral gaat om jongere kinderen (de raad adviseert jaarlijks over ruim 5 duizend scheidingskinderen, zij zijn gemiddeld bijna 9 jaar oud). Voorzichtig kan worden gesteld dat gemiddeld in ongeveer 40% van de dossiers geadviseerd wordt om geen zorg- of omgangsregeling op te leggen. Het blijkt dat dit advies vooral te maken heeft met voortdurende conflicten tussen de ouders, een matige of gebrekkige binding tussen kind en uitwonende ouder en – hoewel moeilijk kwantitatief vast te stellen – huiselijk geweld en seksueel misbruik. Aan de mening van de inwonende ouder over het kind wordt in de meeste dossiers veel belang gehecht. Als er specifiek naar vaderfactoren wordt gekeken, valt op dat vaders vooral risico lopen geen omgangsregeling te krijgen als er sprake is van een of meer van de volgende factoren: een grote woonafstand tussen hem en het kind, zijn slechte fysieke gezondheid en zijn niet-Nederlandse culturele achtergrond.

Hoewel continuïteit voor het kind een belangrijk uitgangspunt is, wordt toch nog regelmatig (in ongeveer 20% van de dossiers) verandering van verblijfplaats geadviseerd, zowel van vader naar moeder als van moeder naar vader. Ten slotte blijkt uit het onderzoek S&G (zie ▶ par. 6.14) dat lang niet alle kinderen vanaf twaalf jaar, ondanks hun hoorrecht bij de scheiding van hun ouders, spreken met de kinderrechter (maar een deel van hen schrijft misschien wel een brief). De waardering van de kinderen voor die gesprekken en die met andere juristen, als deze wel worden gevoerd, varieert niet erg en ligt niet hoog (minder dan 6 op een schaal van 1-10).

## 8.1.11 Voorlichting

Steeds meer echtscheidingen (meer dan de helft) worden op gemeenschappelijk verzoek aangevraagd. Uit Amerikaans onderzoek blijkt dat voorlichting over huwelijk, kinderen en scheiding effectief is. Veel meer ouders begrijpen dat na een scheiding contact met beide, redelijk communicerende ouders goed is voor een kind. Toch blijft scheiden een moeilijk proces waarbij bemiddeling vaak nodig is en nuttig blijkt. Mediation leidt uiteindelijk tot minder conflicten tussen de ouders, meer blijvend contact met de uitwonende ouder en meer overleg over de opvoeding en ontwikkeling van de kinderen. De-escalatie van de conflicten tussen scheidende ouders is ook het doel van veelbelovende nieuwe methoden als de overlegscheiding (als mediation minder geschikt is) en procederen onder leiding van de regierechter (als er toch een rechtszaak komt).

Cursussen voor scheidende ouders blijken volgens onderzoek in de Verenigde Staten, Engeland en Australië in een grote behoefte te voorzien. Overal ter wereld weten ouders nog te weinig wat te doen met hun kinderen gedurende het scheidingsproces (en daarna). Cursussen moeten vooral praktisch zijn en niet te vrijblijvend. Deelnemende ouders bevelen aan de cursussen verplicht te maken voor alle scheidende ouders.

## 8.1.12 Als afspraken niet goed lukken

Als het ouders niet lukt om tot afspraken te komen over de contacten tussen uitwonende ouder en kind(eren), kan omgangsbegeleiding of een omgangshuis een oplossing zijn. BOR Humanitas biedt gescheiden ouders ondersteuning met behulp van vrijwilligers. Andere instellingen doen dat vooral met hulpverleners. Zo is het project 'Ouderschap blijft' ontstaan (zie ook ▶ par. 7.2.2). Dit is een samenwerkingsproject van vijf instellingen voor jeugdzorg: Horizon, Tender, Jeugdformaat, Lindenhout en Bureau Jeugdzorg Overijssel. Diverse instellingen beperken zich niet tot BOR. Er bestaat vaak een gevarieerd aanbod, oplopend van lichte tot intensieve begeleiding, van omgangsbegeleiding tot omgangshuis.

Globaal kan worden gesteld dat het in ruim de helft van de gevallen van verplichte omgangsbegeleiding alsnog lukt om tot afspraken over de kinderen te komen. Begeleiding van de ouders in de vorm van counseling en bemiddeling is hierbij onontbeerlijk. Duidelijk is ook dat verplichte omgangsbegeleiding in ruim een derde van de gevallen niet tot voortzetting van de omgang leidt. Bij ernstige problemen zoals fysiek of psychologisch geweld is het zeer de vraag of omgang wel bijdraagt aan een gezonde ontwikkeling van het kind. Minimaal is er dan speciale langdurige begeleiding nodig die in de praktijk echter niet of nauwelijks voorhanden is.

Andere mogelijkheden om ouders te stimuleren alsnog tot afspraken te komen over het contact tussen kind en uitwonende ouder, zijn het ouderschapsonderzoek (zie ▶ kader 5.5) en de behandeling van vechtscheidende ouders en hun kinderen in het Lorentzhuis in Haarlem (zie ▶ kader 5.3).

Omgangsbegeleiding zal altijd vergezeld moeten gaan van bemiddeling tussen de ouders en het verbeteren van hun onderlinge communicatie. Het is realistisch om vast te stellen dat ernstige problemen tussen of met de ouders niet altijd kunnen worden verminderd. Omgang tussen uitwonende ouder en kind is daarom niet altijd in het belang van het kind. Zeker in geval van zeer ernstige conflicten en psychologisch en fysiek geweld zit er weinig anders op dan dat het kind bij één ouder opgroeit zonder omgang met de andere. Contact met beide ouders zou in zulke gevallen immers ontwikkelingsbelemmerend en dus zeer nadelig zijn voor het kind.

### 8.1.13 Relatieondersteuning

Steun en hulp bij scheiding vinden vooral plaats als de relatiebreuk al een feit is. Wellicht zijn sommige scheidingen echter te voorkomen door hulp in een eerdere fase. Om die reden streeft de overheid naar een aanbod van preventieve relatieondersteuning via de Centra voor Jeugd en Gezin (CJG). Het aantal relatieondersteunende interventies, bijvoorbeeld door het Algemeen Maatschappelijk Werk en de verschillende kerkgenootschappen, is betrekkelijk groot maar nog onvoldoende op effectiviteit onderzocht. Ook richten de interventies zich voor het grootste deel op preventie van relatieproblemen en op jonge partners. Een vertaling in de richting van echtscheidingsproblematiek is niet direct zichtbaar. Het is dan ook onduidelijk of het huidige aanbod geschikt is voor partners met relatieproblemen en dreigende echtscheiding. Voor partners die gezamenlijk een nieuw samengesteld gezin (stiefgezin) gaan vormen, bieden de specifiek daarop gerichte interventies positieve perspectieven. Ook de Eigen Kracht-conferentie begint zijn weg te vinden naar de CJG's. De methode wordt ook bij scheidingskwesties ingezet en de resultaten zijn veelbelovend.

## 8.2    Discussie

### 8.2.1  Meer aandacht voor ouderlijke scheiding

De scheidingscijfers in Nederland zijn hoog: het gaat om bijna 100 duizend echtscheidingen en decohabitaties per jaar. Het aantal kinderen dat te maken krijgt met een ouderlijke scheiding groeit nog steeds gestaag. Daarbij gaat het in toenemende mate om ouders die niet formeel getrouwd zijn geweest. Het uit-elkaar-gaan van ouders is geen kortdurende gebeurtenis maar een langlopend proces waaraan kinderen geruime tijd worden blootgesteld. Dat is voor alle kinderen een moeilijke periode. Gelukkig gaat het na de scheidingsperiode met de meeste kinderen (weer) goed. Scheidingskinderen houden echter gemiddeld meer problemen dan kinderen uit intacte gezinnen. En te veel scheidingskinderen (naar schatting minstens ongeveer 10%) hebben last van grote problemen, zoals ernstige loyaliteitsconflicten gepaard gaande met ouderafwijzing, huiselijk geweld en kindermishandeling. Sommige kinderen krijgen te maken met (internationale) kinderontvoering en heel af en toe worden kinderen slachtoffer bij een familiedrama. Meer aandacht voor scheidingskinderen is daarom nodig en wel op twee niveaus:

- op gemeentelijk/lokaal niveau, in de directe woonomgeving van de gezinnen, in de vorm van een preventief aanbod, zoals voorlichting, counseling en cursussen voor ouders en kinderen, en hulpverlening voor beide groepen bij ernstige problemen.
- op landelijk niveau in de vorm van algemene voorlichting, wet- en regelgeving en evaluatie daarvan.

### 8.2.2 Betere kansen voor kinderen

Extra gerichtheid op de kinderen moet beginnen vóór de scheiding. Ernstige ruzies tussen de ouders vormen een bedreiging voor de ontwikkeling van kinderen. Ouders moeten daarom leren beter met hun conflicten om te gaan en deze niet uit te vechten waar de kinderen bij zijn. Maar er zijn ook ouders die hun kinderen totaal overvallen met de scheiding waardoor de schok extra groot is. Het zou voor beide groepen ouders normaal moeten zijn een aantal counselinggesprekken te voeren over het omgaan met kinderen rond de scheiding.

Niet alleen voor ouders zouden gesprekken vanzelfsprekend moeten zijn. Kinderen zijn in het scheidingsproces de derde en zwakste partij. Zij kunnen niet anders dan afwachten wat de eerste twee partijen (moeders en vaders) beslissen en ze worden vaak nauwelijks gehoord. Dit komt vooral omdat de ouders zelf erg in beslag genomen worden door de scheiding. Daarom zouden overal in het land programma's voor kinderen beschikbaar moeten zijn waar zij, onder begeleiding, met leeftijdgenoten kunnen praten over hun ervaringen thuis. Uit binnen- en buitenlands onderzoek blijkt overduidelijk de grote betekenis van deze programma's voor het welbevinden van kinderen en jongeren.

### 8.2.3 Stimuleer ouderlijke verantwoordelijkheid

Ouders zijn de primair verantwoordelijken voor hun kinderen, ook als zij gaan scheiden. Daarom moeten zij worden gestimuleerd na te denken over de opvoeding van hun kinderen na de scheiding. Alleen al omdat blijkt dat de kinderen na de scheiding een belangrijk twistpunt vormen en dat is schadelijk voor hen. Het wettelijk verplichte ouderschapsplan is een stap in de goede richting, maar blijkt in de stressvolle scheidingstijd tot veel ouderlijke ruzie te leiden. Daarom is het hard nodig dat het maken van een ouderschapsplan wordt voorbereid en begeleid. Als ouders geen ondersteuning krijgen in de vorm van voorlichting en counselinggesprekken, blijken er meer ruzies tussen hen te ontstaan. Het zou aanbeveling verdienen om overeenstemming over het ouderschapsplan financieel te belonen. Die prikkel zal ouders stimuleren om *on speaking terms* te blijven en dat is van essentiële betekenis voor het welzijn van het kind. Bovendien betekent investering in het heden ongetwijfeld besparing in de toekomst. Dit geldt ook in financieel opzicht, naast alle besparingen in leed op psychologisch en sociaal niveau.

### 8.2.4 Aandacht voor diversiteit in de aanpak van vechtscheidingen

Ondanks preventieve voorzieningen zullen er conflictueuze scheidingen blijven bestaan. Een (kleiner) deel van de scheidende ouderparen zal twistend voor de rechter verschijnen. De Raad voor de Kinderbescherming zal nodig blijven om te adviseren vanuit het gezichtspunt van het kind. Inmiddels is er een aantal mogelijkheden om vechtscheidende ouders tot afspraken te bewegen, maar deze zijn niet overal in het land voldoende bekend en worden niet overal toegepast. Gezien de positieve ervaringen met verplichte mediation zal deze voorziening breder in het land beschikbaar moeten zijn. Elke rechter zal, indien noodzakelijk, moeten kunnen verwijzen naar een forensisch conflictbemiddelaar. Ook het model met de regierechter verdient meer kansen. Ten slotte kan de ouderlijke strijd zo hoog zijn opgelopen dat er een ondertoezichtstelling nodig is (zie ▶ kader 5.6) of dat een bijzondere curator zou moeten worden ingezet (zie ▶ kader 7.5).

### 8.2.5  Nieuw wetenschappelijk onderzoek

In Nederland blijkt in de lopende wetenschappelijke programma's niet veel onderzoek te zijn gepland op het specifieke terrein van kinderen en scheiding. Daarom is het verheugend dat ZonMw twee onderzoeksprojecten heeft gehonoreerd op dit gebied, die beide onlangs zijn afgerond.

Het eerste project – Dappere Dino's – is een vertaling en aanpassing van CODIP (Children of Divorce Intervention Program) voor 6- tot 8-jarige kinderen. Het programma is in internationaal onderzoek, gebaseerd op zelf-, ouder- en leerkrachtrapportage over internaliserende en externaliserende problematiek, effectief gebleken. Onderzoek in Nederland is gedaan door TNO in een pilot bij vier interventiegroepen met totaal 23 deelnemende kinderen (Klein Velderman e.a., 2011). De resultaten zijn veelbelovend: de kinderen pasten zich beter aan na de scheiding en de ouders waren enthousiast over het programma.

Het tweede project werd geleid door Van der Valk (2013) en bestaat uit een gerandomiseerd en gecontroleerd onderzoek (RCT) van de effecten van het Nederlandse KIES (Kinderen In Echtscheiding Situatie)-programma. De resultaten van dit onderzoek laten duidelijk zien hoe belangrijk en waardevol een dergelijk programma is voor scheidingskinderen.

### 8.3    Aanbevelingen

- **Gerichte preventie en ondersteuning**

Uit onderzoek is duidelijk gebleken dat de problemen van scheidingskinderen en van kinderen in conflictueuze intacte gezinnen niet moeten worden onderschat. Overal in het land zou daarom op lokaal niveau deskundigheid aanwezig moeten zijn om deze gezinnen *voor te lichten* en *te ondersteunen*. De Centra voor Jeugd en Gezin zijn daarvoor het aangewezen aanspreekpunt.

- **Counselinggesprekken**

Onderzoek heeft duidelijk aangetoond dat scheidende ouders over te weinig informatie beschikken die hen in staat stelt voldoende op de belangen van hun kinderen te letten. Die kunnen daar langdurig nadelen van ondervinden. Het stimuleren van *counselinggesprekken* voor ouders die willen scheiden en het verplicht stellen ervan bij conflictueuze scheidingen zouden in het gezinsbeleid hoge prioriteit moeten krijgen.

- **Wetswijzigingen begeleiden door ondersteuning**

Sinds de verandering in de wetten van 1998 en 2009 is de frequentie van het contact met de uitwonende ouder toegenomen. Maar de ruzies tussen de ouders zijn dat volgens de kinderen ook. De veranderingen in de wet van 2009 hebben daardoor tegen de verwachting in niet geleid tot vermindering van de problemen voor kinderen. Dat maakt eens te meer duidelijk dat gezamenlijk uitoefenen van het ouderlijk gezag na de scheiding niet vanzelf gaat. De overheid zou er goed aan doen ouders hierbij te ondersteunen door gerichte informatie en voorlichting. Bovendien moet in het belang van het kind soepeler worden omgegaan met de norm van gezamenlijk ouderlijk gezag na scheiding.

- **Onderzoek de gevolgen van stijgend co-ouderschap**

Sinds de wetswijziging van 2009 is het percentage kinderen dat in een co-ouderschapsituatie woont, verder gegroeid. Nader onderzoek naar het welbevinden van deze kinderen is gewenst. Zeker omdat uit onderzoek blijkt dat steeds meer kinderen ongeveer evenveel tijd bij hun moeder en hun vader wonen en in beide gezinnen vaak een nieuwe partner aanwezig is. Er ontstaat dus een steeds grotere groep halftime stiefgezinnen, naast de fulltime en parttime stiefgezinnen.

- **Programma's voor scheidingskinderen op school**

Kinderen zijn en blijven de meest afhankelijke partij in een scheidingsprocedure. In elke plaats zullen theoretisch goed onderbouwde spel- en praatprogramma's voor kinderen moeten worden aangeboden die hen in de gelegenheid stellen de scheiding onder deskundige begeleiding samen met leeftijdsgenoten te verwerken. Het verdient aanbeveling deze programma's op school aan te bieden voor kinderen van alle leeftijden. Aangezien op het vmbo meer scheidingskinderen verblijven, dienen deze programma's daar met hoge prioriteit te worden geïntroduceerd.

- **Conflictbeheersing en contact**

Indien de ouders niet tot gezamenlijke afspraken kunnen komen en ook verplichte bemiddeling geen positieve resultaten heeft, zal extra gelet moeten worden op bedreigingen voor kinderen zoals geweld, mishandeling en oudervervreemding. Beheersing van ouderlijke conflicten is voor het welzijn van kinderen belangrijker dan contact met allebei de ouders.

- **Verplicht of niet**

In vele landen is de vraag aan de orde of de wetten en regels voor scheiden liberaler zouden moeten zijn of juist meer vastgelegd en voorgeschreven. Deze kwestie speelt ook in Nederland en wordt door Antokolskaia (2006) geformuleerd als een keuze tussen liberalistische en paternalistische uitgangspunten. Antokolskaia en sommige andere juristen blijken voorstander van inperking van overheidsbemoeienis en willen de scheiding zo veel mogelijk aan de ouders zelf overlaten. Deze stellingname wordt niet ondersteund door sociaalwetenschappelijk onderzoek. De belangen van de derde partij, de kinderen, verdienen betere bescherming. Zo trokken bijvoorbeeld Shelton (2006) en Douglas (2006a) lessen uit de jarenlange praktijk van verplichte oudercursussen in de Verenigde Staten. Weinig ouders zoeken uit zichzelf professionele hulp bij belangrijke beslissingen rond scheiding en de ouders die wel hulp zoeken, hebben die vaak het minst nodig. Andere onderzoekers gaan nog een stap verder, zoals Sobolewski en Amato (2006) die nadrukkelijk wijzen op het belang van versterking van stabiele en kwalitatief goede huwelijken. Beleidsmakers zouden zich meer zorgen moeten maken over de huidige staat van het huwelijk en de gevolgen daarvan voor kinderen. Sassler, Cunningham en Lichter (2006) ondersteunen deze visie. Zij concluderen, dat niet alleen uit vele studies blijkt dat echtscheiding intergenerationeel wordt overgedragen, maar ook dat een goed ouderlijk huwelijk positief samenhangt met de eigen huwelijkssatisfactie later.

■ **Onderzoeksplannen**

Toekomstig onderzoek zal expliciet aandacht moeten besteden aan kinderen van niet-gehuwde ouders die uit elkaar gaan of zijn. Ook zal meer bekend moeten worden over kinderen die het slachtoffer zijn van ernstige ouderlijke conflicten en van psychologisch en fysiek geweld. Daarbij moet gestreefd worden naar optimale onderzoeksdesigns, zoals RCT's. Geprobeerd moet worden om kleine steekproeven te vermijden, rekening te houden met de sociale omgeving en te focussen op longitudinale studies. De non-respons dient zo klein mogelijk te worden gehouden. Naast het betrekken van kinderen, moeders en vaders in onderzoek is het ook wenselijk om meer objectieve informanten, zoals leerkrachten, te gebruiken als respondent.

## 8.4     Besluit

Vergeleken met kinderen uit intacte gezinnen hebben scheidingskinderen gemiddeld tweemaal zoveel problemen. Terwijl scheiden veel 'gewoner' is geworden en veranderingen in de wetgeving steeds werden beargumenteerd als noodzakelijk met het oog op het belang van het kind, gaat het tegenwoordig met scheidingskinderen nadrukkelijk *niet* beter dan vroeger. Amato concludeerde al in 2001 dat de negatieve effecten van echtscheiding voor kinderen in de Verenigde Staten, anders dan verwacht, in de jaren negentig niet kleiner maar juist groter waren geworden. Uit Nederlands onderzoek valt nu in 2014 een soortgelijke conclusie te trekken. De negatieve effecten van scheiding voor kinderen zijn gedurende de laatste vijftien jaar evenmin kleiner geworden maar, net als in de Verenigde Staten, juist groter. En dat is ernstig.

De verklaring hiervoor is niet zo eenvoudig. De wetswijzigingen van 1998 én 2009 hebben er, ondanks de goede bedoelingen, niet toe geleid dat het gemiddeld beter gaat met scheidingskinderen. In die wetsveranderingen is de nadruk steeds meer komen te liggen op voortgezet gezamenlijk ouderlijk gezag en gelijkwaardig ouderschap van moeders en vaders na de scheiding. In woorden gebeurt dat met het oog op het belang van het *kind*, maar in feite gaat het om meer en gelijke rechten voor de *ouders*. Enerzijds heeft dit geleid tot een stijging van het aantal gescheiden ouders met co-ouderschap tot ruim een kwart, anderzijds maakt driekwart van de scheidende ouders steeds meer ruzie. En dat is heel schadelijk voor kinderen. Het opnemen van gelijkwaardig ouderschap en een verplicht ouderschapsplan in de wet blijkt averechts te werken zonder voldoende preventieve maatregelen, voorlichting aan en ondersteuning van de scheidende ouders en daarnaast ruimere mogelijkheden voor rechters om af te wijken van de norm van gezamenlijk ouderlijk gezag.

De opheffing van het Programmaministerie voor Jeugd en Gezin in 2012 is geen bemoedigend signaal van aanhoudende belangstelling van de overheid voor scheidingskinderen. Programma's die kinderen ondersteunen en waarvan de positieve werking wordt erkend, zijn inmiddels ruim beschikbaar maar worden niet voldoende gestimuleerd. Denk aan KIES voor 8- tot en met 12-jarigen en Dappere Dino's voor 5- tot 8-jarigen. Gevolg is dat lang niet overal programma's worden aangeboden en kinderen dus in de kou staan. Waar is het scheidingskind nu vooral bij gebaat? Dat is bij maatregelen ter verkleining van de grootste risicofactoren. Dat betekent dus meer aandacht voor:

- programma's voor het leren omgaan met conflicten voor ouders;
- ondersteuning van de (band tussen kind en) inwonende ouder(s);
- bevordering van de continuïteit en stabiliteit in het leven van het kind;
- in het hele land beschikbaarheid van programma's voor scheidingkinderen;
- wetgeving die werkelijk prioriteit geeft aan het kind in plaats van aan de ouders.

In de praktijk betekent dit ruimere aandacht voor programma's voor scheidingskinderen en hun ouders, minder rigide vasthouden aan het gezamenlijk ouderlijk gezag na scheiding, en als uitgangspunt niet 'gelijkwaardig' maar 'kindgericht' ouderschap.

---

**Kader 8.1 Boekbespreking:** *Living together apart; scheiden als partners, samenleven als ouders* (Jos Willems, Brigit Appeldoorn & Maaike Goyens, 2013)

Verantwoord scheiden, kan dat? Als ouders scheiden, is dat ingrijpend voor de kinderen. De (Vlaamse) auteurs van dit boek willen aantonen dat er alternatieven zijn om de negatieve gevolgen van scheiden voor kinderen tot een minimum te beperken. *Living together apart* (LTA, vgl. LAT) is een houding die niet alleen inspanning vergt, maar ook om creatief maatwerk vraagt. Dus ouders, als je het beste voor hebt met je kinderen, sla dan moedig deze 'derde weg' in. Besef goed dat je ex je ex is, maar ook de moeder of vader van je kinderen.

'Birdnesting' is een van de vier paden die je kunt bewandelen. Dat betekent dat de kinderen in hetzelfde huis blijven en de ouders van huis wisselen. Een tweede afslag is 'mentaal samenblijven': het oude gezin blijft bepaalde gezamenlijke activiteiten ondernemen, zoals samen eten, verjaardagen vieren, weekendjes weg of zelfs langer op vakantie gaan. Een derde route zou het 'mentaal en fysiek samenblijven' zijn, bijvoorbeeld wanneer ouders in twee appartementen wonen in hetzelfde gebouw. Tot slot wordt de variant besproken die inhoudt dat ex-partners mentaal en fysiek samenblijven in één huis.

Natuurlijk zijn er hobbels te verwachten. Onderwerpen als 'hoe vertel je het de kinderen', 'hoe ga je om met privacy' en 'de intrede van nieuwe partners', komen aan bod. Maar thema's als 'hoe hanteer je doorgaande ruzies over het huishouden', 'de reacties van de omgeving' en 'de vaak verschillende verwachtingen van alle gezinsleden', passeren eveneens de revue. Daarom staan er ook tips in het boek en worden alle mogelijke details onder de loep genomen. Er bestaat echter geen hapklaar recept voor deze vorm van samenleven na de scheiding, dat geven de auteurs ruiterlijk toe.

Op aanhoudend optimistische toon wordt geprobeerd om de lezer te verleiden grensverleggend te gaan denken over een hernieuwde vriendschap met de ex, zonder liefdesrelatie. Want ouders van je kinderen blijven jullie allebei, wat je ook probeert. Waarom dat dan niet optimaal laten functioneren? Als de emoties zijn gezakt, moet je leren de rollen te scheiden.

Interviews met twintig anoniem gebleven gezinnen vormden de basis van dit boek. Grootschalig cijfermatig onderzoek specifiek over LTA bestaat helaas nog niet. Zijn de verhalen van LTA'ers achterin het boek te rooskleurig of verfrissend vernieuwend? Dat blijft een interessante vraag.

*Living together apart* is voor iedereen mogelijk, menen de auteurs, zelfs als de scheiding een vijandige start kent. Als je als ouder je wrok, verdriet en woede maar opzij kunt zetten in het belang van de kinderen. Een nobel streven dat om heel wat communicatieve vaardigheden vraagt.

8

# Websites

| | |
|---|---|
| Advies- en Meldpunt Kindermishandeling (AMK): | ► www.amk.nl |
| Advies en Meldpunt Kindermishandeling en steunpunt Huiselijk geweld: | ► www.amhk.nl |
| (Algemeen) Maatschappelijk werk: via CJG of direct via website MO-groep (onze leden): | ► www.mogroep.nl |
| Babywerk - kennisnetwerk voor babydeskundigen: | ► www.babydeskundigen.nl |
| Bureau Jeugdzorg: | ► www.bureaujeugdzorg.info |
| Burgerlijk Wetboek, Boek 1: | ► http://wetten.overheid.nl/BWBR0002656.nl |
| Centrum Internationale Kinderontvoering (Centrum IKO): | ► www.kinderontvoering.org |
| Centrum voor Jeugd en Gezin (CJG): | ► www.cjg.nl |
| Dappere Dino's (Codip): | ► www.dapperedino.nl |
| Digitale loket Rechtspraak: | ► https://loket.rechtspraak.nl |
| Echtscheidingsplan: | ► www.echtscheidingsplan.nl |
| Eigen Kracht Centrale: | ► www.eigen-kracht.nl |
| Gerechtelijke instanties en aanverwante informatie: | ► www.rechtspraak.nl |
| GGD, afdeling Jeugdgezondheidszorg (JGZ): | ► http://www.ggd.nl |
| Gids scheiding en omgang: | ► www.scheiding-omgang.nl |
| Huiselijk geweld: | ► www.vooreenveiligthuis.nl |
| Humanitas: | ► www.humanitas.nl |
| Jes! Het brugproject: | ► www.jes-brugproject.nl/► www.jijenscheiden.nl |
| Jeugdinterventies: | ► www.jeugdinterventies.nl |
| Jeugdzorg Nederland: | ► www.jeugdzorgnederland.nl |
| Jonge Helden: | ► www.stichtingjongehelden.nl |
| Juridisch Loket: | ► www.juridischloket.nl |
| KennisRing: | ► www.kennisring.nl |
| KIES: | ► www.kiesvoorhetkind.nl/ |
| Kindermishandeling: | ► www.vooreenveiligthuis.nl/kindermishandeling (zie ook: ► www.amk.nl) |
| Korrelatie: | ► www.korrelatie.nl |
| Landelijk Bureau Inning Ouderbijdragen (LBIO): | ► www.lbio.nl |
| Mediatorsfederatie Nederland / MfN (voorheen Nederlands Mediation Instituut / NMI): | ► www.mediatorsfederatienederland.nl/ |
| Meldcode kindermishandeling: | ► www.meldcode.nl |

| | |
|---|---|
| Ministeries (informatie en brochures): | ► www.rijksoverheid.nl |
| Nationaal Instituut voor Budgetvoorlichting (Nibud): | ► www.nibud.nl |
| Nederlands Instituut voor Psychologen (NIP): | ► www.psynip.nl |
| Nederlands Jeugdinstituut: | ► www.nji.nl |
| Nederlandse Vereniging voor Pedagogen en Onderwijskundigen (NVO): | ► www.nvo.nl |
| Nederlandse Vereniging voor Relatie- en Gezinstherapie (NVRG): | ► www.nvrg.nl |
| OKK (Omgangs Kennis Kollektief): | ► www.okkids.eu |
| Raad voor de Kinderbescherming: | ► www.kinderbescherming.nl |
| Raad voor Rechtsbijstand: | ► www.rvr.org |
| Rechtwijzer: | ► www.rechtwijzer.nl |
| Rijksoverheid (voorheen Postbus 51): | ► www.rijksoverheid.nl |
| Sociaalwetenschappelijk onderzoek scheidingskinderen: | ► www.scheidingskinderen.nl |
| Sociaal Raadsliedenwerk: | ► www.sociaalraadslieden.nl/► www.mogroep.nl |
| Stichting Nieuw Gezin Nederland: | ► www.nieuwgezin.info |
| Stichting Stiefmoeders Nederland: | ► www.stichtingstiefmoeders.nl |
| Vereniging Collaborative Divorce Holland (overlegscheiding): | ► www.collaborativedivorce.nl |
| Vereniging van Familierechtadvocaten en Scheidingsmediators (vFAS): | ► www.verenigingfas.nl/► www.verder-online.nl |
| Zandkastelenprogramma: | ► www.zandkastelen.nl |

| Speciaal voor de jeugd: | |
|---|---|
| Jeugdsite over recht: | ► www.rechtvoorjou.nl |
| Kinderombudsman: | ► www.dekinderombudsman.nl |
| Kinder- en jongerenrechtswinkel: | ► www.kinderrechtswinkel.nl |
| Kinderrechtenhelpdesk van Defence for Children: | ► www.defenceforchildren.nl/helpdesk |
| Kindertelefoon: | ► www.kindertelefoon.nl |
| Ouders uit elkaar: | ► www.ouders-uit-elkaar.nl |
| Professionele online hulpverlening aan jongeren: | ► www.question-zone.nl (onderdeel Korrelatie) ► www.internethulpverlening.nl |
| Villa Pinedo: | ► www.villapinedo.nl |

# Lijst met tabellen en kaders

# Tabellen

2.1    Het aantal respondenten (scholieren van 9 tot en met 16 jaar) per onderzoeksjaar (bron: S&G). p. 13

3.1    Aantal echtscheidingen (plus flitsscheidingen) sinds 1950 (bron: CBS, Statline, 2013). p. 20

3.2    Aantal echtscheidingen per 1000 inwoners in 2011 (bron: *Eurostat Yearbook*, 2013. Brussels: Eurostat). p. 21

3.3    Percentage scheidingskinderen naar geloof van de kinderen (n=7468) (bron: S&G). p. 21

3.4    Percentage scheidingskinderen naar opleidingsniveau van de vader (n=7187) (bron: S&G). p. 21

3.5    Thuiswonende scheidingskinderen per jaar naar leeftijdsgroep (n=70.000) (bronnen: CBS, 2008b; S&G). p. 22

3.6    Scholieren en burgerlijke staat ouders van de totale steekproef 2006 t/m 2013 (n=7703) en van de steekproeven van 2006 (n=1659) en 2013 (n=2414) in procenten (bron: S&G). p. 24

3.7    Woonsituatie scheidingskinderen van 12 tot 16 jaar in 2013 per geslacht in procenten (n=432) (bron: S&G 2013). p. 25

3.8    Woonsituatie scheidingskinderen per leeftijdsjaar van 12 tot 16 jaar in 2013 in procenten (n=429) (bron: S&G 2013). p. 26

3.9    Woonsituatie in 2006 en 2013 van scheidingskinderen van 12 tot 16 jaar (n=289 resp. 376). p. 29

3.10    Contact met vader van scheidingskinderen van 12-16 jaar in moedergezinnen in 2006 (n=216) en in 2013 (n =287) (bron: S&G 2006 & 2013). p. 31

3.11    Gemiddelde band met moeder en met vader van scholieren van 12-16 jaar uit scheidingsgezinnen en intacte gezinnen in 2006 (n=1622) en in 2013 (n =2367) (bron: S&G 2006 & 2013). p. 32

4.1    De samenhang tussen kenmerken ouders en enkele problemen van scheidingskinderen in 2013 (associatiematen tussen -1 en +1, n=432) (bron: S&G 2013). p. 46

4.2    De score op welbevinden en problemen (schalen getransformeerd van 1-10) van kinderen met niet-gescheiden en gescheiden ouders die relatief weinig en veel ruzie hebben (n=2259, S&G 2013). p. 48

4.3    Betrokken voelen bij ruzies van hun ouders door scheidingskinderen van 12-16 jaar en hun welbevinden en depressieve gevoelens (n=414) (bron: S&G 2013). p. 51

4.4    Mate van contact met hun uitwonende vader van de scheidingskinderen van 12–16 jaar en hun welbevinden, schoolcijfers en mate van agressief gedrag en depressieve gevoelens (schalen 1–10, n=269) (bron: S&G 2013). p. 53

4.5    Contact met hun uitwonende vader van scheidingskinderen in moedergezinnen uitgesplitst naar leeftijd tijdens de scheiding (n=269, p<.01)(bron: S&G 2013). p. 55

4.6    Contact met hun uitwonende vader van scheidingskinderen in moedergezinnen uitgesplitst naar jaar van de scheiding (n=269, p<.01)(bron: S&G 2013). p. 56

4.7    De score in 2013 op welbevinden en problemen (schalen getransformeerd van 1–10) van scheidingskinderen en ouders uit moedergezinnen, co-oudergezinnen en vadergezinnen (S&G). p. 59

4.8    De score op welbevinden en problemen (schalen getransformeerd van 1–10) van allochtone en autochtone scheidingskinderen van 10 tot en met 16 jaar en hun ouders, metingen 2006 tot en met 2013 (S&G). p. 59

4.9    De score op welbevinden, schoolcijfers, agressieve gevoelens en depressieve gevoelens (schalen 1–10) van scheidingskinderen uit diverse woonsituaties in 2013 (n=376, S&G). p. 61

4.10    De resultaten van de SDQ van scholieren uit intacte gezinnen en gescheiden gezinnen met weinig en veel ruzie in procenten (n=2286, S&G 2013). p. 64

5.1    Gevolgen (schalen 1–10) voor scheidingskinderen naar verschil in de mate van ouderlijke ruzies in procenten (n=389, S&G 2013). p. 74

| | |
|---|---|
| 5.2 | Vaderafwijzing door scheidingskinderen in procenten (n=411, S&G 2013). p. 77 |
| 5.3 | Gevolgen (schalen 1–10) van loyaliteitsconflicten voor scheidingskinderen (n=394, S&G 2013). p. 86 |
| 6.1 | Een omgangsregeling of een ouderschapsplan voor verschillende groepen scheidingskinderen in procenten (S&G 2013). p. 123 |
| 6.2 | Kenmerken van scholieren van wie de ouders vóór 2009 (groep 1) en vanaf 2009 (groep 2) zijn gescheiden in procenten (n=438) (S&G2013). p. 131 |
| 6.3 | Kenmerken ouders en kinderen voor verschillende groepen scholieren naar scheidingsjaar ouders (S&G 2013). p. 133 |
| 6.4 | Kenmerken van ouders en kinderen bij recente scheidingen (niet langer dan 5 jaar tevoren) gemeten in 2006 en in 2013 (S&G). p. 134 |
| 6.5 | Aantallen kinderen die met anderen spreken tijdens de scheiding en de beoordeling van die gesprekken (bron: S&G 2006 & 2013). p. 147 |
| 6.6 | Kenmerken scholieren met gescheiden ouders na huwelijk en gescheiden ouders na samenwonen (bron: S&G). p. 149 |
| 7.1 | Welbevinden en problemen van scheidingskinderen met en zonder huisdier (schalen 1–10) (bron: S&G). p. 177 |

# Kaders

| | |
|---|---|
| 1.1 | Relatietherapie p. 4 |
| 1.2 | Wacht nog even met scheiden p. 7 |
| 1.3 | Boekbespreking: Aan alle gescheiden ouders. Leer kijken door de ogen van je kind (Marsha Pinedo & Petra Vollinga, 2013) p. 9 |
| 2.1 | Toponderzoeker Paul Amato p. 12 |
| 2.2 | Boekbespreking: School en echtscheiding (Angelique van de Pluijm & Margit Grevelt, 2013) p. 14 |
| 3.1 | Wat verandert er voor de kinderen na de scheiding? p. 23 |
| 3.2 | Kinderen over co-ouderschap p. 26 |
| 3.3 | Praktische knelpunten bij gezamenlijke zorg na scheiding p. 27 |
| 3.4 | Verschillen tussen stiefmoeders en stiefvaders p. 29 |
| 3.5 | Allochtone en autochtone scheidingskinderen p. 32 |
| 3.6 | Om te onthouden: cijfers en feiten over scheiden en kinderen p. 34 |
| 3.7 | Boekbespreking: Op eigen kracht. Scheiden en de kunst van een gelukkig(er) leven (Marion Drielsma, Daniella Gidaly & Liesbeth van Hennik, 2010) p. 36 |
| 4.1 | Wat moeten ouders doen als zij hebben besloten uit elkaar te gaan? p. 42 |
| 4.2 | Herenigingsfantasieën en andere reacties van kinderen p. 44 |
| 4.3 | Let bij scheiding ook op de allerjongsten p. 51 |
| 4.4 | Waarom Daan niet meer bij zijn vader wilde slapen p. 54 |
| 4.5 | De beste contactregeling per leeftijdscategorie p. 56 |
| 4.6 | Welbevinden en problemen van allochtone en autochtone scheidingskinderen p. 59 |

| | |
|---|---|
| 4.7 | Op weg naar een stiefgezin  p. 61 |
| 4.8 | Om te onthouden: adviezen in verband met gevolgen en risicofactoren voor scheidingskinderen  p. 65 |
| 4.9 | Veelgestelde vragen van ouders en mogelijke antwoorden  p. 67 |
| 4.10 | Boekbespreking: Scheiden. Met je ex toch samen goede ouders (Carlijne Vos, Jean-Pierre van de Ven & Susanne Donders, 2008) (ook verschenen als E-book, 2012)  p. 68 |
| 5.1 | Gespreksregels voor scheidende ouders  p. 75 |
| 5.2 | Vragen om PAS te kunnen meten  p. 76 |
| 5.3 | Behandeling van 'vechtscheidende' ouders en hun kinderen  p. 81 |
| 5.4 | Gevolgen van loyaliteitsconflicten bij scheidingskinderen  p. 84 |
| 5.5 | Het ouderschapsonderzoek: een aanpak bij vechtscheidingen (Kluwer, 2013)  p. 86 |
| 5.6 | De ondertoezichtstelling bij omgangsproblemen (Van der Velden, Tegelaar, Wery, Van Zanten, Vegter, Van den Hoven & Broeshart, 2012).  p. 89 |
| 5.7 | De rol van de Raad voor de Kinderbescherming bij scheiding  p. 95 |
| 5.8 | Meldcode huiselijk geweld en kindermishandeling  p. 97 |
| 5.9 | Scheiden in het buitenland  p. 106 |
| 5.10 | Om te onthouden: ernstige problemen bij scheiding  p. 108 |
| 5.11 | Boekbespreking: Heen en weer. Als je ouders apart wonen (Marja Baseler, 2011)  p. 110 |
| 6.1 | Toelichting op veelgebruikte termen  p. 118 |
| 6.2 | Het belang van grootouders  p. 125 |
| 6.3 | Recht op informatie  p. 134 |
| 6.4 | Wat kan de school doen bij scheiding?  p. 136 |
| 6.5 | De regierechter in echtscheidingszaken  p. 144 |
| 6.6 | Rechtspraak bij familiezaken  p. 147 |
| 6.7 | Om te onthouden: overzicht wetgeving en de gevolgen voor scheidingskinderen  p. 152 |
| 6.8 | Boekbespreking: Hoe maak je een succes van je nieuwe gezin? (Corrie Haverkort, Marlijn Kooistra-Popelier & Aleide Hendrikse-Voogt, 2012)  p. 154 |
| 7.1 | In plaats van scheiden: werken aan jezelf  p. 162 |
| 7.2 | Scholing en training voor de beroepskracht  p. 173 |
| 7.3 | Tip met het oog op de kinderen: neem een huisdier  p. 177 |
| 7.4 | Tips van kinderen voor ouders  p. 178 |
| 7.5 | De bijzondere curator  p. 180 |
| 7.6 | Rechtsingangen voor kinderen en het hoorrecht  p. 182 |
| 7.7 | Een Amerikaans internetprogramma voor (stief)ouders  p. 187 |
| 7.8 | Eigen Kracht-conferentie: waar, wie, wanneer?  p. 190 |
| 7.9 | Eigen Kracht-conferentie: hoe werkt het?  p. 195 |
| 7.10 | Om te onthouden: preventie en interventie  p. 201 |
| 7.11 | Boekbespreking: Kinderen in spagaat. Rouw na scheiding en overlijden (Leoniek van der Maarel, 2013)  p. 203 |
| 8.1 | Boekbespreking: Living together apart; scheiden als partners, samenleven als ouders (Jos Willems, Brigit Appeldoorn & Maaike Goyens, 2013)  p. 219 |

# Literatuur

Adriaansz, M. & Spruijt, E. (2003). Onderzoek naar adviezen over de omgangsregeling door de Raad voor de Kinderbescherming. *EB, Tijdschrift voor Echtscheidingsrecht, 10*, 131–136.

Alink, L., IJzendoorn, R. van, Bakermans-Kranenburg, M., Pannebakker, F., Vogels, T. & Euser, S. (2011). *Kindermishandeling in Nederland anno 2010: De tweede nationale prevalentiestudie mishandeling van kinderen en jeugdigen (NPM-2010).* Universiteit Leiden/TNO. ▶ www.rijksoverheid.nl; ▶ www.LeidenAttachmentResearchProgram.eu.

Amato, P.R. (2001). Children of divorce in the 1990s: An update of the Amato and Keith (1991) meta-analysis. *Journal of Family Psychology, 15*, 3, 355–370.

Amato, P.R. (2003). Reconciling divergent perspectives: Judith Wallerstein, quantitative family research, and children of divorce. *Family Relations, 52*, 332–339.

Amato, P.R. (2006). *Children and divorce: What we know and what we need to know.* Paper presented at the International Conference on Children and Divorce, 24-27 July 2006, University of East Anglia, Norwich, UK.

Amato, P.R. & Cheadle, J.E. (2005). The long reach of divorce: Divorce and child well-being across three generations. *Journal of Marriage and the Family, 67*, 191–207.

Amato, P. R. (2010). Research on Divorce: Continuing trends and New Developments. *Journal of Marriage and Family, 72*, 650–666.

Amato, P.R. & Cheadle, J.E. (2008). Parental divorce, marital conflict, and children's behavior problems: A comparison of adopted and biological children. *Social Forces, 86*, 3, 1139–1162.

Amato, P.R. & Gilbreth, J.G. (1999). Non-resident fathers and children's well-being: A meta-analysis. *Journal of Marriage and the Family, 61*, 557–573.

Anthonijsz, I., Dries, H., Berg-Le Clerq, T. & Chenevert, C. (2010). *Verkennende studie relatieondersteunend aanbod Centra voor Jeugd en Gezin.* Utrecht: Nederlands Jeugdinstituut.

Anthonijsz, I., Spruijt, E. & Zwikker, N. (verschijnt in 2014). *Richtlijn Scheiding en problemen van kinderen.* Utrecht: Nederlands Jeugdinstituut.

Antokolskaia, M.V. (red.) (2006). *Herziening van het echtscheidingsrecht. Administratieve echtscheiding, mediation, voortgezet ouderschap.* Amsterdam: Uitgeverij SWP.

Antokolskaia, M.V. (2011). Co-ouderschap in Nederland: eindelijk duidelijkheid! *Justitiële verkenningen (Scheiding en ouderschap), 37*, 6.

Atwood, B.A. (2007). Comment on Warshak: the approximation rule as a work in progress. *Child Development Perspectives, 1*, 2, 126–128.

Austin, W.G. (2000). Assessing credibility in allegions of marital violence in the high-conflict child custody case. *Family and Conciliation Courts Review, 38*, 462–478.

Baartman, H.E.M. (2005). Verwaarlozing in de jeugdzorg; over de beschikbaarheid van zorg. *Tijdschrift voor Orthopedagogiek, 44*, 10–26.

Baeten, P. & Geurts, E. (2002). *In de schaduw van het geweld.* Utrecht: NIZW Uitgeverij.

Bakker, M. (2005). *Samen kinderen beschermen in S & O zaken.* Raad voor de Kinderbescherming: Intern rapport.

Baseler, M. (2011). *Heen en weer. (Als je ouders apart wonen).* Vianen/Antwerpen: The house of books.

Beek, F.van (2013). *Bestuursverslag 2012.* Stichting Eigen Kracht Centrale. ▶ www.eigen-kracht.nl/jaarverslagen.

Berg, T. van den & Wilbrink, G. (2005). *JES! Het Zwolsche Brugproject. Jij En Scheiding. Cursus voor kinderen en ouders; overbruggen naar een veranderend gezin.* Utrecht: Uitgeverij Agiel.

Bernardini, S.C. & Jenkins, J.M. (2002). *An overview of the risks and protectors for children of separation and divorce. Ontario Institute for Studies in Education.* Toronto: University, Department of Justice.

Bijl, N. van der, Dongen, M.E. van den & Vreeburg-Van der Laan, E.J.M. (2012). *De bijzondere curator, een lot uit de loterij? Adviesrapport over waarborging van de stem en de belangen van kinderen in de praktijk.* ▶ www.dekinderombudsman.nl.

Birnbaum, R. & Kavassalis, K. (2006). *The voices of lawyers that represent children in custody and access disputes.* Paper presented at the International Conference on Children and Divorce, 24-27 July 2006, University of East Anglia, Norwich, UK.

Bischoff, N. & Schaap, M. (2003). *Omgang moet … tenzij … Onderzoek naar de advisering van de Raad voor de Kinderbescherming in scheidings- en omgangszaken.* Scriptie Pedagogiek, Katholieke Universiteit Nijmegen.

Boele-Woelki, K. & Mom, A. (2006). De erkenning van administratieve echtscheidingen in Europa. In: M.V. Antokolskaia, (red.), *Herziening van het echtscheidingsrecht. Administratieve echtscheiding, mediation, voortgezet ouderschap.* Amsterdam: Uitgeverij SWP.

Boele-Woelki, K., Ferrand, F., Beilfuss, C.G., Jänterä-Jareborg, M., Lowe, N., Martiny, D. & Pintens, W. (2007). Principles of European Family Law Regarding Parental Responsibilities. *European Family Law Series, no. 16.* Antwerpen: Intersentia.

Booth, A. & Amato, P.R. (2001). Parental predivorce relations and offspring postdivorce well-being. *Journal of Marriage and the Family, 63*, 197–212.

Booth, A., Scott, M., King, V. & Johnson, D.R. (2006). *Post-Divorce Father-Adolescent Relationship Quality*. Paper presented at the International Conference on Children and Divorce, 24-27 July 2006, University of East Anglia, Norwich, UK.

Bosch, I. (2007; 4e druk 2013). *De onschuldige gevangene*. Amsterdam/Antwerpen: Uitgeverij L.J. Veen.

Bouman, A.M. (2004). Financiële gevolgen van echtscheiding voor man en vrouw. *CBS Bevolkingstrends, 2e kwartaal 2004*, 19–24.

Brad Faircloth, W. & Cummings, E.M. (2008). Evaluating a parent education program for preventing the negative effects of marital conflict. *Journal of Applied Developmental Psychology, 29*, 141–156.

Bradley, A. & Beveridge, J. (2004). *How to help the children survive the divorce*. London: Foulsham.

Brandon, D.J. (2006). Can four hours make a difference? Evaluation of a parent education program for divorcing parents. *Journal of Divorce and Remarriage, 45*, 171–185.

Breivik, K. & Olweus, D. (2006a). Children of divorce in a Scandinavian welfare state: Are they less affected than US children? *Scandinavian Journal of Psychology, 47*, 61–74.

Breivik, K. & Olweus, D. (2006b). Adolescent's adjustment in four post-divorce family structures: single mother, stepfather, joint physical custody and single father families. *Journal of Divorce and Remarriage, 44*, 3/4, 99–124.

Bridges, L.J., Roe, A.E.C., Dunn, J. & O'Connor, T.G. (2007). Children's perspectives on their relationships with grandparents following parental separation: A longitudinal study. *Social Development, 16*, 3, 539–554.

Brown, T., Frederico, M., Hewitt, L. & Sheenan, R. (2001). The child abuse and divorce myth. *Child Abuse Review, 10*, 2, 113–124.

Bruning, M.R. (2008a). Omgangsperikelen. *Tijdschrift voor familie- en jeugdrecht, 1*.

Bruning, M.R. (2008b). *Kinderontvoering en het belang van het kind*. Lezing voor het Leidsch Juridisch Genootschap. Juridische Faculteit Leiden.

Bruning, M.R. (2012). Bijzondere curator: we want more! *Tijdschrift voor familie- en jeugdrecht, 68*.

Bruning, M.R. (2013). In: S. Hendrikse, *De (rechtelijke) positie van minderjarigen bij echtscheiding in Nederland* (profielwerkstuk 6e klas). Erasmiaans Gymnasium, Rotterdam.

Carroll, J.S. & Doherty, W.J. (2003). Evaluating the effectiveness of premarital prevention programs: A meta-analytic review of outcome research. *Family Relations, 52*, 2, 105–118.

CBS (2008). *Bijna 35 duizend kinderen maakten in 2007 een scheiding mee*. Webmagazine. Sprangers, A., Steenbrink, N. & Graaf, A. de (23-06-2008).

CBS (2010, 2011, 2012). ► www.cbs.nl.

CBS (2013). Statline, oktober 2013.

Centrum Internationale Kinderontvoering - IKO (2013). *Jaarverslag 2012*. ► www.kinderontvoering.org.

Chin-A-Fat, B.E.S. (2004). *Scheiden: (ter)echter zonder rechter? Een onderzoek naar de meerwaarde van scheidingsbemiddeling*. Proefschrift Vrije Universiteit Amsterdam. Den Haag: SDU.

Chin-A-Fat, B.E.S. (2009). Nieuw (echt)scheidingsrecht: de kloof tussen wet en praktijk. *Tijdschrift FJR, 9*, 217–222.

Chin-A-Fat, B.E.S. (2011). Scheiden anno 2011. (Over depolarisering, mediation en overlegscheiding). *Justitiële verkenningen (Scheiding en ouderschap), 37*, 6, 36–49.

Chin-A-Fat, B.E.S. & Steketee, M. (2001). *Bemiddeling in uitvoering. Evaluatie experimenten scheidings- en omgangsbemiddeling*. Utrecht: Verwey-Jonker Instituut.

Clement, C., Egten, C. van & Hoog, S. de (2008). *Nieuwe gezinnen, scheidingen en de vorming van stiefgezinnen*. Den Haag: E-Quality.

Commissie Herziening Scheidingsprocedure (1996). *Anders scheiden*. Den Haag: SDU.

Cookston, J.F., Braver, S.L., Griffin, W.A., De Luse, S.R. & Miles, J.C. (2006). Effects of the Dads for Life intervention on interparental conflict and coparenting in the two years after divorce. *Family Process, 46*, 1, 123–138.

Cottyn, L. (2009). Een ongewoon gezin: samen partners en niet samen ouders – hoe doe je dat? *Ouderschap & Ouderbegeleiding, 12*, 1, 7–17.

Criddle, M.N., Allgood, S.M. & Piercy, K.W. (2003). The relationship between mandatory divorce education and level of post-divorce conflict. *Journal of Divorce and Remarriage, 39*, 3/4, 99–112.

Cummings, E.M. & Davies, P.T. (2002). Effects of marital conflict on children: Recent advances and emerging themes in process-oriented research. *Journal of Child Psychology & Psychiatry & Allied Disciplines, 43*, 31–63.

Curry-Sumner, I. & Skinner, C. (2009). *Persistent problems of child maintenance policy: a multidisciplinary perspective from the Netherlands and the UK*. Aldershot: Ashgate Publishers.

Dalton, C., Drodz, L.M. & Wong, F.Q.F. (2006). *Navigating Custody & Visitation Evaluations in Cases with Domestic Violence: A Judge's Guide (2nd edition)*. Reno, NV: NCJFCJ (National Council of Juvenile and Family Court Judges).

Davies, P.T., Harold, G.T., Goeke-Morey, M.C. & Cummings, E.M. (2002). Child emotional security and interpersonal conflict. *Monographs of the Society for Research in Child Development, 67*, 3, (Serial No. 270).

Defence for Children International (DCI) (2008). *Notitie over aanbod omgangsbegeleiding in Nederland*.

De Rechtspraak (2013). 'Rechter nieuwe stijl wint terrein'. Nieuwsbericht d.d. 19–06. ► www.rechtspraak.nl.

Demarré, H. (2010). *Mijn kind... ons kind! Preventiegids internationale kinderontvoering*. Brussel: Child Focus.

Devroy, M. (2005). *Hoe verdeel je een kind? Alles wat ouders moeten weten als ze apart gaan wonen*. Roeselaere: Uitgeverij Roulartabooks, Globe.

Diekmann, A. & Schmidheiny, K. (2004). Do parents of girls have a higher risk of divorce? An eighteen country study. *Journal of Marriage and the Family, 66*, 651–660.

D'Onofrio, B.M., Turkheimer, E., Emery, R.E., Hermine, H., Maes, J.S. & Eaves, L.J. (2007). A children of twins study of parental divorce and offspring psychopathology. *Journal of Child Psychology and Psychiatry, 48*, 667–675.

Douglas, E.M. (2006a). *Mending Broken Families: Social policies for divorced families*. Landam, MD: Rowman & Littlefield Publishers.

Douglas, G. (2006b). *Representing children in private law proceedings: hearing the children and clarifying the role*. Paper presented at the International Conference on Children and Divorce, 24-27 July 2006, University of East Anglia, Norwich, UK.

Draaisma, T. (2001). *De stiefouder: stiefkind van het recht. Een onderzoek naar de juridische plaatsbepaling van de stiefouder*. Proefschrift. Amsterdam: VU Uitgeverij.

Drielsma, M., Gidaly, D. & Hennik, L. van (2010). *Op eigen kracht. Scheiden en de kunst van een gelukkig(er) leven*. Zaltbommel: Thema.

Dronkers, J. & Harkonen, J. (2008). The intergenerational transmission of divorce in cross-national perspective: Results from the Fertility and Family Surveys. *Population Studies, 62*, 3, 273–288.

Dronkers, J., Kalmijn, M. & Wagner, M. (2006). Causes and consequences of divorce: Cross-national and cohort differences, an introduction to this special issue. *European Sociological Review, 22*, 479–481.

DSM-V (2013). *Diagnostic and Statistical Manual of Mental Disorders, Fifth Edition*. Washington DC: American Psychiatric Association.

Duindam, V. & Vroom, M. (2001). *Handboek voor gescheiden vaders*. Amsterdam: Van Gennep.

Duncan, S.F. & Brown, G. (1992). Renew: A program for building remarried family strengths. *Families in Society, 73*, 149–158.

Duijvestijn, P. & Noordink, T. (2013). Kinderen van gescheiden ouders in de klinische praktijk. *GZ-Psychologie, 1*, 10–16.

Dykstra, P.A. (2000). Diversiteit in gezinsvormen en levenskansen van kinderen op langere termijn. *Bevolking en Gezin, 29*, 2, 109–140.

Eerenbeemt, E.M. van den (2003). *De liefdesladder. Over familie en nieuwe liefdes*. Amsterdam/Antwerpen: Archipel.

Egten, C. van, Zeijl, E., Hoog, S. de, Nankoe, C. & Petronia, E. (2008). *Opvoeding en opvoedingsondersteuning. Gezinnen van de toekomst*. Den Haag: E-Quality.

Eijk, D. van (2004). *Omgang zonder verlies. Een methodiek voor omgangsbegeleiding na scheiding*. Amsterdam: Uitgeverij SWP.

Emery, R.E. (2006). *Divorcing emotions: Children's pain, parents' grief, and the result of a randomized trial mediation or litigation 12 years later*. Paper presented at the International Conference on Children and Divorce, 24-27 July 2006, University of East Anglia, Norwich, UK.

Emery, R.E. (2007). Rule or Rorschach? Approximating children's best interests. *Child Development Perspectives, 1*, 2, 132–134.

E-Quality (2009). *Gescheiden ouders in de knel bij gezamenlijke zorg*. Den Haag: E-Quality.

Eurostat (2013). *Yearbook*. Brussels: Eurostat.

Fidler, B.J. & Bala, N. (2010). Children resisting postseparation contact with a parent: concepts, controversies en conundrums. *Family Court Review, 48*, 1, 10–47.

Fischer, T. (2005). *Parental divorce, conflict and resources*. Proefschrift: Radboud Universiteit Nijmegen.

Fosco, G.M., DeBoard, R.L. & Grych, J.H. (2007). Making sense of family violence. *European Psychologist, 12*, 6–16.

Friedlander, S. & Gans Walters, M. (2010). When a child rejects a parent: tailoring the intervention to fit the problem. *Family Court Review, 48*, 1, 98–111.

Furman, W. & Buhrmester, D. (1985). Children's perceptions of the personal relationships in their social networks. *Developmental Psychology, 21*, 1016–1024.

Furstenberg, F.F. & Cherlin, A.J. (1991). *Divided Families, what happens to children when parents part.* Cambridge, MA: Harvard University Press.

Ganzinga, M.A.F. (2008). *(Echt)scheiding en grootouders.* Universiteit Utrecht: Masterthesis Orthopedagogiek.

Gardner, R.A. (1998). *The parental alienation syndrome: A guide for mental health and legal professionals (2nd ed.).* Creskill, NJ: Creative Therapeutics, Inc.

Gelatt, V.A., Adler-Baeder, F. & Seeley, J.R. (2010). An Interactive Web-Based Program for Stepfamilies: Development and Evaluation of Efficacy. *Family Relations, 59,* 572–586.

Geurts, E. (2009). Omgaan met signalen van ex-partners over kindermishandeling. *Jeugd en Co/Kennis, 02,* 8–18.

Geurts, E., Chênevert, C. & Anthonijsz, I. (2009). Te weinig gespecialiseerde hulp bij moeizame scheiding. *Jeugd en Co/Kennis, 03,* 30–43.

Gilman, S.E., Kawachi, I., Fitsmaurice, G.M. & Buka, S.L. (2003). Family disruption in childhood and risk of adult depression. *American Journal of Psychiatry, 160,* 5, 939–946.

Gilmore, S. (2008). Disputing contact: Challenging some assumptions. *Child and Family Law Quarterly, 20,* 3, 285–312.

Glasl, F. (2001). *Help! Conflicten.* Zeist: Uitgeverij Christofoor.

Glenn, N.D. & Marquardt, E. (2006). *How good is the 'good divorce' for the children of divorce?* Paper presented at the International Conference on Children and Divorce, 24-27 July 2006, University of East Anglia, Norwich, UK.

Goeke-Morey, M.C., Cummings, M. & Papp, L.M. (2007). Children and marital conflict resolution: Implications for emotional security and adjustment. *Journal of Family Psychology, 21,* 4, 744–753.

Gould, J.W. (1998). *Conducting scientifically crafted child custody evaluations.* Thousand Oaks, CA: SAGE Publications.

Graaf, A. de (2001a). Ervaringen van kinderen met het ouderlijk gezin. *Maandstatistiek van de bevolking, 49,* 4, 12-15. Voorburg/Heerlen: CBS.

Graaf, A. de (2001b). Onder moeders paraplu. Ervaringen van kinderen met relaties na echtscheiding. *Demos, 17,* 33–37.

Graaf, A. de (2005). Scheiden: motieven, verhuisgedrag en aard van de contacten. *Bevolkingstrends, 53,* 4, 39–47. Voorburg/Heerlen: CBS.

Graaf, A. de (2007). De ervaring van kinderen met stiefouders. *Bevolkingstrends, 55,* 4, 23–25. Voorburg/Heerlen: CBS.

Graaf, A. De (2011). Gezinnen in cijfers. In: F. Buck (red.), *Gezinsrapport 2011* (pp. 35–62). Den Haag: Sociaal en Cultureel Planbureau.

Graaf, P.M. de & Fokkema, T. (2007). Contacts between divorced and non-divorced parents and their adult children in the Netherlands: An investment perspective. *European Sociological Review, 23,* 2, 263–277.

Groenhuijsen, L.A. (2006). *Ouderschapsplan; de vele gezichten van het belang van het kind.* Amsterdam: Uitgeverij SWP.

Groenhuijsen, L.A. (2007). Echtscheiding, verlies en het ontwikkelingskapitaal van kinderen. *VROEG, tijdschrift van de landelijke stichting IV-VO Nederland, september.*

Groenleer, M. (2008). Handleiding bij verhuizing met kinderen na scheiding. EB. *Tijdschrift voor scheidingsrecht, 35.*

Gruber, J. (2004). Is making divorce easier bad for children? The long-run implications of unilateral divorce. *Journal of Labor Economics, 22,* 4, 799–833.

Grych, J.H. & Fincham, F.D. (2001). *Interparental Conflict and Child Development, Theory, Research and Application.* Cambridge: University Press.

Gun, F. van der & Jong, L. de (2006). *Echtscheiding: kiezen voor het kind. In gesprek met kinderen over hun ervaringen na de scheiding van hun ouders.* Amsterdam: Uitgeverij SWP.

Halford, W.K., Markman, H.J., Kline, G.H. & Stanley, S.M. (2003). Best practice in couple relationship education. *Journal of Marital and Family Therapy, 29,* 3, 385–406.

Harkonen, J. & Dronkers, J. (2006). Stability and change in the educational gradient of divorce. A comparison of seventeen countries. *European Sociological Review, 22,* 5, 501–517.

Hart, B. de (2002). *Internationale kinderontvoering.* Utrecht: Nederlands Centrum Buitenlanders.

Haverkort, C., Kooistra-Popelier, M. & Hendrikse-Voogt, A. (2012). *Hoe maak je een succes van je nieuwe gezin?* Huizen: Uitgeverij Pica.

Haverkort, C. & Spruijt, E. (2012). *Kinderen uit nieuwe gezinnen. Handboek voor school en begeleiding.* Houten: Uitgeverij LannooCampus.

Hawkins, A.J., Blanchard, V.L., Baldwin, S.A. & Fawcett, E.B. (2008). Does marriage and relationship education work? A meta-analytic study. *Journal of Consulting and Clinical Psychology, 76,* 5, 723–734.

Heida, A. (2012a). Ontwikkelingen op het gebied van internationale kinderontvoering. *EB. Tijdschrift voor scheidingsrecht, 21.*

Heida, A. (2012b). Recente verhuisperikelen. *EB. Tijdschrift voor scheidingsrecht, 68.*

Hendriks, L. (2011). De bijzondere curator: het bijzonder curatorschap in de praktijk. In: K.R.S.D. Boele-Woelkie e.a. (red.), *UCERF 5 – Actuele ontwikkelingen in het familierecht.* Nijmegen: Ars Aequi Libri.

Hendrikse, S. (2013). *De (rechtelijke) positie van minderjarigen bij echtscheiding in Nederland* (profielwerkstuk 6e klas). Erasmiaans Gymnasium, Rotterdam.

Hetherington, E.M. & Kelly, J.B. (2002). *For Better or for Worse.* New York: W.W. Norton & Company.

Hetherington, E.M. & Stanley-Hagan, M.M. (1997). The effects of divorce on fathers and their children. In: M.E. Lamb (ed.), *The Role of the Father in Child Development* (pp. 191–211). New York: John Wiley & Sons, Inc.

Higginbotham, B., Skogrand, L. & Torres, E. (2010). Stepfamily education: perceived benefits for children. *Journal of Divorce and Remarriage, 51,* 36–49.

Hohmann-Marriott, B. (2006). *Father Involvement and Union Dissolution in the United Kingdom and United States.* Paper presented at the International Conference on Family Dynamics in a Comparative Perspective, 22-24 June 2006, European University Institute, Florence, Italy.

Holt, S., Buckley, H. & Whelan, S. (2008). The impact of exposure to domestic violence on children and young people: A review of the literature. *Child Abuse & Neglect, 32,* 797–810.

Hunt, J. (2006). *Parent Education Programmes: A Review.* Paper presented at the International Conference on Children and Divorce, 24-27 July 2006, University of East Anglia, Norwich, UK.

Huurre, T., Junkkari, H. & Aro, H. (2006). Long-term psychosocial effects of parental divorce. A follow-up study from adolescence to adulthood. *European Archives of Psychiatry and Clinical Neuroscience, 256,* 4, 256–263.

IJzendoorn, M.H. van, Prinzie, P., Euser, E.M., Groeneveld, M.G., Brilleslijper-Kater, S.N., Noort-van der Linden, A.M.T. van, Bakermans-Kranenburg, M.J., Juffer, F., Mesman, J., Klein-Velderman, M. & San Martin Beuk, M. (2007). *Kindermishandeling in Nederland anno 2005: De Nationale prevalentiestudie mishandeling van kinderen en jeugdigen (NPM-2005).* Universiteit Leiden.

Inspectie Jeugdzorg en de Inspectie voor de Gezondheidszorg (2013). *Casusonderzoek Zeist. Onderzoek naar het overlijden van twee kinderen.* Utrecht, september 2013. ► www.inspectiejeugdzorg.nl.

Jaffe, P.G., Ashbourne, D. & Mamo, A.A. (2010). Early identification and prevention of parent-child alienation: a framework for balancing risks and benefits of intervention. *Family Court Review, 48,* 1, 136–152.

Jaffe, P.G., Johnston, J.R., Crooks, C.V. & Bala, N. (2008). Custody disputes involving allegations of domestic violence: toward a differentiated approach to parenting plans. *Family Court Review, 46,* 3, 500–522.

Jeppesen de Boer, C.G. (2008). *Joint Parental Authority, a comparative legal study on the continuation of joint parental authority after divorce and the breakup of a relationship in Dutch and Danish law and the CEFL principles.* Proefschrift. Antwerpen: Intersentia.

Jeppesen de Boer, C.G. (2013). In: Hendrikse, S., *De (rechtelijke) positie van minderjarigen bij echtscheiding in Nederland* (profielwerkstuk 6e klas). Erasmiaans Gymnasium, Rotterdam.

Joanknecht, L. (2013). Mondelinge mededelingen, 21 oktober.

Johnston, J.R. (2006). *The psychological functioning of alienated children and their parents in custody disputing families: a program of research.* Paper presented at the International Conference on Children and Divorce, 24-27 July 2006, University of East Anglia, Norwich, UK.

Johnston, J.R. & Girdner, L.K. (1998). Early identification of parents at risk for custody violations and prevention of child abductions. *Family and Conciliation Courts Review, 36,* 392–410.

Kalmijn, M. (2007). Gender differences in the effects of divorce, widowhood and remarriage on intergenerational support: Does marriage protect fathers? *Social Forces, 85,* 3, 1079–1105.

Kalmijn, M. (2013). Adult Children's Relationship With Married Parents, Divorced Parents, and Stepparents: Biology, Marriage, or Residence? *Journal of Marriage and Family, 75,* 1181–1193.

Kalmijn, M. & Graaf, P.M. de (2000). Gescheiden vaders en hun kinderen: een empirische analyse van voogdij en bezoekfrequentie. *Bevolking en Gezin, 29,* 59–84.

Kalmijn, M. & Dykstra, P. (2004). Onder vier ogen, contacten tussen ouders en volwassen kinderen. *Demos, 20,* 80–84.

Kamminga, Y.P. & Vlaardingerbroek. P. (2012). Collaborative divorce: hoe een teambenadering in conflictoplossingsprocessen tot een succes maken? *Tijdschrift voor Familie- en Jeugdrecht, 24.*

Kelly, J.B. (2000). Children's adjustment in conflicted marriage and divorce: a decade review of research. *Journal of the American Academy of Child & Adolescent Psychiatry, 39,* 8, 963–973.

Kelly, J.B. (2006). Children's living arrangements following separation and divorce: insights from empirical and clinical research. *Family Process, 46,* 1, 35–52.

Kelly, J.B. & Johnston, M.P. (2008). Differentiation among types of intimate partner violence: research update and implications for interventions. *Family Court Review, 46,* 3, 476–499.

Kelly, J.B. & Johnston, J.R. (2001). The alienated child. A reformulation of parental alienation syndrome. *Family and Conciliation Courts Review, 39,* 3, 249–266.

Kelly, R.F. & Ward, S.L. (2002). Allocating custodial responsibilities at divorce. (Social science research and the American Law Institute's approximation rule). *Family Court Review, 40,* 3, 350–370.

Kim, H.S. (2011). Consequences of Parental Divorce for Child Development. *American Sociological Review, 76,* 487–511.

King, V. (1994). Nonresident father involvement and child well-being: Can dads make a difference? *Journal of Family Issues, 15,* 78–96.

King, V. (2006a). *Non-resident father involvement and child-well-being.* Paper presented at the International Conference on Children and Divorce, 24-27 July 2006, University of East Anglia, Norwich, UK.

King, V. (2006b). The antecedents and consequences of adolescents' relationships with stepfathers and non-resident fathers. *Journal of Marriage and the Family, 68,* 910–928.

King, V. & Heard, H.E. (1999). Nonresident father visitation, parental conflict, and mother's satisfaction: what's best for child well-being? *Journal of Marriage and the Family, 61,* 385–396.

King, V. (2009). Stepfamily formation: Implications for adolescents ties to mothers, nonresident fathers, and stepfathers. *Journal of Marriage and Family, 71,* 954–968.

Klein Velderman, M. & Pannebakker, F.D. (2008). *Primaire preventie van kindermishandeling: Bekende, gebaande en gewenste paden.* Leiden: TNO Kwaliteit van Leven.

Klein Velderman, M., Pannebakker, F.D., Wolff, M.S. de, Pedro-Caroll, J.A., Kuiper, R.M., Vlasblom, E. & Reijneveld, S.A. (2011). *Child adjustment in divorced families: Can we succesfully intervene with Dutch 6- to 8-year-olds?* Leiden: TNO report.

Kluwer, E.S. (2013). *Het ouderschapsonderzoek: een aanpak bij vechtscheidingen.* Den Haag / Utrecht: Raad voor de Rechtspraak / Universiteit Utrecht.

Koens, M.J.C. & Linden, A.P. van der (2010). *Kind en scheiding.* Den Haag: SDU Uitgevers.

Knaven, S. (2006). *Regel zelf je scheiding.* Haarlem: Aramith.

Knipping, C. & Waaijenberg, M. (2009). *Begeleide Omgangs Regeling Twente.* Deventer: B & A Consulting bv.

KNMG (2011). *'Wegwijzer dubbele toestemming gezagdragende ouders voor behandeling van minderjarige kinde-ren'.* ► www.knmg.nl/publicatie/dubbele-toestemming-minderjarige.

Kränzl-Nagl, R. (2006). *Joint Custody after Divorce: Austrian Experiences.* Wenen: European Centre for Family Studies.

Kremer-Schipper, M. & Esch, M. van (2003). *Omgang … of toch niet?! Welke factoren spelen een rol bij de advise-ring van de Raad voor de Kinderbescherming met betrekking tot het al dan niet toekennen van een omgangsre-geling na echtscheiding.* Scriptie Pedagogiek. Katholieke Universiteit Nijmegen.

Krishnakumar, A. & Buehler, C. (2000). Interparental conflict and parenting behaviors: a meta-analitic review. *Family Relations, 49,* 1, 25–44.

Kunst, A.E., Meerding, W.J., Varenik, N., Polder, J.J. & Mackenbach, J.P. (2007). *Sociale verschillen in zorggebruik en zorgkosten in Nederland 2003.* Rotterdam: Erasmus MC / Bilthoven: RIVM.

Labohm, A.N. (2009). De regierechter Conflictoplossing op maat. *EB. Tijdschrift voor scheidingsrecht, 59.*

LAGO (2011). Leuvens Adolescenten en Gezins Onderzoek. ► www.soc.kuleuven.be.

Lamb, M.E. (2007). The 'approximation rule': another proposed reform that misses the target. *Child Development Perspectives, 1,* 2, 135–136.

Lamb, M.E. (2010). *The Role of the Father in Child Development.* New York: Wiley & Sons, Inc.

Lamers-Winkelman, F., Slot, N.W., Bijl, B. & Vijlbrief, A.C. (2007). *Scholieren over mishandeling.* VU Amsterdam / PiResearch / Den Haag: Ministerie van Justitie, WODC.

Lange, A. (2006). *Gedragsverandering in gezinnen* (8e volledig herz. dr.). Groningen: Wolters-Noordhoff.

Langedijk, W. (2013). *Beter vechtscheiden.* Amsterdam: Uitgeverij SWP.

Laumann-Billings, L. & Emery, R.E. (2000). Distress among young adults from divorced families. *Journal of Family Psychology, 14,* 4, 671–687.

Lawick, J. van (2012). Vechtscheidende ouders en hun kinderen. *Systeemtherapie, 24,* 3, 129–150.

Lee, S.M. & Olesen, N.W. (2001). Assessing for alienation in child custody and access evaluations. *Family and Conciliation Courts Review, 39,* 3.

Leon, K. (2003). Risk and protective factors in young children's adjustment to parental divorce: A review of the research. *Family Relations, 52,* 258–270.

Le Roy, S., Vanassche, S., Sodermans, A.K. & Matthijs, K. (2011). De onderwijskansen van kinderen na een echt-scheiding. In: D. Mortelmans, I. Pasteels, P. Bracke, K. Matthijs, J. van Bavel & C. van Peer (red.), *Scheiding in Vlaanderen*. Leuven / Den Haag: Acco.

Leuven, C. van & Hoefnagels, G.P. (2003). Forensische Mediation. *Echtscheidingsbulletin, 2*, 17–20.

Li, J-C.A. & Wu, L.L. (2008). No trends in the intergenerational transmission of divorce. *Demography, 45*, 4, 875–883.

Liem, M.C.A. (2010). *Homicide followed by Suicide. An empirical analysis*. Dissertation Utrecht University. ▶ http://igitur-archive.library.uu.nl/dissertations/2010-0204-200151/liem.pdf.

Lodewijckx, E. (2002). *Steeds minder kinderen wonen bij een gehuwd paar. Cijfers en commentaren*. Brussel: CBGS.

Lodewijckx, E. (2005). *Kinderen en de scheiding bij hun ouders in het Vlaamse gewest*. Brussel: CBGS.

Lünnemann, K., Drost, L. & Boer, M. de (2008). *Familierecht en huiselijk geweld, een wereld van verschil?* Utrecht: Verwey-Jonker Instituut.

Lussier, G., Deater-Deckard, K., Dunn, J. & Davies, L. (2002). Support across two generations: Children's closeness to grandparents following parental divorce and remarriage. *Journal of Family Psychology, 16*, 363–376.

Maarel, L. van den (2013). *Kinderen in spagaat. Rouw na scheiden en overlijden*. Utrecht: Uitgeverij Ten Have.

Madden-Derdich, D.A. & Leonard, S.A. (2002). Shared experiences, unique relations: formerly married mothers and fathers' perceptions of parenting and custody after divorce. *Family Relations, 51*, 37–45.

McIntosh, J.M. (2006). *Child focused and child inclusive approaches to family law mediation: Family outcomes one year post intervention*. Paper presented at the International Conference on Children and Divorce, 24-27 July 2006, University of East Anglia, Norwich, UK.

Meerding, W.J. (2006). Primaire preventie van kindermishandeling. In: I. Doorten & R. Rouw (red.), *Opbrengsten van sociale investeringen* (pp. 73–105). Amsterdam: Uitgeverij SWP.

Melli, M.S. (2004). The American Law Institute Principles of Family Dissolution, the approximation rule en shared-parenting. *Northern Illinois University Law Review, 25*, 347–361.

Metz, E.A. & Schulze, H.J. (2007). Relatie gescheiden ouders en hun kinderen; invloed wetswijziging 1998 onder-zocht. *Demos, 23*, 6–9.

Meulen, A. van der & Graaf, A. de (2006). *Samenwoonrelaties stabieler. Bevolkingstrends, 1e kwartaal 2006*. Heerlen/Voorburg: CBS.

Mije, P. van der (2013). Rechter nieuwe stijl. *Rechtspraak (Magazine van de Raad voor de rechtspraak), 4*, 10.

Ministerie van Veiligheid en Justitie (2011). *Scheiden. Een lastig proces*. Brochure. ▶ www.rijksoverheid.nl.

Ministerie van Veiligheid en Justitie (2012). *Gezag, omgang en informatie*. Brochure. ▶ www.rijksoverheid.nl.

Ministerie van Veiligheid en Justitie (2013). *Informatieblad internationale kinderontvoering*. ▶ www.rijksover-heid.nl.

Ministerie van Volksgezondheid, Welzijn en Sport (2009). *Uit elkaar... En de kinderen dan?* Brochure. ▶ www.rijksoverheid.nl.

Ministeries van VWS, VenJ & de Vereniging van Nederlandse Gemeenten/VNG. (2013). *Landelijke ontwikkelingen aanpak kindermishandeling en huiselijk geweld*. Factsheet juni. ▶ www.voordejeugd.nl.

Mink, E.A. (2012). De procespositie van de minderjarige in de civiele procedure. *EB. Tijdschrift voor scheidings-recht, 41*.

Mitchell, C. (2010). Are Divorce Studies Trustworthy? The Effects of Survey Nonresponse and Response Errors. *Journal of Marriage and Family, 72*, 893–905.

Molendijk, E.M. & Storm, A.M. (2010). De wijziging in de rol van de Centrale Autoriteit. *Tijdschrift relatierecht en praktijk, 1*, april.

Mortelmans, D., Pasteels, I., Bracke, P., Matthijs, K., Bavel, J. van & Van Peer C. (red.) (2011). *Scheiding in Vlaande-ren*. Leuven / Den Haag: Acco.

Neale, B. & Wade, A. (2000). *Parent Problems! Children's views on life when parents split up*. East Molesey, Surrey, UK: Young Voice.

Nederlands Jeugdinstituut (2011). *Ouderschap blijft. Geïndiceerd aanbod: begeleide omgang en bemiddeling*. Utrecht: NJi.

Nepomnyaschy, L. (2007). Child support and father-child contact: Testing reciprocal pathways. *Demography, 44*, 1, 93–112.

Neuman, G.M. & Romanowski, P. (2003). *En de kinderen scheiden mee ... Het zandkastelenprogramma*. Amster-dam: Uitgeverij SWP.

O'Connell, M.E. (2007). When nobel aspirations fail: why we need the approximation rule. *Child Development Perspectives, 1*, 2, 129–131.

OK kids (2006). *Ouderschap blijft*. Utrecht: Stichting OK kids.

OECD (Organisation for Economic Cooperation and Development) (2008). *Family Database*. ▶ www.oecd.org.

Oppelaar, J. & Dykstra, P.A. (2004). Contacten tussen grootouders en kleinkinderen. *Mens en Maatschappij, 79*, 264–286.

Pagée, R. van (2006). Persoonlijke mededelingen, 20 januari 2006.

Pannebakker, F. & Klein Velderman, M. (2008). *Haalbaarheidsstudie CODIP: Children Of Divorce Intervention Program*. Leiden: TNO.

Parkinson, P., Cahmore, J. & Single, J. (2006). *Parents' and Children's Views on Children Talking to Judges in Parenting Disputes in Australia*. Paper presented at the International Conference on Children and Divorce, 24-27 July 2006, University of East Anglia, Norwich, UK.

Pedro-Carroll, J.L. (2005). Fostering resilience in the aftermath of divorce. The role of evidence-based programs for children. *Family Court Review, 43*, 52–64.

Pedro-Carroll, J.L. & Alpert-Gillis, L.J. (1997). Preventive interventions for children of divorce: A developmental model of 5 and 6 year old children. *The Journal of Primary Prevention, 18*, 5–23.

Peer, C. van (red.) (2007). *De impact van een (echt)scheiding op kinderen en ex-partners*. Brussel: Centrum voor Bevolkings- en Gezinsstudies.

Perry, A. & Rainey, B. (2006). *Supervised, supported and indirect contact: Orders and their implications*. Paper presented at the International Conference on Children and Divorce, 24-27 July 2006, University of East Anglia, Norwich, UK.

Pike, L., Campbell, A. & Hannan, J. (2006). *Child focused and inclusive practice with families with divorce*. Paper presented at the International Conference on Children and Divorce, 24-27 July 2006, University of East Anglia, Norwich, UK.

Pinedo, M. & Vollinga, P. (2013). *Aan alle gescheiden ouders. Leer kijken door de ogen van je kind*. Utrecht: Uitgeverij A.W. Bruna Lev.

Ploeg, J.D. van der & Scholte, E.M. (2005). Emotionele verwaarlozing. *Tijdschrift voor Orthopedagogiek, 44*, 50–77.

Pluijm, A. van der & Grevelt, M. (2013). *School en echtscheiding. Alledaagse begeleiding binnen een schoolbreed beleid*. Amsterdam: Uitgeverij SWP.

PON (2008). *Onderzoeksinventarisatie Jeugd en Gezin*. Tilburg, PON: Instituut voor advies, onderzoek en ontwikkeling in Noord-Brabant.

Programmaministerie voor Jeugd en Gezin (2007). *Alle kansen voor kinderen. Programma voor jeugd en gezin 2007-2011*. Den Haag: Programmaministerie voor Jeugd en Gezin.

Programmaministerie voor Jeugd en Gezin (2008). *De kracht van het gezin. Nota Gezinsbeleid 2008*. Den Haag: Programmaministerie voor Jeugd en Gezin.

Pruett, M.K. & Poling, M. (2006). *An empirical study of an intervention for divorcing families with young children: Paternal involvements and overnights*. Paper presented at the International Conference on Children and Divorce, 24-27 July 2006, University of East Anglia, Norwich, UK.

Quik-Schuijt, N. (2013). In tv-programma Debat op 2, 11 september.

Raad voor de Kinderbescherming (2008). *Het kind centraal; onderzoek en advies door de Raad voor de Kinderbescherming in gezag- en omgangszaken*. Utrecht: Raad voor de Kinderbescherming.

Raad voor de Kinderbescherming (2010). *Jaarbericht 2009, het jaar van de versnelling*. Utrecht: Raad voor de Kinderbescherming.

Raemdonck, S. van (2007). *Het effect van scheidingen op de mate van contact tussen grootouders en kleinkinderen*. Brussel: Licentiaat Vrije Universiteit.

Rand, D.C. (2011). Parental Alienation Critics and the Politics of Science. *The American Journal of Family Therapy, 39*, 1, 48–71.

Rechtbank Den Haag. Team familie en internationale kinderbescherming (2013). Het Bureau Liaisonrechter Internationale Kinderbescherming. *Jaarverslag 2012*. ► www.rechtspraak.nl.

Riggs, S.A. (2005). Is the approximation rule in the child's best interests? (A critique from the perspective of attachment theory). *Family Court Review, 43*, 3, 481–493.

Rooijen, C. van (2002). *Gescheiden, toch gebonden. Onderzoek naar de voorlopige werkwijze in echtscheidingszaken bij de Raad voor de Kinderbescherming*. Amsterdam: Vrije Universiteit, Centrum voor Kinderstudies.

Rose, S.R. (2009). A review of effectiveness of group work with children of divorce. *Social work with groups, 32*, 222–229.

Roustit, C., Chaix, B. & Chauvin, P. (2007). Family breakup and adolescents' psychosocial maladjustment: public health implications of family disruptions. *Pediatrics, 120*, e984–e991.

Sanders, M.R. (2008). The Triple P Positive Parenting Program as a public health approachh to strengthening parenting. *Journal of Family Psychology, 22*, 506–517.

Sandig, I. (2012). De praktijk van collaborative divorce in Nederland. *Tijdschrift voor Familie- en Jeugdrecht, 25*.

Sassler, S., Cunningham, A. & Lichter, D.T. (2006). *Intergenerational Patterns of Union Formation and Marital Quality: New Results from the National Study of Families and Households 3.* Paper presented at the International Conference on Children and Divorce, 24-27 July 2006, University of East Anglia, Norwich, UK.

Scholieren en Gezinnen (S & G) (2013). *Onderzoek door de Universiteit Utrecht onder 7714 scholieren van 9 tot en met 16 jaar.* Universiteit Utrecht, Onderzoeksgroep Jeugd en Gezin, intern rapport. info: e.spruijt@uu.nl en/ of i.e.vandervalk@uu.nl.

Scott, E.S. (1992). Pluralism, parental preference, and child custody. *California Law Review, 80*, 615–672.

Shelton, L.G. (2006). *Research lessons from a mandated parent education program.* Paper presented at the International Conference on Children and Divorce, 24-27 July 2006, University of East Anglia, Norwich, UK.

Smart, C. (2002). From children's shoes to children's voices. *Family Court Review, 40*, 307–318.

Smith, M. (2006). *Outcomes for children in new stepfamilies.* Paper presented at the International Conference on Children and Divorce, 24-27 July 2006, University of East Anglia, Norwich, UK.

Snels-Dolron, N. & Kort, M. de (2004). *Theoriemap Training KIES-coach en Praktijkmap Training KIES-coach.*
   ► www.kiesvoorhetkind.nl.

Snoeckx, L., Dronkers, J., Mortelmans, D. & Raeymaeckers, P. (2007). *Cross-regional divorce risks in Belgium.* Paper presented at the fifth Meeting of the European Network for the sociological and demographic Study of Divorce, 17-18 September 2007, London, School of Economics.

Sobolewski, J.M. & Amato, P.R. (2006). *Is Feeling Close to Two parents Always Better than One?* Paper presented at the International Conference on Children and Divorce, 24-27 July 2006, University of East Anglia, Norwich, UK.

Son, L. van (2013). In tv-programma Zembla, 10 oktober.

Sprangers, A. & Steenbrink, N. (2008). Bijna 33 duizend echtscheidingszaken afgehandeld in 2007. *Bevolkingstrends, 56*, 3, 14-19. Voorburg/Heerlen: CBS.

Sprokkereef, D.J. (2013a). In tv-programma Debat op 2, 11 september.

Sprokkereef, D.J. (2013b). In tv-programma Zembla, 10 oktober.

Spruijt, E. (2007). *Scheidingskinderen. Overzicht van recent sociaal-wetenschappelijk onderzoek naar de gevolgen van ouderlijke scheiding voor kinderen en jongeren.* Amsterdam: Uitgeverij SWP.

Spruijt, E. (2010). Opa's en oma's, mamma's en pappa's en kleinkinderen. *Nieuw Gezin, 2*, 2, 8–10.

Spruijt, E., Kormos, H., Burggraaf, C. & Steenweg, A. (2002). *Het verdeelde kind. Literatuuronderzoek omgang na scheiding.* Utrecht: Universiteit Utrecht.

Spruijt, E. & Valk, I.E. van der (2013). *Scholieren en Gezinnen.* Universiteit Utrecht: Databestand. Info: e.spruijt@uu.nl en/of i.e.vandervalk@uu.nl.

Stanley, S.M., Johnson, C.A., Amato, P.R. & Markman, H.J. (2006). Premarital education, marital quality, and marital stability: findings from a large, random household survey. *Journal of Family Psychology, 20*, 117–126.

Staub, L. & Felder, W. (2006). *Adolescents from divorced families: Contact and relationship with nonresident father and physical health.* Paper presented at the International Conference on Children and Divorce, 24-27 July 2006, University of East Anglia, Norwich, UK.

Steenhof, L. (2007). Schatting van het aantal stiefgezinnen. *Bevolkingstrends 55*, 4, 19–23. Voorburg/Heerlen: CBS.

Steketee, M.J., Overgaag, A.M. & Lünnemann, K.D. (2003). *Minderjarigen als procespartij?* Utrecht: Verwey-Jonker Instituut.

Storksen, I., Roysamb, E., Holmen, T.L. & Tambs, K. (2006). Adolescent adjustment and well-being: Effects of parental divorce and distress. *Scandinavian Journal of Psychology, 47*, 75–84.

Strien, J.W. van (2012). De rol van de coach tijdens de overlegscheiding. *Tijdschrift Relatierecht en Praktijk (REP), 4*, 169-171. Den Haag: Sdu Uitgevers.

Stroom-Willemsen, W.A. van der (2011). Kwaliteitsslag in Nederland bij afdoening IKO-zaken en de rol van Cross Border Mediation. *Nederlands-Vlaams tijdschrift voor Mediation en conflictmanagement, 15*, 1.

Struss, M., Pfeiffer, C., Preuss, U. & Felder, W. (2001). Adolescents from divorced families and their perceptions of visitation arrangements and factors influencing parent-child contact. *Journal of Divorce and Remarriage, 35*, 75–90.

Sun, Y. & Li, Y. (2001). Marital disruption, parental investment, and children's academic achievement. A prospective analysis. *Journal of Family Issues, 22*, 1, 27–62.

Tavecchio, L. (2008). Contact tussen grootouders en kleinkinderen na echtscheiding. *Kind en Adolescent Review, 15*, 1, 101–103.

Teyber, E. (2006). *Kind van gescheiden ouders. Kind van de rekening?* (herz. ed.) Amsterdam: Ambo.

Timmermans, L.S. (2011a). De verhuisclausule in het ouderschapsplan. *Het Kind Eerst, 7*.

Timmermans, L.S. (2011b). De informele rechtsingang van minderjarigen in civiele procedures. *Het Kind Eerst, 8*.

TKM (online) tijdschrift kindermishandeling (2013). *Onderwijs & Kindermishandeling. Werken met de meldcode.* ▶ www.tkmnieuws.nl / ▶ www.tijdschriftkindermishandeling.nl/nl/magazine/overview.html.

Toren, P., Bregman, B.L., Zohar-Reich, E., Ben-Amitay, G., Wolmer, L. & Laor, N. (2013). Sixteen-Session Group Treatment for Children and Adolescents With Parental Alienation and Their Parents. *American Journal of Family Therapy, 41,* 187–197.

Trinder, L. & Kellett, J. (2006). *Helping Parents Collaborate? The Family Resolutions Pilot.* Paper presented at the International Conference on Children and Divorce, 24-27 July 2006, University of East Anglia, Norwich, UK.

Trocmé, N. & Bala, N. (2005). False allegations of aubse and neglect when parents separate. *Child Abuse and Neglect, 29,* 1333–1345.

Turnell, A. & Edwards, S. (2009). *Veilig opgroeien. De oplossingsgerichte aanpak Signs of Safety in jeugdzorg en kinderbescherming.* Houten: Bohn Stafleu van Loghum.

Valk, I.E. van der (2004). *Family Matters.* Proefschrift. Universiteit Utrecht.

Valk, I.E. van der (2008). *KIES voor het kind! Effectonderzoek naar het preventieve interventieprogramma Kinderen in Echtscheiding Situatie.* Universiteit Utrecht: Projectbeschrijving ZonMw onderzoek.

Valk, I.E. van der (2013). *Eindrapportage KIES voor het kind. Effectonderzoek naar het preventieve interventieprogramma Kinderen In Echtscheiding Situatie.* Utrecht: Utrecht University.

Vanassche, S. (2013). *Stepfamily configurations and trajectories following parental divorce.* Leuven: Faculteit Sociale Wetenschappen, Centrum voor Sociologisch Onderzoek.

Vanassche, S., Sodermans, A.K. & Matthijs, K. (2008). *Divorce, delinquent behaviour and substance use among adolescents: the role of parental characteristics.* Paper presented at the European Divorce Network Meeting, 18-19 September 2008, Oslo, Norway.

Van der Velden, Th.M.H., Tegelaar, M.J., Wery, F.F., Van Zanten, M., Vegter, B.J., Van den Hoven, E.T. & Broeshart, A.S. (2012). *De ondertoezichtstelling bij omgangsproblemen. Onderzoek op eigen initiatief naar aanleiding van klachten en signalen over de Bureaus Jeugdzorg.* De Kinderombudsman en de Nationale Ombudsman.

Ven, J.-P. van de (2005). *Omgaan met relatieproblemen.* Houten: Bohn Stafleu van Loghum.

Ven, J.-P. van de (2008). Persoonlijke mededelingen, 14 maart.

Ven, J.-P. van de, Schrieken, B. & Lange, A. (2000). *Ruzie met je partner en wat je eraan kunt doen.* Amsterdam: Uitgeverij Nieuwezijds.

Verheugt, A.J. (2007). *Moordouders. Kinderdoding in Nederland. Een klinisch en forensisch psychologische studie naar de persoon van de kinderdoder.* Assen: Van Gorcum.

Vermeij, A., Wal, J. van der & Krooneman, P. (2005). *Inventarisatie hulpaanbod bij (echt)scheiding en omgang.* Amsterdam: Regioplan.

Vlaardingerbroek, P. (2006). Echtscheiding, ouderschap en voortgezet gezag. In: M.V. Antokolskaia (red.), *Herziening van het echtscheidingsrecht. Administratieve echtscheiding, mediation, voortgezet ouderschap.* Amsterdam: Uitgeverij SWP.

Vlaardingerbroek, P. (2009). Omgang moet, maar tot welke prijs? *Tijdschrift FJR, 4,* 106–109.

Vlaardingerbroek, P. (2013). Grootouders, kleinkinderen en omgang: een typisch Nederlands probleem. *FR. Tijdschrift voor scheidingsrecht, 23.*

Vlaardingerbroek, P., Hoon, M. de & Doorn, K. van (2009). *De regierechter in echtscheidingzaken.* ▶ www.rechtspraak.nl.

Vlaardingerbroek. P. & Hoon, de (2010). De leiding van de rechter bij echtscheiding. *Tijdschrift voor Familie- en Jeugdrecht, 51.*

Vollinga, P. (2011). *Het grote co-ouder doe boek.* Utrecht/Antwerpen: Kosmos Uitgevers B.V.

Vos, M.J. (2009). Inzet strafrecht bij effectuering omgangsregeling. *EB. Tijdschrift voor scheidingsrecht, 33.*

Vos, M.J. (2013). Inzet strafrecht bij omgangsperikelen; een overzicht van recente jurisprudentie. *EB. Tijdschrift voor scheidingsrecht, 52.*

Vos, C., Ven, J.-P. van de & Donders, S. (2008 en 2012). *Scheiden. Met je ex toch samen goede ouders.* Houten: Uitgeverij Het Spectrum.

Wallerstein, J.S., Lewis, J.M. & Blakeslee, S. (2000). *The unexpected legacy of divorce: A 25 year landmark study.* New York: Hyperion.

Warshak, R.A. (2007). Best interests and the fulfillment of noble aspirations: a call for humbition. *Child Development Perspectives, 1, 2,* 137–139.

Warshak, R. A. (2011). Parenting by the clock. *University of Baltimore Law Review, 41,* 1.

Werkgroep alimentatiebeleid (2002). *Het kind centraal: verantwoordelijkheid blijft.* Den Haag: Interdepartementaal beleidsonderzoek.

Werkgroep NIP/NVO (2013). *Praktijkrichtlijnen voor orthopedagogen en psychologen in het onderwijs. Deel 3: Beroepsethische aspecten.* ▶ www.psynip.nl/augustus-2013-deel-3.-praktijkrichtlijnen-2013.pdf.

Widenfelt, B.M. van, Goedhart, A.W. & Treffers, P.D.A., e.a . (2003). Dutch version of the Strengths and Difficulties Questionnaire (SDQ). *European Child & Adolescent Psychiatry, 12,* 281–289.

Willems, L., Appeldoorn, B. & Goyens, M. (2013). *Living together apart; scheiden als partners, samenleven als ouders.* Tielt: Uitgeverij Lannoo.

Winslow, E. B., Wolchick, S. A. & Sander, I. (2004). Preventive interventions for children of divorce. *Psychiatric Times, 21,* 2.

Wobma, E. & Graaf, A. de (2009). Scheiden en weer samenwonen. *Bevolkingstrends, 57,* 4, 14-21. Voorburg/Heerlen: CBS.

Wolzak (2012). *Kindermishandeling: signaleren en handelen.* Utrecht / Amsterdam: Nederlands Jeugdinstituut NJI / Uitgeverij SWP.

Yperen, T. van & Dronkers, F. (2010). *Programma Richtlijnontwikkeling Jeugdzorg.* Utrecht: Nederlands Jeugd instituut.

# Register

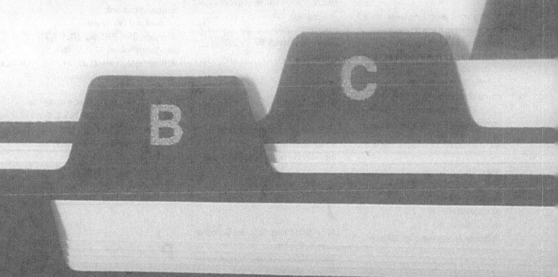

# A

ALI (American Law Institute) 129
alienated/alienation 76, 79, 80
alimentatie 32, 116
allochtone scheidingskinderen
    32, 59
Amato, Paul 12
autoritatief 54

# B

band met moeder 32, 46
band met vader 32, 46
beroepsverenigingen 138
bijzondere curator 180
BOR (Begeleide omgangsrege-
    ling) 171
buitenland 103 e.v., 140, 174

# C

Centra voor Jeugd en Gezin 6, 161
collaborative divorce, zie ook
    overlegscheiding 143
contact met uitwonende ou-
    der 30, 52
continuïteitsregel 129
co-oudergezinnen 25, 29, 57 e.v.
co-ouderschap (kinderen over) 26
crossborder mediation 105

# D

Dappere Dino's 168
decohabitatie 19
de-escalatie 113
dubbele toestemming 137, 139

# E

echtscheidingscijfers 19 e.v., 115
EFT (Emotionally Focused The-
    rapy) 4
Eigen Kracht-conferentie 189 e.v.
estranged/ estrangement 79, 80
externaliserende problemen 43,
    58

# F

familiedrama's 99
flitsscheiding 19, 117

# G

gelijkwaardig ouderschap 57, 117
geloof (zie ook religie) 13, 21, 149
genetische overdracht 3
gespreksregels voor scheidende
    ouders 75
gevolgen voor kinderen 74, 84
gezag 118
gezag, eenhoofdig 118, 128
gezag, gezamenlijk 96, 116-118
gezagsregister 119
grootouders 33, 125

# H

HKOV (Haags Kinderontvoerings-
    verdrag) 104
hoorrecht 182
huiselijk geweld 87

# I

intacte gezinnen 48, 63
internaliserende problemen 6,
    12, 43, 46
inwonende ouder 208, 209

# J

Jij En Scheiding: JES! Het Brugpro-
    ject 167, 176
Jonge Helden (Kameleonprogram-
    ma) 166, 169
jonge kinderen 42, 51, 55
juridisch ouderschap 119

# K

KIES (Kinderen In Echtscheiding-
    situatie) 166, 176
kinderdoding 101

kindermishandeling 87 e.v., 196
kinderontvoering (internatio-
    nale) 103 e.v.
kindgesprek 105, 122, 147, 184

# L

leeftijd tijdens scheiding 54, 124
loyaliteitsconflict 49, 83 e.v.

# M

mediation 142
meldcode 97
meldplicht 98
meldrecht 98
moedergezin 24 e.v., 57

# O

omgang (zie ook
    − contact) 30, 52 e.v.
omgangsbegeleiding 171, 178, 213
omgangshuizen 171, 172, 180
opleidingsniveau 21, 22, 44
OTS (ondertoezichtstelling) 89
ouderafwijzing 76
ouderlijke conflicten 46 e.v., 83
ouderlijke ruzie 46, 51, 73 e.v.
ouderschapsonderzoek 86
ouderschapsplan 116, 122 e.v.
ouderverstoting 76
(ouder)vervreemding 76 , 78
    e.v., 82
overlegscheiding 143

# P

parentificatie 89
partnergeweld 87, 92, 96
PAS (ouderverstoting) 76
Past Reality Integration 162
proefscheiden 8
protocol, zie (scheidings)protocol

# R

Raad voor de Kinderbescherming 90, 95, 148
raadsonderzoek 148
reacties van kinderen 44, 178
recht op informatie 134
regierechter 144
relatieondersteuning 160, 161, 214
relatietherapie 4, 42
religie 23, 24
richtlijn Scheiding en problemen
van kinderen 7, 199
risicofactoren 46, 87, 208

# S

samenwonende ouders 24, 148,
149
scheiden in het buitenland 106
scheidingscursus 184
scheidingsjaar 133, 134
scheidingsmelding 120
(scheidings)protocol (school) 136
scheidingsrecht 116
scheidingsvoorlichting 160, 163
Scholieren en Gezinnen (onderzoek S&G) 12
SDQ (Strengths and Difficulties
Questionaire) 63
SoS (Signs of Safety) 196
stiefgezin 28, 60, 150, 185 e.v.
stiefkind 30, 60, 62
stiefmoeder 28, 29, 60, 210
stiefouders, juridische positie 150
stiefplan 155
stiefvader 28, 29, 60, 150

# T

tegenspraak, scheiden op 121
tips van kinderen 178, 204
tips voor stiefouders 61
Triple P (Family Transitions) 161

# U

uitwonende ouder 52 e.v.

# V

vadergezin 24 e.v., 57
valkuilen voor gescheiden ouders 49, 61
vechtscheiding 73, 79 e.v.
verhuizen 23, 140
verplicht of vrijwillig 183
vervreemde kind 79
Villa Pinedo 9, 170
voogdij 25, 118

# W

werken aan jezelf 162
wet van 2009 116 , 130 e.v.
wetgeving (rond scheiding) 115
wetgeving, effecten 132 , 137-141
woonsituatie 24 e.v., 29, 60

# Z

Zandkastelen 166, 169
zorgregeling 119, 129